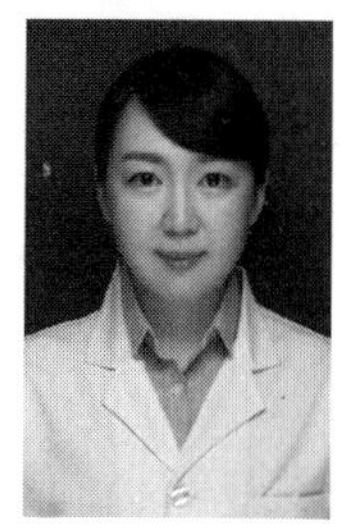

赵娜，副主任医师，精神病学博士，硕士研究生导师，社会医学与卫生事业管理博士后。现就职于哈尔滨医科大学附属第一医院精神卫生研究所/精神科，中国研究型医院学会神经再生与修复专业委员会情感障碍与神经再生学组委员，国家精神心理疾病临床医学研究中心东北联盟秘书，黑龙江省抑郁症防治研究会理事兼工作秘书，黑龙江省研究型医院学会精神医学专业委员会委员。从事精神科医教研工作15年，擅长各类精神疾病的诊治，尤其在抑郁症、强迫症、青少年情绪障碍方面有丰富的临床经验。主要研究方向为抑郁症的发病机制和早期干预。参加国家重点项目横向合作课题3项，国家自然科学基金科研项目2项，国家科技支撑计划课题1项；主持博士基金1项。发表论文20余篇，其中SCI收录论文10篇；参编国家卫生健康委员会住院医师规范化培训规划教材1部，主编著作《精神心理疾病临床诊疗思维》，参编变态心理学理论与应用系列丛书《躯体形式障碍》和《睡眠障碍》。

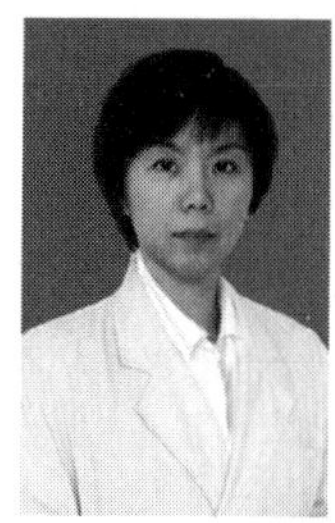

吴铮，副主任医师，博士。现任黑龙江省医学会精神病学分会委员，黑龙江省预防医学会精神卫生分会第一届分会委员，中国医疗保健国际交流促进会精神健康医学分会第二届委员会委员。参与多项国家级课题，主持黑龙江省教育厅及卫生厅课题。发表SCI收录论文十余篇，参与编写规划教材《神经与精神疾病》（人民卫生出版社）、《中国失眠防治指南》（人民卫生出版社）及《酒精医学理论与临床应用》（人民卫生出版社）等多部专著。

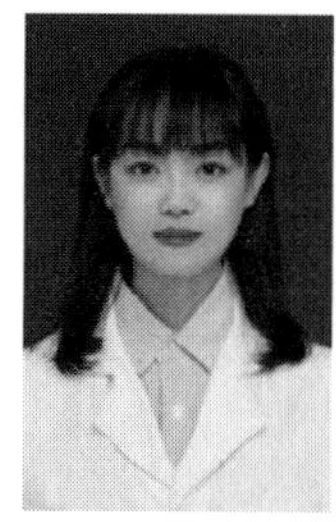

王晓红，副主任医师，医学博士，心理治疗师。现就职于哈尔滨医科大学附属第一医院精神科。2012年获哈尔滨医科大学临床医学学士学位，2019年获哈尔滨医科大学精神病与精神卫生学博士学位。从事精神科工作近十年，致力于精神疾病的流行病学、发病机制、认知功能等方面的研究，擅长精神科常见病和多发病，如抑郁症、焦虑症、失眠等的诊治。主持博士基金1项。发表国内核心期刊论文多篇，SCI收录论文10篇，其中第一作者5篇。参编教材1部，著作1部。

精神心理疾病临床诊治与康复护理

主编　赵　娜　吴　铮　王晓红

中国纺织出版社有限公司

图书在版编目（CIP）数据

精神心理疾病临床诊治与康复护理 / 赵娜，吴铮，王晓红主编 .-- 北京 : 中国纺织出版社有限公司，2022.12

ISBN 978-7-5229-0061-2

Ⅰ. ①精… Ⅱ. ①赵… ②吴… ③王… Ⅲ. ①精神病—诊疗②精神病—护理 Ⅳ. ① R749 ② R473.74

中国版本图书馆 CIP 数据核字（2022）第 215352 号

责任编辑：樊雅莉　　责任校对：王蕙莹　　责任印制：王艳丽

中国纺织出版社有限公司出版发行
地址：北京市朝阳区百子湾东里 A407 号楼　邮政编码：100124
销售电话：010—67004422　传真：010—87155801
http://www.c-textilep.com
中国纺织出版社天猫旗舰店
官方微博 http://weibo.com/2119887771
三河市宏盛印务有限公司印刷　各地新华书店经销
2022 年 12 月第 1 版第 1 次印刷
开本：787 × 1092　1/16　印张：16.75
字数：360 千字　定价：98.00 元

编委会

主　编

赵　娜　吴　铮　王晓红

副主编

康传依　蒋小妹　刘　军　赵　莹　邱思宇

编　委（按姓氏笔画排序）

王怀志　哈尔滨医科大学附属第一医院
王晓红　哈尔滨医科大学附属第一医院
卢　佳　哈尔滨医科大学附属第一医院
吕　琨　哈尔滨医科大学附属第一医院
乔丹丹　哈尔滨医科大学附属第一医院
刘　军　哈尔滨市第一专科医院
刘绍博　哈尔滨医科大学附属第一医院
关　明　哈尔滨医科大学附属第一医院
李昭旭　哈尔滨医科大学附属第一医院
吴　铮　哈尔滨医科大学附属第一医院
邱思宇　哈尔滨医科大学附属第一医院
张琳晗　哈尔滨医科大学附属第一医院
赵　娜　哈尔滨医科大学附属第一医院
赵　莹　哈尔滨医科大学附属第四医院
赵婧杉　哈尔滨医科大学附属第一医院
崔洪雨　哈尔滨医科大学附属第一医院
康传依　哈尔滨医科大学附属第一医院
蒋小妹　哈尔滨医科大学附属第一医院
程　畅　哈尔滨医科大学附属第一医院
薛　可　哈尔滨医科大学附属第一医院

前　言

随着医学科技的发展，以及全球疾病谱和疾病负担的变化，精神疾病和精神卫生问题已成为21世纪人类所面临的主要健康问题之一。同时，人民群众对精神卫生和精神医学的需求也越来越高。精神疾病患者的临床表现错综复杂、术语繁多、概念抽象，有的症同名异，有的名似症殊，精神症状和精神疾病的鉴别之困难是影响诊断、治疗效果的主要问题。为了帮助临床医师掌握精神症状和精神疾病的鉴别要点，我们在查询国内外主要专科著作和文献资料的基础上，结合自己的实践体会，编写了本书。

本书主要包括临床各类型精神心理疾病如精神分裂症、抑郁症、焦虑症、强迫症、双相情感障碍、睡眠障碍和儿童少年期精神障碍等。每一类疾病从诊治与防护入手，详细阐述其临床表现、辅助检查、诊断要点、治疗和康复护理等内容，其中重点介绍常用精神心理疾病诊疗技术应用如精神疾病检验测定、认知治疗、森田疗法和电刺激治疗等。可为精神科和心理科医护人员临床工作提供借鉴，也可供高等医药院校学生参考阅读。

因时间所限，加之医学科学发展迅猛，书中难免存在不妥之处，希望广大读者提出宝贵意见，以便今后改进和修订。

编　者

2022年9月

目　录

第一章　精神分裂症

精神分裂症是一种常见的病因未完全阐明的精神疾病。多起病于青壮年，常有知觉、思维、情感和行为等方面的障碍，一般无意识及智能障碍。病程多迁延，占精神科住院患者的一半以上，最终约一半患者出现精神残疾，给社会和家庭带来严重的负担。

第一节　精神分裂症的临床评估与诊断

一、精神分裂症的临床表现

1. 前驱期症状

前驱期症状是指在明显的精神症状出现前，患者所出现的一些非特异性的症状。这些症状不具有特异性，在青少年中并不少见，但更多见于发病前。最常见的前驱期症状可以概括为以下 5 个方面。①情绪改变：抑郁，焦虑，情绪波动，易激惹等。②认知改变：出现一些古怪或异常观念，学习或工作能力下降等。③对自我和外界的感知改变。④行为改变：如社会活动退缩或丧失兴趣，多疑敏感，社会功能水平下降等。⑤躯体改变：睡眠和食欲改变，乏力，活动和动机下降等。由于此时的患者在其他方面基本保持正常，且常对这些症状有较为合理化的解释，故处于疾病前驱期的这些表现常不为其家人重视。

2. 显症期症状

精神分裂症患者普遍存在 5 个症状维度（亚综合征）：幻觉、妄想综合征（阳性综合征），阴性综合征，瓦解综合征，焦虑抑郁综合征及激越综合征。另外，常见的临床表现描述归类常基于知情意等认知心理过程，具体如下。

（1）思维障碍：精神分裂症的众多症状中，思维障碍是最主要、最本质的症状，往往因此导致患者认知、情感、意志和行为等精神活动与周围环境的不协调，与现实脱离，即所谓“精神分裂”。

1）思维形式障碍：又称联想障碍。主要表现为思维联想过程缺乏连贯性和逻辑性，这是精神分裂症最具有特征性的症状。与精神分裂症患者的交谈多有难以理解和无法深入的感觉。阅读患者书写的文字材料，也常不知所云。在交谈时，患者说话毫无意义地绕圈子，经常游离于主题之外，尤其是在回答医师的问题时，句句说不到点子上，但句句似乎又都沾点儿边，令听者抓不住要点（思维散漫）。病情严重者，言语支离破碎，根本无法交谈（思维破裂）。有时患者会对事物作一些不必要的、过度具体化的描述，或是不恰当地运用词句。有的患者使用普通的词句、符号，甚至动作来表达某些特殊的、只有患者本人才能理解的意义（病理性象征性思维）。有时患者创造新词或符号，赋予特殊的意义（词语新作）。有时患者逻辑推理荒谬离奇（逻辑倒错性思维）；或者中心思想无法捉摸，缺乏实效的空洞议论（诡辩症）；或者终日沉湎于毫无现实意义的幻想、宏伟计划或理论探讨，不与外界接触（内向性思维）。有时患者脑中出现两种相反的、矛盾对立的观念，无法判断对错，影响行为取舍（矛盾思维）。有的患者可在无外界因素影响下思维突然出现停顿、空白（思维中断），或同时感到思维被抽走（思维被夺）。有的患者可涌现大量思维并伴有明显的不自主感、强制感（思维云集或强制性思维），有时患者会感到某种不属于自己的，别人或外界强行塞入的思想（思维插入）。慢性患者可表现为语量贫乏，缺乏主动言语，对问题只能在表面上产生反应，缺乏进一步的联想（思维贫乏）。

2）思维内容障碍：主要是指妄想。妄想是一种歪曲的信念，但患者对此却坚信不疑，无法说服。精神分裂症的妄想往往荒谬离奇、易于泛化。在疾病的初期，患者对自己的某些明显不合常理的想法可能持将信将疑的态度，但随着疾病的进展，患者逐渐与病态的信念融为一体。妄想的发生可以突然出现，与患者的既往经历、现实处境及当时的心理活动无关（原发性妄想）；也可以逐渐形成，或是继发于幻觉、内感性不适和被动体验。最多见的妄想是被害妄想与关系妄想。妄想有时表现为被动体验，这往往是精神分裂症的典型症状。患者丧失了支配感，感到自己的躯体运动、思维活动、情感活动、冲动都是受他人或受外界控制的。被动体验常常会与被害妄想联系起来，或描述为影响妄想（被控制感）、被洞悉感。其他多见的妄想还有释义妄想、嫉妒或钟情妄想、非血统妄想等。

（2）感知觉障碍：最突出的感知觉障碍是幻觉，以言语性幻听最为常见。精神分裂症的幻听内容可以是争论性的或评论性的，也可以是命令性的。幻听有时以思维鸣响的方式表现出来。患者行为常受幻听支配，如与声音长时间对话，或因声音而发怒、大骂、大笑、恐惧，或喃喃自语，或作侧耳倾听，或沉湎于幻听中自语自笑。也可见到其他类型的幻觉：如某患者拒绝进食，因为她看见盘子里装有碎玻璃（幻视）；某患者感到有人拿手术刀切割自己的身体，并有电流烧灼伤口的感觉（幻触）等，但首先要排除是否有器质性精神障碍的可能。

（3）情感障碍：主要表现为情感迟钝或平淡。情感平淡并不仅仅以表情呆板、缺乏变化为表现，患者同时还有自发动作减少、缺乏肢体语言。在谈话中很少或几乎根本不使用任何辅助表达思想的手势和肢体姿势，讲话时语调单一、缺乏抑扬顿挫，与人交谈时很少有眼神接触，多茫然、低头或东张西望。患者丧失了幽默感及对幽默的反应，检查者的诙谐很难引起患者会心地微笑。情感淡漠也是常见的情感障碍。最早涉及较细腻的情感，如失去了以往对亲人的体贴，对同事的关心、同情等。加重时患者对周围事物的情感反应变得迟钝，对生活、学习或工作的兴趣减少。随着疾病进一步发展，患者的情感日益淡漠，对一切无动于衷，丧失了与周围环境的情感联系。患者的情感反应可表现为与内在思维或外界环境的不协调。有的患者在谈及自己的不幸遭遇或妄想内容时，缺乏应有的情感体验，或表现出不恰当的情感。少数患者出现情感倒错，如获悉亲人病故却表现欣喜。抑郁与焦虑情绪在精神分裂症患者中也并不少见，需注意鉴别。

（4）意志与行为障碍：多指患者的活动减少，缺乏主动性，行为变得孤僻、被动、退缩（意志减退）。患者在坚持工作、完成学业、料理家务方面有很大困难，往往对自己的前途毫不关心、没有任何打算，或者虽有计划，却从不实施。患者可以连坐几个小时而没有任何自发活动，或表现为忽视自己的仪表，不去料理个人卫生。有的患者吃一些不能吃的东西，如喝尿，吃粪便、昆虫、草木（意向倒错），或伤害自己的身体。有时可出现愚蠢、幼稚的作态行为，或突然的、无目的冲动行为，甚至感到行为不受自己意愿支配。有的患者表现为紧张综合征：因全身肌张力增高而命名，包括紧张性木僵和紧张性兴奋两种状态，两者可交替出现，是精神分裂症紧张型的典型表现。木僵时以缄默、随意运动减少或缺失以及精神运动无反应为特征。木僵患者有时可以突然出现冲动行为，即紧张性兴奋。

二、精神分裂症的评估

（一）精神分裂症评估要点

精神科评估并不局限于针对患者的直接检查，事实上，其定义为“通过各种方法获取患者信息的过程，包括面对面晤谈、查阅病历、体格检查（由精神科医师、其他科医师或经过医学培训的临床医师实施）、诊断性测试，或来自亲属方面的病史采集”。评估可能需要与患者、患者家属或其他人多次会面方可完成。评估所花费的时间取决于症状的复杂性、临床设置及患者配合评估的能力和意愿。其主要内容如下。

1. 病史评估

（1）现病史：主要包括病前是否存在心理社会因素，如负性生活事件及对患者的影响及可能的诱因；本次发作的临床表现，包括起病的急缓，最早出现的精神症状，最突出的症状，有无躯体症状，以及睡眠、饮食和体重变化等。尤其要注意有无自杀、自伤、冲动毁物、暴力伤人或外走等行为或风险，还应询问患者的生活自理及社会功能状况。病程特征：应询问既往发作情况，首次发作时的年龄，每次发作的主要症状，严重程度，持续时间；间歇期有无残留症状；注意寻找可能被忽略的早期恶化或复发的证据。治疗情况：应询问既往的治疗情况，包括各种治疗手段及其疗效，使用过的药物名称、最大剂量、疗效及主要不良反应。在治疗巩固期和维持期的剂量和疗效，治疗对病程的影响等。

（2）既往史：询问是否患有躯体疾病，是否有精神活性物质滥用和依赖，以及既往药物过敏史。

（3）个人史：对儿童和青少年患者应特别询问母亲在孕期的健康问题、酗酒或物质滥用问题，分娩过程是否顺利，围生期是否发现有先天缺陷或损伤，关注早年心理发育期的成长环境，有无家庭暴力和虐待史。成年人应关注病前性格特点，是否有孤僻内向、敏感多疑、固执胆小、消极回避的倾向。应了解患者的婚恋及家庭关系情况；女性患者应了解月经情况；应了解患者的饮酒和吸烟情况。

（4）婚育史：询问女性患者婚姻及生育情况。

（5）家族史：询问其家族两系三代有无精神障碍、精神异常和行为异常史，特别是精神病家族史。

2. 体格检查

除基本体格检查外，研究发现精神分裂症患者存在某些特殊的神经系统软体征，如危险个体的感觉综合异常，臂和手、腕和指运动速度明显减慢。

3. 精神状况检查

对于合作患者应当从知情意等方面进行检查，但对于对兴奋激越和木僵等不合作患者的检查常有困难，应密切观察病情变化，通过耐心细致的观察可以对患者的表情、情感反应和言语行为进行分析和判断。

（1）一般表现。①接触情况：注意接触主动性、合作程度、对周围环境态度及意识清晰度。②日常生活：包括仪表、饮食、大小便及睡眠。参加病房活动，与医护人员和病友接触情况。女患者要注意经期情况。③定向力：包括自我定向如姓名、年龄、职业，以及时间（特别是时段的估计）、地点、人物及周围环境的定向能力。

（2）认知障碍。①感知障碍：错觉、幻觉、感知综合障碍；②思维障碍：思维形式障碍、思维内容障碍、思维逻辑障碍；③注意力；④记忆力；⑤智能；⑥自知力。

（3）情感障碍。应注意患者情感障碍的表现，有无情感平淡、情感退缩、情感不协调等。还需要注意患者的表情、姿势、肢体语言、语调语速、内心体验、情感稳定性、对周围人与事物的反应性、态度和感染力等。

（4）意志行为障碍。应注意患者的意志行为障碍的表现、对社会功能的影响、与其他精神症状的关系等。还要注意意志行为的指向性、自主性、目的性、坚定性、果断性、切实可行性等方面的障碍。

（二）精神分裂症相关评估工具

1. 躯体评估

（1）体格检查：对怀疑为精神分裂症的患者均应作全面的体格检查，包括神经系统检查，以排除躯体疾病的可能，同时也有助于发现一些作为精神分裂症发作危险因素的躯体疾病。

（2）实验室检查：三大常规（血细胞分析、尿液检查、便常规）、血生化（肝功能、肾功能、血脂、血电解质、血糖）、内分泌检查（甲状腺功能系列、性激素系列）、感染性疾病筛查（甲型、乙型、丙型、戊型肝炎，梅毒，艾滋病病毒）。

（3）电生理检查：包括心电图、脑电图等。

（4）影像学检查：包括胸部X线正位片、腹部B超、脑部超声、脑CT、脑MRI、脑近红外成像、脑SPECT、脑PET等。

（5）其他特殊检查。

1）脑磁图（MEG）：MEG不但可以发现精神分裂症患者磁反应波潜伏期及波幅等异常，更可以探测脑磁源信号的位置变化，且不受颅骨及软组织影响。但由于其成本高、仪器及检查费用昂贵、检查时间较长等不利因素，也极大地限制了它的应用和发展。

2）多导睡眠图（PSG）：研究显示，精神分裂症患者存在异常的睡眠参数，比如慢波睡眠缺乏，较短的REM睡眠潜伏期和较高的REM睡眠频率。但由于其指标特异性较差，在正常人或其他精神疾病如抑郁症也有可能观测到，因此目前还不能作为有效的生物学标记。

3）事件相关电位（ERP）：ERPs多用于研究精神疾病患者的认知功能和情绪过程。其波形的众多成分可以反映一系列特殊的神经认知和情绪反应的过程。具体包括P50、N100、MMN、P300和N400等。

4）眼球轨迹（追踪）运动试验：主要包括平稳随意眼动试验（SPEM）和逆向眼动试验。研究报道 60% ～ 80% 的精神分裂症患者会出现随意眼动障碍，甚至这种缺陷较为稳定和特异，并且独立于疾病状态和是否进行药物干预。但是由于其灵敏度和特异度较低，目前还不能作为诊断标准，并且需要与其他电生理指标一起作为诊断参考。

5）非侵入性脑刺激：主要指通过经颅磁刺激（TMS）和脑电 / 肌电图记录而得到的有关精神分裂症患者大脑皮质兴奋性和可塑性的一种检测方法。研究表明精神分裂症患者的初级运动皮质中存在经颅磁刺激的皮质内抑制的减少及皮质可塑性的缺乏。

2. 诊断评估

（1）复合性国际诊断交谈检查（CIDI）：世界卫生组织（WHO）自 1986 年发布定式诊断性检查工具“复合性国际诊断交谈检查（CIDI）”以来，已有 26 种常用语言的版本、全世界有 30 个经 WHO 授权的 CIDI 培训中心、约有 25 万人接受了 CIDI 的访谈，是 WHO 推荐的精神疾病流行病学调查专用工具之一，在国内用于多项大规模精神障碍流行病学调查也获得了满意结果。它与 ICD-10 配套使用，涵盖各项诊断，但耗时较长，需经过专门培训后才能使用，多用于科研。另外，与 ICD-10 配套的还有半定式诊断工具神经精神病学临床评定表（SCAN）。

（2）DSM-Ⅳ-TR 轴Ⅰ诊断的定式临床检查（SCID）：SCID 是专为 DSM-Ⅳ-TR 轴Ⅰ障碍专门制定的临床诊断量表，供熟悉 DSM-Ⅳ分类和诊断标准的临床医师或受过训练的精神卫生专业人员使用。适用于 18 岁以上成人，不能用于有严重认知缺陷、激越或严重精神症状的个体。分为临床版和研究版，用于诊断轴Ⅰ、轴Ⅱ疾病。

DSM-5 舍弃了 DSM-Ⅳ的多轴系统，改为非轴性的诊断记录（原轴Ⅰ、Ⅱ和Ⅲ），并对重要的心理社会和背景因素的注解（先前的轴Ⅳ）和残疾评估（先前的轴Ⅴ）进行记录。DSM-5 建议停止使用 GAF，包括其概念缺乏清晰性（即包括症状、自杀风险和残疾描述）和日常实践中有问题的心理测量。为了提供残疾的整体评估，以及进一步的研究，在 DSM-5 的第三部分（新出现的量表及模式）包含了 WHO 残疾评估量表（WHODAS）。

（3）简明国际神经精神访谈（MINI）：主要用于筛查 DSM-Ⅳ和 ICD-10 中 16 种轴Ⅰ精神疾病和一种人格障碍，包括 130 个问题。过程相对简短，问题简洁。但 MINI 的诊断分类中，仅诊断出精神病性障碍，因此 MINI 更多地用于情感障碍的临床研究和实践。目前，尚无 MINI 针对 DSM-5 的更新中文版。

3. 症状及疾病严重程度评估

以下详细介绍 3 种专用于精神分裂症评估的量表，包括阳性和阴性精神症状评定量表（PANSS）、简明精神病评定量表（BPRS）、卡尔加里精神分裂症抑郁量表（CDSS）。

（1）阳性和阴性精神症状评定量表（PANSS）：PANSS 主要用于评定精神症状的有无及各项症状的严重程度，区分以阳性症状为主的Ⅰ型和以阴性症状为主的Ⅱ型精神分裂症。PANSS 由阳性症状 7 项、阴性症状 7 项和一般精神病理症状 16 项，共 30 项及 3 个补充项目（评定攻击危险性）组成。项目定义和评分标准：每一症状条目均从无症状到极严重，按 1 ～ 7 级评分。评分为：①无；②很轻；③轻度；④中度；⑤偏重；⑥重度；⑦极重。阳性量表分为 P1-妄想，P2-联想散漫，P3-幻觉行为，P4-兴奋，P5-夸大，P6-猜疑 / 被害，P7-敌对性 7 项；阴性量表分为 N1-情感迟钝，N2-情绪退缩，

N3–情感交流障碍，N4–被动 / 淡漠，社交退缩，N5–抽象思维困难，N6–交谈缺乏自发性和流畅性，N7–刻板思维 7 项；一般精神病理量表包括 G1–关注身体健康，G2–焦虑，G3–自罪感，G4–紧张，G5–装相和作态，G6–抑郁，G7–动作迟缓，G8–不合作，G9–不寻常思维内容，G10–定向障碍，G11–注意障碍，G12–判断和自知力缺乏，G13–意志障碍，G14–冲动控制缺乏，G15–先占观念，G16–主动回避社交。主要适用于成年人，由经过训练的精神科医师对患者作精神检查，综合临床检查和知情人提供的有关信息进行评定。评定的时间范围通常指定为评定前 1 周内的全部信息，整个评定需 30 ～ 50 分钟。PANSS 兼顾了精神分裂症的阳性症状和阴性症状及一般精神病理症状，较全面地反映了精神病理全貌。但因 PANSS 的项目数较多，评分标准规定详细，在提高量表品质的同时，影响了临床应用的便利性，不如 BPRS 方便。

（2）简明精神病评定量表（BPRS）：BPRS 是由 Overall 等于 1962 年编制，主要用于观察评定精神分裂症的症状特点和疾病严重度。国际常用 18 项版本，具体项目为：①过分关心身体健康；②焦虑；③情感交流障碍；④概念紊乱；⑤罪恶感；⑥紧张；⑦装相作态；⑧夸大；⑨抑郁；⑩敌对性；⑪猜疑；⑫幻觉；⑬行动迟缓；⑭不合作；⑮奇特思维内容；⑯情感平淡；⑰兴奋；⑱定向障碍。全部项目均为 7 级评分，分为无症状、极轻、轻度、中度、中等严重、严重和极严重。国内某些单位另增第 19 项自知力障碍与第 20 项工作。经因子分析可构成 5 个因子：Ⅰ焦虑抑郁（含 1、2、5、9 项）；Ⅱ迟滞（含 3、13、16、18 项）；Ⅲ思维障碍（含 4、8、12、15 项）；Ⅳ活动过多（含 6、7、17 项）；Ⅴ敌意猜疑（含 10、11、14 项）；因子计分 = 各相关项目评分之和 / 所含相关项目数。BPRS 的临床意义为：①总分反映病情严重性，总分越高，病情越重；②综合征评分反映疾病的临床特点，勾画出临床症状的轮廓；③单项评分及出现频率反映不同疾病的关键症状；④治疗前后总分变化反映疗效好坏，差值越大，疗效越好。治疗前后各综合征与症状评分变化，反映靶症状的变化。

（3）卡尔加里精神分裂症抑郁量表（CDSS）：CDSS 是由 20 世纪 90 年代初期由加拿大卡尔加里大学的 Addington 等在大量的研究基础上编制的量表，主要用于评定精神分裂症伴发的抑郁症状。量表共有 9 个结构式的条目，包括抑郁情绪、绝望感、自我贬低、罪恶感性牵连观念、病理性罪恶感、晨间抑郁、早醒、自杀、观察到的抑郁表现。所有条目采用 0 ～ 3 的四级评分，分值越高，症状越严重。量表编制成功后进行了系统的信效度研究，并与多个量表进行了相关性研究，结果显示，CDSS 适用于门诊和住院精神分裂症患者，评定者之间有较好的一致性，量表与重性抑郁发作具有高度的内在一致性，与 Hamilton 抑郁量表、Beck 抑郁量表、BPRS、PANSS 等均有很好的相关性。且 CDSS 不受阴性症状及锥体外系症状的影响，能够更好地测评精神分裂症的抑郁症状。

4. 自杀风险评估

（1）Beck 自杀意念量表：贝克于 1979 年编制此量表，用来量化和评估自杀意念。该量表共 38 个条目，评估最近一周和抑郁最严重时自杀意念和单独的自杀危险的严重程度。贝克自杀意念问卷最初由北京回龙观医院北京心理危机研究与干预中心进行翻译、回译和修订，量表答案的选项为 3 个，从左至右对应得分为 1、2、3。总得分越高，自杀意念越强烈。

（2）自杀态度调查问卷（QSA）：QSA 由肖水源等于 1999 年编制而成。自杀态度调查问卷由四个分量表组成，分别是对自杀行为性质的认识、对自杀者的态度（包括自杀死亡者与自杀未遂者）、对自杀者家属的态度和对安乐死的态度四个维度。自杀态度调查问卷共有 29 个条目。要求被试者对每个条目的描述在完全肯定与完全否定这样两个极端之间，进行 5 级评分。自杀态度调查问卷可以用于测查有自杀倾向者或家属的态度，从而进行积极预防和救助；也可以作为公众的普遍性态度问卷，了解人们对生命与自杀的认识，及时发现问题。

5. 认知功能评估

目前适用于精神分裂症的认知评估工具很多，主要常用的是MCCB，即MATRICS共识认知成套测验，所谓 MATRICS 即改善精神分裂症认知的评估和治疗研究(MATRICS)。它是由美国国立精神卫生研究所编选的一种操作性测验。该套测验从 90 多个测验中最终选定了 10 个分测验，代表 7 个认知领域。分别是信息处理速度、注意 / 警觉性、工作记忆、词语学习、视觉学习、推理及问题解决和社会认知。这些测验重测信度高、练习效应较少、与精神分裂症患者功能结局中度相关，实用性和耐受性均好，是目前美国药品食品管理局推荐的用于评估精神分裂症认知功能的标准成套测验，目前已有修订的中文版及中国城市常模。

另外，还有威斯康星卡片分类测验表（WCST）。WCST 是一种单项神经心理测定方法，首先由 Berg（1948）用于检测正常人的抽象思维能力，后来发现它是为数不多的能够较敏感地检测有无额叶局部脑损害的神经心理测验之一，尤其是对额叶背外侧部病变较为敏感。它所测查的是根据已往的经验进行分类、概括、工作记忆和认知转移的能力。反映认知功能状况：抽象概括、工作记忆、认知转移，神经心理过程、注意、工作记忆、信息提取、分类维持、分类转换、刺激再识和加工、感觉输入和运动输出等。主要用于执行能力的测试。正常成人、儿童（6 岁以上）、精神疾患者、脑损伤者、非色盲者。

6. 社会功能评估

社会功能评估的常用工具有 Sheenhan 残疾量表（SDS）、社会功能缺陷筛查量表（SDSS），以及在 DSM-Ⅳ多轴诊断系统中Ⅴ功能评估的大体评定量表（GAF）和社会与职业功能评定量表（SOFAS）。前两个量表是评估各种疾病或社区中慢性精神患者的功能损害，后两个量表则侧重于疾病症状对功能的影响。而且 SOFAS 也考虑躯体问题造成社会及职业功能直接损害。目前，专门用于精神分裂症患者急慢性期社会和人际交往的评估工具是个人和社会功能量表（PSP）。PSP 是由 Morosini 等（2000）制定的一个用于评估精神分裂症患者个人和社会功能水平的量表。其目的是希望能够很好地反映患者的社会功能而较少受疾病症状的影响，能测量和区分不同方面的功能，能涵盖评定功能损害程度时需要考虑的行为方面的特殊标准并且使用方便。PSP 有 4 个维度，分别为：①社会中有用的活动，包括工作和学习；②个人和社会关系；③自我照料；④干扰和攻击行为。前 3 个维度采用统一的 7 级评分标准；④有独立的 7 级评分标准，评分值越高，这个维度的功能损害越重。在这 4 个维度的评分结果基础上，综合 4 个维度的评分，依据总评分标准评出一个 PSP 总分。PSP 是个 1 ～ 100 分的单项评定量表，分为相等的 10 个等级，从功能良好乃至优秀（91 ～ 100 分）到完全丧失社会功能并有危险性（1 ～ 10 分）均可适用。总分越高，患者的人际社会功能越好。根据功能水平，总评分大致分为3个层次：71～100分：表示仅有轻度困难；31～70分：表示有不同程度的残疾；30～0分：表示功能极差，患者需要加强支持或密切监护。目前，PSP中文版已经在国内进行过信效度测试，具有可接受的信效度，能较好反映精神分裂症患者急性期和恢复期的社会功能及人际交往水平。已广泛用于临床研究和实践中。

7. 社会心理学相关评估

（1）人格：常用包括明尼苏达多相个性测验、艾森克个性测验、卡特尔16种人格测验等。

（2）社会系统因素：常用包括儿童期虐待量表、生活事件评定量表、社会支持量表、防御机制问卷、社会功能缺陷筛选量表、日常生活能力评定量表等。

8. 治疗相关评估

（1）疗效相关评估：严重程度评估见疾病症状及严重程度量表，临床总体印象表（CGI）用来评定患者的临床总体概况：包括临床总体印象量表之严重程度（CGI–S）和进步程度（CGI–I）两个分量表。

（2）不良反应评估。

1）UKU不良反应量表（UKU）：于1986年编制，主要用于全面评定精神药物的不良反应。量表包括3个部分：①48个单项条目，内容包括精神、神经、自主神经和其他方面的症状；②不良反应对患者日常生活的影响的总体评价，包括患者本人和医师两方面评价；③采取的措施。对每项症状均进行严重程度和与药物的关系的评定。严重程度为0～3分的四级评分，与药物的关系分为无关、可能有关和有关。评定者为经过培训的医护人员，一般评定过去3天的症状，有些条目则需观察更长时间，如月经情况、体重改变等。

2）治疗时出现的症状量表（TESS）：是1973年美国编制的。要全面估计治疗的效果，就不能不涉及治疗中的不良反应问题。于是，有些研究者便将临床上常用的不良反应记录方法，加以数量化和规范化，便成了不良反应量表。NIMH的TESS，在同类量表中，它的覆盖面最广，可用于各类精神药物不良反应的评定。

（3）依从性评估：药物依从性评定量表（MARS），于2000年由Thompson等编制，由患者自评过去1周的服药依从性。该量表有10个条目。简明依从性评定量表（BARS），于2008年由Byerly等编制，是由医师评定患者服药行为的简短量表。该量表共4个条目，通过3个问题询问患者服药情况，评价者用一个量化标尺估计患者过去1个月的服药比例（0～100%）。该量表只需询问患者“服用什么药物”“几天没吃药”“几天少吃了药”三个简单问题，医师直接评估患者实际服药百分比，易于操作，适用于社区大规模调查。

三、精神分裂症的诊断与鉴别诊断

（一）诊断标准

精神分裂症的基本或主要特征性的精神症状是思维、情感和行为分离而互不协调，精神活动脱离现实环境。根据《国际疾病分类第11版（ICD–11）》中精神分裂症的诊断标准如下。

1. 症状标准

症状学及病程标准：在持续至少一个月的精神病性发作期的大多数时间内（或大多

数日子里的某些时间），存在下述第（1）项中的综合征、症状和病症至少一条，和（或）下述第（2）项中的病状和病症至少两条。

（1）至少存在下述中的一条。

1）思维鸣响、思维被插入或被夺及思维被广播。

2）被控制、被影响或被动妄想，明显地与躯体或肢体运动、特殊思维、行为或感觉有关；妄想性知觉。

3）言语幻觉，对患者的行为持续不断地评论或声音，对患者进行相互讨论或来自躯体某些部分的言语性幻觉。

4）其他持久的与文化不相应和完全不可能的妄想，如具有某种宗教或政治身份，具有超人的力量和能力（如具有控制气候的能力，或能向来自另一个星球的人交流信息）。

（2）至少存在下述中的两条。

1）任何形式的持久的幻觉，每天发生，至少一个月；并伴有短暂的或未充分形成的无明显情感内容的妄想；或伴有持久的超价观念。

2）思维过程中断或插入无关语，导致言语不连贯或不切题，或语词新作。

3）紧张症行为，如兴奋、特殊姿势或蜡样屈曲、违拗、缄默和木僵。

4）"阴性"症状如显著的情感淡漠、言语贫乏，及情绪反应迟钝或不适切（必须明确这些情况不是由于抑郁或抗精神病药物引起）。

2. 严重程度标准

自知力障碍，并有社会功能严重受损或无法进行有效交谈。

（二）鉴别诊断

（1）其他精神病性障碍：分裂型障碍的特征是在行为、外表和言语中具有持久的模式，伴随着认知和感知扭曲，不寻常的信仰以及人际关系能力下降。症状可能包括收缩或不恰当的影响和快感缺失（阴性分裂型）。可能出现偏执的想法，参照的想法或其他精神病症状，包括任何形式的幻觉（阳性分裂型），但是强度或持续时间未满足精神分裂症、分裂情感性精神障碍或妄想症的诊断要求。急性短暂性精神障碍的特点是在没有前驱期症状的情况下突然起病，精神病性症状在两周内达到疾病的顶峰状态，症状的性质与强度通常每天之间，甚至一天之内都有变化，通常在数天内完全缓解，个体能恢复到病前功能水平，部分患者病前有明显的应激因素。如患者在三月内症状不缓解或社会功能水平恢复不好，则要考虑精神分裂症或其他精神病性障碍的可能。分裂情感性障碍的特点是在一次疾病发作过程中精神病性症状和情感障碍（躁狂或抑郁）均很明显且差不多同时出现或消退。妄想性障碍的特点是妄想结构严密系统，妄想内容有一定的事实基础，不荒谬离奇；思维有条理和逻辑；行为和情感反应与妄想内容一致；无智能和人格衰退；一般没有幻觉或不为主要表现。而精神分裂症的妄想内容常离奇、荒谬、泛化，结构松散而不系统及常人不能理解的特点；且常伴有幻觉以及精神或人格衰退。

（2）脑器质性精神障碍：部分脑器质性疾病（常见的有散发性脑炎、额叶或颞叶的肿瘤、癫痫等）可出现类似精神分裂症症状（如情感淡漠、思维散漫或幻觉、妄想等），尤其是在缺乏典型的意识障碍、记忆障碍和智能缺损时更易与精神分裂症混淆。鉴别的重点是去发现产生此类症状的各种脑器质性损害的证据，而不是仅去分析这类症状的特征性。

（3）心境障碍：急性躁狂症的患者，因异常兴奋、激动、联想异常迅速而出现言语不连贯或大量片段的单词，而被误诊。而急骤起病，兴奋多语的精神分裂症也可被误诊。但是躁狂症患者情绪活跃、生动，有感染力，无思维逻辑障碍，情感协调，无怪异行为，幻觉与妄想不多见。而精神分裂症患者虽有言语动作增加，并无情感高涨，情绪反应与思维和环境不协调，兴奋躁动往往带有冲动性和杂乱无章。

精神分裂症木僵时需与抑郁症相鉴别。精神分裂症的情感反应淡漠，面部表情呆板，不存在情感上的共鸣，且幻听内容复杂。抑郁症的精神活动虽也处于抑制状态，但深入接触可获得某种程度上的应答，情感反应存在，思维与情感反应是相互协调配合的，如有幻听则内容简单。

（4）应激相关障碍：精神分裂症可在不良的心理，社会因素影响或精神刺激下发病，但精神刺激的时间与发病时间的联系不紧密。随着时间推移，精神症状与精神刺激之间越来越缺乏内在联系，且日益脱离现实，思维内容怪异，情感不活跃。而应激相关障碍的情感反应强烈且鲜明，精神症状与精神刺激的内容联系紧密，且精神症状随精神刺激的消除而逐渐消失。

（5）躯体疾病所致的精神障碍：伴有躯体疾病的精神分裂症，可出现明显的意识障碍，而躯体疾病所致精神障碍也可出现思维不连贯、幻觉、妄想、情感淡漠、精神运动性兴奋或抑制等类似精神分裂症症状。但是，伴有躯体疾病的精神分裂症虽有意识障碍，持续时间一般不长，意识清晰后，精神分裂症的基本症状日益明显，且在有躯体疾病前已有精神分裂症病史。躯体疾病所致精神障碍的精神症状仅在某一阶段与精神分裂症相似，精神症状的发生、发展和转归与躯体疾病有密切的依存关系，意识障碍有昼轻夜重的特点或有明显波动性，意识障碍消失或减轻时，患者可与环境保持良好的接触。

（6）神经衰弱：在精神分裂症的早期，患者可出现头痛、失眠、记忆下降、乏力等类似神经衰弱症状，但其情感反应平淡，求治要求不迫切，年龄一般较年轻，人格保持欠完整，社会功能也受到损害，精神检查可发现患者显得呆滞、被动，思维离奇难解释，自知力也欠完整。

（7）强迫症：在精神分裂症早期，患者可以强迫状态为主，但其强迫症症状繁复或复杂，荒谬而离奇，对存在的症状缺乏主动克制的欲望，情感反应不鲜明，也不感到痛苦，求治心不迫切，社会功能受损，自知力欠完整。

（8）人格障碍：在青少年期起病的精神分裂症，如果病程进展缓慢，人格改变较为明显者易与人格障碍相混淆。人格障碍虽在遭受精神刺激或在不良的心理社会因素影响下可有明显的精神异常，但其思维内容较为接近现实，不荒谬离奇，思维与行为一致，精神症状消除后无残留症状。人格障碍只是人格发展的偏离，非一般疾病的过程。而精神分裂症在病前与病后存在明显的差异，存在精神分裂症的特征性症状，病程多为迁延。

（蒋小妹）

参考文献

[1] 田文豪，程哲，陈雷音，等. 缺陷型精神分裂症发病机制、诊断与治疗的研究进展[J]. 神经疾病与精神卫生，2022，22（6）：414–419.

[2] 覃电泽，周芳珍. 伴强迫症状精神分裂症的研究进展 [J]. 内科，2019，14（4）：449–452.

[3] 石雅娟，刘洋. 儿童少年期精神分裂症临床表现 [J]. 中国民康医学，2015，27（4）：11–12.

[4] Oh S L, Vicnesh J, Ciaccio E J, et al. Deep convolutional neural network model for automated diagnosis of schizophrenia using EEG signals[J].Applied Sciences, 2019, 9(14): 2870.

第二节　精神分裂症的治疗

精神分裂症是一种慢性致残性精神疾病，其治疗应当是一种全病程多方面参与的治疗和管理。首发精神分裂症的干预绝不仅限于急性期治疗阶段，也不仅限于医务人员与患者及家属在门诊或病房的短暂接触。除了以下讲述的住院期间的躯体治疗外，还需要回归社区继续进行社会心理干预及精神康复训练；除了医院医师的参与，还需要社区、公安等社会多部门及人员的参与。例如，对于有兴奋躁动、自杀自伤风险的患者，除了一般处理，建议及早转入封闭病房治疗和观察；对于肇事肇祸的患者，需要交予公安司法部门处理；对于没有责任能力危害社会的重性精神疾病患者，需要政府实施强制性的精神医学治疗等。

需要注意的是抗精神病药物不能“根治”精神分裂症，其治疗性质类似于降糖药物治疗糖尿病；具体维持服药时间无统一规定，但对于有严重攻击、自杀行为和残留症状者，可能需要终身服药；预防复发需要长期的药物治疗，维持治疗剂量个体化；心理社会干预及康复训练有利于全面的良好预后；不同药物适用于不同个体，与患者讨论其感受到的不良反应，及时处理抗精神病药引起的不良反应；抗精神病药物不能突然停药；慢性患者常残留阳性症状及情感症状，包括抑郁及自杀，可采用换药、加量、合并治疗方法，加强随访，及时调整治疗。

一、治疗原则

精神分类症治疗原则：①早期发现，早期诊断，及时治疗；②积极进行全病程治疗；③尽可能选用疗效确切，症状作用谱较为广泛，不良反应轻，便于长期治疗的抗精神病药物；④积极进行家庭教育，争取家属重视、配合对患者的全程治疗；⑤定期对患者进行心理治疗，康复和职业训练。

二、治疗计划

精神分类症治疗以抗精神病药物治疗为主，辅以心理治疗等治疗方法。

1. 急性期治疗原则

治疗前需进行必要的体格检查、神经系统检查和实验室检查，并进行治疗前、治疗中各项指标的评估、对照，以评定疗效和不良反应。

（1）采取积极的强化性药物治疗，以便及时控制阳性症状、激越冲动、认知功能损害等症状。

（2）争取尽快缓解或控制症状，增加基本痊愈的可能性，预防病情的不稳定性。

（3）药物治疗应尽量按程序进行，急性期的治疗时间至少为 4 ～ 6 周。

（4）根据具体情况，决定住院治疗或门诊治疗。

（5）如存在明显的危害社会安全问题和存在严重的自杀观念和行为、自伤时，应尽早住院治疗。

（6）对患者家属进行卫生宣传教育和对患者进行心理治疗。

2. 巩固期（恢复期）治疗原则

（1）以药物治疗为主。以原治疗有效的药物，原有效剂量继续巩固治疗至少 3 ～ 6 个月。

（2）根据具体情况，决定住院治疗、门诊治疗或社区治疗。

（3）对患者家属进行卫生宣传教育和对患者进行心理治疗。

（4）促进患者社会功能的康复。

3. 维持期治疗原则

（1）根据个体差异等具体情况，确定是否减少药物剂量，有效把握预防复发的有效剂量。

（2）疗效稳定，无明显或特殊的不良反应，尽可能仍用原治疗有效的药物治疗，尽可能不换用药物。

（3）维持治疗时间因人而异，一般不少于 2 ～ 5 年。

（4）维持治疗一般应在门诊或社区进行。

（5）加强对患者家属的卫生宣教和对患者进行心理治疗。

4. 对慢性患者的治疗原则

因慢性精神分裂症患者的病程多迁延，症状并未能有效或完全控制，常残留有阳性症状和情感症状（包括情感低落和自杀观念与行为），而阴性症状和认知功能损害可能是主要的临床表现，故治疗原则有别于以上三期的治疗原则。

（1）为进一步控制症状，可采用增加药物剂量，更换药物或合并治疗的方法，以提高治疗效果。

（2）加强随访（缩短定期随访周期等），以便更好地掌握病情变化规律，调整治疗方案。

（3）治疗可在住院时进行，也可在门诊或社区等进行。

（4）加强患者家属的卫生宣教和对患者进行心理治疗工作。

5. 对难治性患者的治疗原则

难治性精神分裂症一般指用通用的治疗方法进行治疗后仍未获得理想疗效的精神分裂症，包括：①过去 5 年对 3 种剂量和疗程适当的抗精神病药物足量足疗程治疗反应不佳；②不能耐受抗精神病药物的不良反应；③即使有充分的维持治疗或预防治疗，但病情仍然复发或恶化。

（1）重新审定诊断，进一步了解患者既往用药史，及掌握有关影响因素，着重考虑用药个体化。在必要时监测药物血浆浓度。

（2）重新制订治疗方案，更换合适的药物，足量足疗程治疗。

（3）治疗时间不少于 2 ～ 5 年。

三、心理治疗

药物治疗是精神分裂症的主要治疗方法，但是越来越多的人认识到精神分裂症患者心理演变过程的重要性，包括其对疾病发作、病程的影响以及精神分裂症的诊断对患者的身心、社会功能和生存的影响等。基于上述因素，心理治疗在精神分裂症的全程治疗中显示出了它的必要性和重要性。有效的心理治疗可以提高精神分裂症患者对药物治疗的依从性、降低复发率和再住院率、减轻精神症状带来的痛苦、改善患者的社会功能和生活质量、为患者家属或照料者提供必要的支持。因此，精神分裂症的优化治疗应将药物治疗与心理治疗进行有机地整合，以达到改善临床症状，提高社会功能和生活质量的治疗目的。

1. 精神分裂症不同病期的心理治疗

精神分裂症的临床症状复杂多样，个体之间症状差异较大，即使是同一患者在不同阶段或病期中也可能表现出不同的症状。而随着疾病的发展，精神分裂症患者的心理需求也随之变化。因此，应根据精神分裂症的不同病期、主要临床症状以及患者和家属的需求选择合适的心理治疗方法。

（1）急性期：人们普遍认为在精神分裂症急性期对患者进行心理治疗难以实施，且可能不会有效，因为此时患者的思维和行为常常处于高度混乱的状态。然而，需要重点说明的是第一，虽然在急性期提供结构化的心理治疗可能不是最佳选择，但那些促进患者对医师的信任和主动参与的心理治疗可能有利于随后的药物治疗和疾病的康复。第二，就家庭参与心理治疗而言，急性期可能是一个关键时期。在急性期，家庭成员的反馈以及对他们的基本的心理健康教育和支持可能会极大地影响他们之后照料患者、参与家庭心理治疗的兴趣和意愿。

（2）巩固期：巩固期患者的精神症状基本消失或大部分缓解，自知力正逐步恢复，接触较好，能进行有效交流和学习。这个时期患者的心理需求明显增多，他们需要全面了解自己的疾病、认识自己的精神症状，了解疾病的治疗和预后等。此时，如给予患者有效的个体化心理治疗将会有助于巩固疗效、减少疾病复发。有证据表明：认知行为治疗对减少精神病性症状是很有价值的。如果条件允许，在这个阶段给予针对阳性症状的心理治疗，可能减少疾病的慢性化，避免成为难治性精神分裂症。此外，对伴发的情绪、行为障碍以及神经症性症状的心理治疗，也可能会在很大程度上减轻患者的痛苦。同时，结构化的活动安排和同伴支持在改善社会退缩和行为冷漠方面也是很重要的。

（3）稳定期：在稳定期，随着关注的重心慢慢转移到功能恢复和预防复发，许多心理治疗开始与这个目标相关，包括针对物质滥用和减少残留症状与伴发症状的心理治疗，以及与就业、教育、社会活动（如就业支持、社交和日常生活技能培训和认知缺陷的补偿性干预）有关的心理治疗。对于患者来说，教育和认知行为治疗对减少压力和预防复发是非常有益的，同样的问题也可与家庭成员一起解决。值得注意的是，心理治疗应根据患者个人需求和能力、患者当前情况进行调整，遵循个体化的原则，而不是想当然地认为“千篇一律”。

2. 精神分裂症心理治疗的常用方法

（1）支持性心理治疗：支持性心理治疗是临床上应用较广的心理治疗方法，适用于精神分裂症的各个病期。较正式的支持性心理治疗在治疗频率和规律方面都是可以灵活变通的，同时通过治疗师提供建议、支持和保证，以达到帮助患者适应当前状况的目的。显然，支持性心理治疗与其他的心理治疗方法存在着重叠的部分，被称为“非特异性因素”。而这些因素是建立医患联盟所必需的，并且是任何心理治疗成功的前提条件。

1）基本特点：支持性心理治疗以医患关系为中心，治疗的内容主要取决于患者具体的问题。该治疗方法是非指导性的，强调移情、倾听和非占有性热诚。非占有性热诚是指积极地接纳他人，往往通过放松的、开放式的身体语言、适当的语气和面部表情表达出来。

2）临床评价：有证据表明，与标准治疗和其他心理治疗，尤其是与认知行为心理治疗（CBT）相比，支持性心理治疗不能显著地改善精神分裂症的治疗结果。然而，需要注意的是，在这些研究中，支持性心理治疗均作为其他目标心理治疗方法的对照治疗，而不是将该治疗当作主要治疗方法进行观察。目前，不常规推荐支持性心理治疗作为精神分裂症的一种特定的心理治疗。尽管如此，仍需要考虑患者对治疗的偏好以及当时是否能够提供其他更为有效的心理治疗（例如 CBT、家庭治疗）。

（2）CBT：CBT 是基于思维、感觉和行为之间存在联系而发展的一种心理治疗方法。与其他心理治疗方法一样，CBT 取决于医患联盟的有效建立。总体而言，CBT 的治疗目标是帮助患病个体正常化，并使之了解自身的精神病症状，从而减少相关痛苦及其对功能的影响。

1）基本特征：CBT 是根据患者当前或既往的症状和（或）功能，在他们的思维方式、感觉和行为之间建立联系，同时重新评估他们对目标症状的感知、信念或推理。此外，CBT 的后续干预应包括以下内容：根据患者症状或症状的复发情况，监测他（她）们的自动思维、感觉或者行为；推广应对目标症状的替代方法，减少痛苦，改善功能。

2）基本技术：在 CBT 中，常用的认知技术如下。①认识自动思维：自动思维即在激发事件与消极情感反应之间存在着的自发的一些思想活动。②列举认知歪曲：患者的情绪或行为障碍与认知歪曲或错误密切相关，受其影响。向患者列举出认知歪曲，可以帮助患者提高认知水平和矫正错误认知。③改变极端的信念或原则：即用现实的或理性的信念或原则替代极端或错误的信念原则。④检验假设：认识并矫正认知歪曲 / 错误的一个方法是检验支持与不支持某种错误假设的证据。⑤积极的自我对话：此技术实施方法有两种，一种是要患者坚持每天回顾并发现自己的优点或长处并记录；另一种是要患者针对自己的消极思想，提出积极的想法。⑥三栏笔记法：让患者在笔记上面画二条竖线分出三栏，左边一栏记录自动思维，中间一栏记录对自动思维的分析（认识歪曲），右边一栏记录理智的思维或对情况重新分析回答。三栏笔记法常作为患者的家庭作业。常用的行为技术如下。①等级任务安排：应用化整为零的策略，让患者循序渐进，逐步完成若干力所能及的小任务，最后实现完成大任务的目的。②日常活动计划：治疗者与患者协商合作，安排一些患者能完成的活动，每天每小时都有计划和任务，活动的难度和要求随患者的能力和心情改善而提高。③掌握和愉快评估技术：此技术常与日常活动计划结合应用，让患者填写日常活动记录，在记录旁加上两栏评定，一栏为掌握或困难程度评分，另一栏为愉快程度评分。通过评定，多数患者可以发现自己的兴趣和成功方面以及愉快而有趣的活动，同时还可起到检验认知歪曲的作用。④教练技术：即治疗者为患者提供指导，反馈和阳性强化，帮助患者分析问题、发现问题，当他有困难时给予鼓励，有进步时给予强化。⑤其他：包括指导发现问题、自我提问法、利弊分析法、改变期望水平、自信心训练、脱敏、示范、角色扮演等技术。

3）治疗流程：CBT 的一般疗程为 8 ～ 20 次，每次 45 ～ 60 分钟，包括常规治疗与巩固治疗。具体的治疗流程见图 1–1。

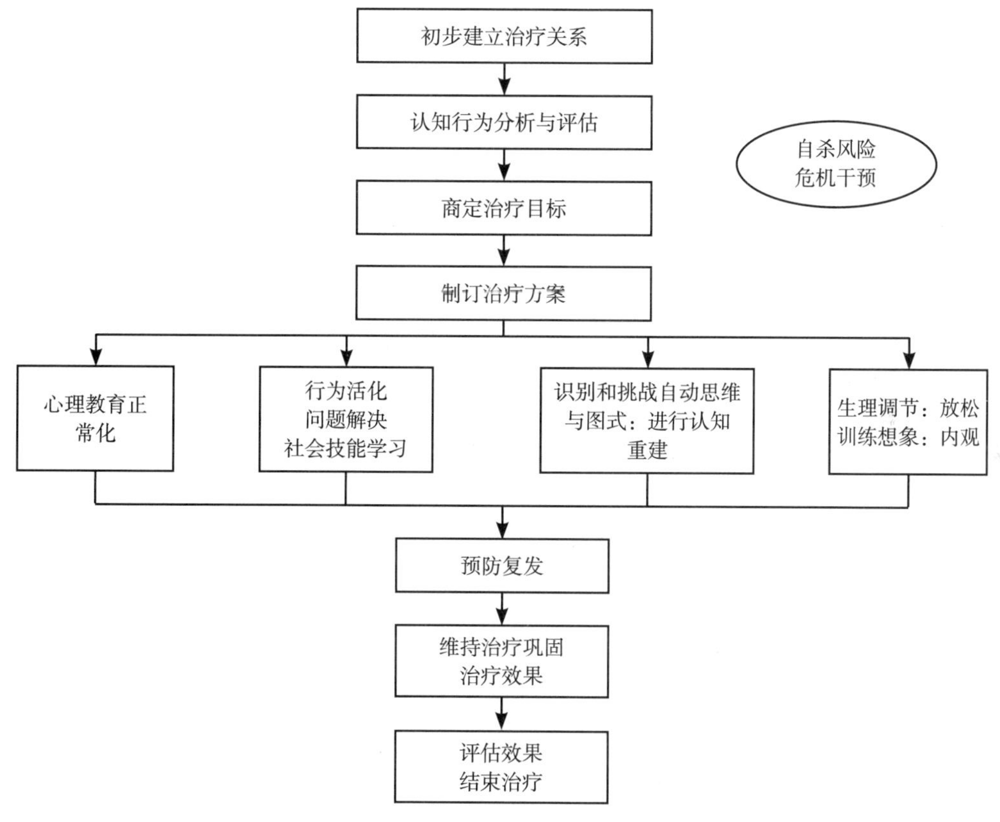

图 1–1　CBT 的治疗流程

4）临床评价：近年来，不少研究对 CBT 治疗精神分裂症的疗效进行了观察，包括减少精神症状（阳性、阴性和一般症状），减少复发，改善社会功能和自知力。研究者除了关注 CBT 能减轻精神病症状之外，对其改善情绪和行为方面也产生了极大的兴趣。许多研究证据一致表明，与标准治疗相比，CBT 能够有效降低再住院率至治疗结束后的 18 个月。另外，有力证据表明住院治疗时间也可平均减少 8.26 天。回顾性研究一致发现 CBT 在治疗结束和 12 个月随访时，均能有效降低症状的严重程度。尽管改善阳性症状的证据比较有限，但最近的一篇综述报道 CBT 在改善阳性症状、减轻抑郁症状方面也具有明确的轻至中等的疗效。此外，在减轻症状方面优于其他心理治疗。值得注意的是，有研究发现与常规治疗和其他心理治疗相比较，部分证据表明CBT改善社会功能时间长达12个月。虽然没有针对小组CBT和个体CBT进行直接比较的随机对照试验，但间接比较结果显示仅后者对再次入院治疗、症状严重程度和抑郁症状具有明显疗效。目前，推荐在精神分裂症的急性期以及后续阶段（包括住院期间）都可以启动CBT。并且要求以一对一的方式提供CBT，治疗次数至少16次。

（3）认知矫正治疗：精神分裂症患者存在记忆、注意、执行功能等认知功能损害。认知损害与工作、社会关系和独立生活等领域的功能有密切关系。认知矫正治疗的主要理论基础是改善认知功能。认知矫正治疗的干预方式多种多样，包括反复训练与实践，教授能改善认知的策略，建议可减少持续损害的补偿性策略以及小组讨论等。

1）基本特征：认知矫正治疗是一种特别关注基础认知进程（例如注意力、工作记忆或执行功能等）的心理治疗手段，且具体治疗目的是改善特定的认知功能或其他功能（如日常生活、社会或者职业技能等）。

2）临床评价：关于单纯认知矫正治疗是否能有效改善精神分裂症的关键效果（包括复发率、再次住院治疗、精神症状和生活质量等），尚无一致的研究证据。此外，即使看到了治疗效果，研究证据仍然难以解释，原因是许多研究报告没有显著性发现，无法为荟萃分析提供适当的数据。因此，治疗效果有可能被过高估计。显然，大样本的随机对照研究以及长期的随访研究探讨认知矫正治疗的临床和成本效益是必要的。

（4）家庭治疗：有研究发现家庭内部的情感表达是精神分裂症发病和复发的有效预测因子。因此，家庭治疗成为精神分裂症治疗的一个重要环节。精神分裂症的家庭治疗源自行为和系统的理念，并与精神分裂症患者家庭的需求相结合。家庭治疗的目标在于帮助家庭更有效应对患者的问题，为家庭提供支持和教育，减少痛苦水平，改善家庭沟通问题和处理问题的方式，并尽可能预防复发。

1）基本特征：家庭治疗具备特有的支持、教育或治疗功能，且干预内容至少包括解决问题/危机管理或对家庭成员的治疗。家庭治疗的对象应包括与精神分裂症患者共同居住或有密切关系的家庭成员。家庭治疗以结构化方式在患者家庭中实施，并尽可能让患者参与。通常情况下，家庭治疗非常复杂且耗时较长（往往超过10个治疗期）。此外，应考虑整个家庭的喜好，选择单一家庭治疗或多个家庭集体治疗。

2）临床评价：回顾性研究表明家庭治疗的临床疗效证据明确且比较一致，与常规治疗或其他任何对照治疗比较，在治疗结束时患者的复发风险有所降低。此外，家庭治疗还可使治疗期间的住院治疗减少，并且在治疗期间和治疗后24个月均能观察到症状的严重程度有所减轻。家庭治疗还可能改善其他的关键问题，例如社交功能和患者对疾病的认知等，但相关的证据非常有限，且证据来自于一些个案的研究报道。就总体症状而言，对治疗方式的直接比较，未能提供有力证据支持单一家庭治疗优于多个家庭集体治疗。但从提前退出研究的人数来看，单一家庭治疗仍被视为更容易为患者和照料者所接受。家庭治疗的开始时间可以在急性期或者之后，包括住院期间和恢复期。

（5）社交技能训练：社交技能训练是应用行为理论和方法来治疗精神分裂症的一种早期心理治疗方法。社交技能训练的治疗目的是帮助精神分裂症患者重新获得社交技能和自信，提高应对社会情境的能力，减轻社交痛苦，改善其生活质量，并有助于减少症状和预防复发。

1）基本特征：社交技能训练是一种结构化的心理治疗。该治疗方法干预的内容主要包括基于行为的一系列社交和人际关系技巧的评估，同时强调语言和非语言沟通，个体感知和处理相关社交提示的能力以及提供适当的社会强化。社交技能训练首先针对个体的社交技能进行详细的评估和行为分析，随后采用正向强化、目标设定、建立模型和塑型等进行个体和（或）群体干预。一开始的治疗目标是较小的社交任务（例如对非言语社交提示的反应），逐渐形成新的行为进而建立更为复杂的社交技能，例如进行有意义的交谈。在这里需要强调完成家庭作业的形式，帮助患者将新学习的行为应用到治疗环境以外的情境中。

2）临床评价：最近的一项荟萃分析提示社交技能训练可显著减少阴性症状。尽管如此，社交技能训练对于阴性症状的有效性证据有限。目前，不推荐作为常规治疗方法，但对于那些社交有困难、有压力，或是有社交焦虑的患者应该提供社交技能训练。

（6）心理健康教育。

1）基本特征：心理健康教育涉及患者和信息提供者或照料者之间互动的所有过程，其主要目的是向其提供疾病相关信息以及支持和管理策略。教育策略需要做到个体化，以满足患者或照料者的需求。通常情况下，心理健康教育采用群体方式提供信息，且需要持续提供信息。由于所涉及的内容和信息存在个体差异，提供信息的方式也多种多样。因此，心理健康教育可作为一种独立的治疗方法与家庭干预同时进行，尤其是在家庭成员或照料者也被纳入上述两种心理干预时。

2）临床评价：荟萃分析和系统综述提示心理健康教育对传递疾病知识是有效的，且只有在配合动机强化疗法和特定的行为疗法如提醒、激励和自我监测下，才能够提高依从性。尽管如此，对于心理健康教育是否对精神分裂症的关键问题有效，尚无确切证据。

（7）艺术治疗：艺术治疗是将心理治疗技术与文艺活动（如绘画、音乐、戏剧、舞蹈）相结合，以促进患者的创造性表达。最常见的艺术治疗主要包括音乐治疗和绘画治疗。

1）基本特征：在艺术治疗中，创作过程可促进患者在特定治疗体系中的自我表达，审美形态则反映了患者的体验并赋予其一定的意义。而艺术媒介成为口头对话与以领悟为基础的心理发展之间的桥梁，让患者体验不同的自己，建立新的与人交流的方式。

2）临床评价：临床研究证据一致表明，无论采用何种形式（绘画、音乐）的艺术治疗均能有效减少阴性症状。因此，条件允许的情况下可以考虑将艺术治疗作为促进康复的辅助手段，并且在急性期或住院期间即可以开始进行艺术治疗。

四、改良电抽搐疗法（MECT）

改良电抽搐疗法适应证如下。

（1）严重抑郁，有强烈自伤、自杀行为或明显自责自罪者。

（2）极度兴奋躁动、冲动伤人者（精神分裂症、双相情感障碍）。

（3）拒食、违拗和紧张性木僵者（精神分裂症）。

（4）抗精神病药物治疗无效或对治疗药物不能耐受者（精神分裂症）。

在最新版本的 WFSBP 和 APA 指南中，MECT 仅推荐用于难治性的精神分裂症。且研究证据有限。也可以与抗精神病药物联合使用。最新发表的 Meta 分析提示 MECT 对精神分裂症的总体症状是有效的，不管是否合并抗精神病药物。单独治疗的研究较少且证据不足。另外，有小样本慢性精神分裂症患者的研究发现长期维持 MECT 合并抗精神病药物治疗与单独药物治疗相比益处更大。

五、重复经颅磁刺激治疗（rTMS）

目前在中国尚没有治疗精神分裂症的报道。国外的最新研究提示，rTMS 对难治性精神分裂症（持续幻听和持续的阴性症状）有一定疗效。10 个双盲研究显示，左颞叶低频（1Hz）rTMS 治疗对药物无效的幻听有明显的优势。高频率（10Hz）rTMS 作用在脊背部前额叶可以改善精神分裂症的阴性症状，但证据有限。

六、常用抗精神病药物治疗

精神分裂症谱系及其他精神病性障碍的治疗大致分为急性治疗期、持续治疗期和维持治疗期，就每一阶段的药物选择原则及相关问题分述如下。

1. 急性治疗期

精神分裂症谱系及其他精神病性障碍的急性期是指首发患者和急性恶化或复发患者精神症状非常突出和严重的时期。

（1）急性期治疗的目标。

1）尽快缓解主要症状：包括阳性症状、阴性症状、激越兴奋、抑郁焦虑和认知功能减退，争取最佳预后。

2）预防自杀，防止危害自身或他人的冲动行为的发生。

3）为恢复社会功能、回归社会作准备。

4）将药物治疗带来的不良反应降到最低的程度。防止严重药物不良反应的发生，如粒细胞缺乏症、恶性综合征、抗胆碱能意识障碍等。

（2）急性期治疗的药物选择原则：急性期的治疗应综合考虑患者的诊断、临床症状特点、医师的临床经验、用药习惯、药物的作用特点等因素。

1）根据患者诊断和临床症状特点选择药物，这是药物选择最基本的因素。①以幻觉、妄想等阳性症状为主的患者：可以选择对阳性症状效果较好的第一代抗精神病药，如氯丙嗪、奋乃静、氟哌啶醇等；也可选择第二代抗精神病药，如氯氮平、利培酮、奥氮平、喹硫平、氨磺必利、帕利哌酮等；两类药物对阳性症状的疗效相当，此时还应考虑急性期后巩固和维持治疗时的药物选择及药物经济学因素。②以阴性症状为主的患者：首选第二代抗精神病药。大量临床研究和实践证实，第二代抗精神病药对阴性症状的疗效优于第一代抗精神病药。多项研究显示氯氮平、利培酮、奥氮平、氨磺必利在治疗阴性症状方面的疗效均优于氟哌啶醇，而喹硫平和齐拉西酮对阴性症状的疗效与氟哌啶醇相当。第一代药物中的舒必利、氟奋乃静等也有改善阴性症状的作用。氨磺必利在低剂量时对阴性症状疗效较好，高剂量时对阳性症状疗效较好。③伴有情感症状的患者：对伴有躁狂症状的患者可首选第二代抗精神病药，如氯氮平、奥氮平、喹硫平或利培酮等。大量研究和临床应用实践表明，氯氮平、奥氮平、喹硫平、利培酮等第二代抗精神病药有心境稳定剂的作用，被用于双相情感障碍，尤其是躁狂发作的治疗和预防复发。美国 FDA 已经批准了奥氮平、喹硫平、利培酮、齐拉西酮、阿立哌唑、鲁拉西酮等药物对于双相情感障碍的部分适应证。④伴有抑郁症状的患者：宜选用奥氮平、喹硫平、利培酮、氨磺必利或鲁拉西酮。大量研究表明，第二代抗精神病药能改善精神分裂症等疾病伴发的抑郁症状，并且能减轻由于EPS所引起的药源性抑郁，疗效优于第一代抗精神病药中的氟哌啶醇。⑤以精神运动性兴奋为主的患者：首选镇静作用较强的抗精神病药，如氟哌啶醇、氯丙嗪、奥氮平等。⑥以紧张综合征为主的患者：例如木僵状态等，首选静脉滴注舒必利或肌内注射舒必利。

2）根据药物的作用特点选择药物。第二代抗精神病药除了对阳性症状有效外，对阴性症状、伴发的情感症状以及认知障碍等也有明显的改善作用，且较少引起EPS和TD，对催乳素的影响小等，安全性较第一代抗精神病药大大提高。因此，第二代抗精神病药更适用于首发患者、阴性症状突出的和伴有明显情感症状的患者；适用于对药物耐受性差的老年患者和儿童、青少年精神障碍患者；也适用于躯体情况差、伴有躯体疾病者、脑器质性精神障碍患者或躯体疾病所致的精神障碍。

3）复发患者。首先参考患者既往用药情况，要考虑疗效和安全性等多个方面。过去疗效较好的药物再次使用仍有可能疗效好，可以选择，但有的患者复发时症状特点可能与原来相差甚远，这时也要考虑患者的症状特点选择药物。药物治疗是否有效，一方面表现在患者的主观感觉，这主要涉及药物的耐受性；另一方面是客观上临床症状的改善程度。

4）长效制剂的应用。急性期不建议使用长效制剂，原因有两方面：一是长效制剂起效慢，常常需要2～3个月；二是长效制剂无法缓慢加药，且进入体内逐步释放，不利于控制药物不良反应，由此会造成患者对治疗的依从性降低，也会影响医患关系。

（3）急性期治疗的剂量和疗程：急性期治疗剂量和时间均应充分，争取最大程度地缓解精神症状，防止病情波动，降低复发率。剂量宜个体化，以最大限度地取得疗效，不发生或发生最小的不良反应为合适剂量，剂量调整过程中应考虑患者个体情况、各种药物的特点和常规推荐剂量，但是急性期应重点强调疗效，不能因为药物的不良反应而减少剂量或缩短疗程延误病情。多数情况下，尤其是症状较轻者，通常采用逐渐加量法（滴定）。一般1～2周逐步加至有效治疗剂量。急性症状在有效剂量治疗2～4周之后可开始改善。不同的患者，症状的缓解程度不一，恢复的时间长短不一。如剂量足够，治疗6～8周无效或疗效不明显者，可考虑换药。

2. 持续治疗期

在急性治疗期精神症状得到有效控制之后，患者进入一个相对的稳定期，此期如果过早停药或遭遇应激事件，将面临症状复发的危险。因此，此期治疗对预后非常重要。特别强调此期药物治疗的剂量与急性治疗期的剂量相同，此期也称为巩固治疗期。

（1）持续治疗期的治疗目标。

1）防止已缓解的症状复燃。

2）巩固急性期的疗效。

3）控制和预防精神分裂症后抑郁和强迫症状，预防自杀。

4）促进社会功能的恢复，为回归社会做好准备。

5）控制和预防长期用药导致的常见药物不良反应，如迟发性运动障碍、闭经、溢乳、体重增加、糖脂代谢异常，心、肝、肾功能损害等。

（2）持续治疗期的治疗原则。

1）仍以药物治疗为主；以原有效药物、原有效剂量坚持继续巩固治疗；疗程至少

3个月。

2）治疗场所可继续住院，结合试出院以适应社区生活；或出院门诊定期随访治疗；或社区治疗。

3）同时配合家庭健康教育、心理治疗、康复治疗。

（3）持续治疗期的药物剂量和疗程：持续治疗期的药物剂量原则上维持急性期的药物剂量。除非患者因药物不良反应直接影响服药的依从性和医患关系，或出现较为明显的、无法耐受的不良反应时，可以在不影响疗效的基础上适当减少剂量。持续期治疗的疗程一般至少持续3～6个月。除非患者因药物不良反应无法耐受或其他原因时，可以在不影响疗效的基础上适当缩短疗程。

3. 维持治疗期

经过3～6个月的治疗，病情保持稳定，进入维持期治疗。此期治疗的目的是预防精神症状复发，改善患者的功能状态，更好地适应社会。

抗精神病药的长期维持治疗可以显著减少精神分裂症和其他精神病性障碍的复发。资料表明，持续2年的维持治疗可以将精神分裂症患者的复发率降至40%，而2年的安慰剂对照治疗却有80%的精神分裂症患者复发。

（1）维持期治疗的重要性。

1）维持期治疗能有效地降低复发率。

2）维持期服药治疗的患者复发后症状较未服药维持治疗的患者症状轻。

3）症状复发会直接影响患者的工作和学习功能，降低复发有利于患者社会功能的恢复和维持。

（2）维持期治疗的剂量：维持期在疗效稳定的基础上可以适当减小药物剂量。适当减量可以减轻患者的不良反应，增加服药的依从性，改善医患关系，有利于长期维持治疗。一般维持剂量比治疗剂量低，传统药物的维持剂量可以减至治疗剂量的1/2～2/3；也可以每6个月减原剂量的20%，直至最小有效剂量，减量宜慢，边减量，边观察，如果减量过程中出现病情波动或复发迹象，应及时增加剂量。

随着第二代抗精神病药在精神分裂症和其他精神病性障碍急性期的广泛应用，急性期治疗的药物剂量和不良反应已远远小于第一代抗精神病药，因此维持期的减药似乎也不再十分重要，但是，在急性期治疗的基础上，根据患者的实际情况，对维持期的药物剂量作适当的调整仍十分必要。首先，第二代抗精神病药均有程度不等的不良反应，特别是在长期服用的情况下，如静坐不能、体重增加等，适当减量可以减轻不良反应。其次，患者长期服用较高剂量后从心理上期待着减量，在一定条件下减量可以给予患者信心，并增进医患关系。所以无论从患者的耐受性和接受程度还是经济上考虑，适当减量都是有益的。但临床研究表明，过低的维持剂量仍有较高的复发率。如果减量过程中出现症状波动，应及时增大剂量。如果病情稳定，并且能够耐受药物的不良反应，则抗精神病药的维持治疗最好是每天单次给药，增加对治疗的依从性。

（3）维持期治疗的疗程：《精神障碍诊疗规范》中规定维持治疗期的长短根据患者的情况决定，一般不少于2年。对有严重自杀企图、暴力行为和攻击行为病史的特殊患者，维持期治疗的疗程应适当延长。对于首发的、缓慢起病的精神分裂症患者，维持治疗时间一般需要2～5年。急性发作、缓解迅速而彻底的患者，维持治疗时间可以相应较短。反复发作、经常波动或缓解不全的精神分裂症患者常需要终身治疗。

4. 抗精神病药治疗原则

（1）早诊断，早治疗，一旦确诊及时给予药物治疗。发现个体存在异常，应及时就诊，请专业医师进行诊断，一旦确诊，应及时给予药物治疗。早期以单一用药为原则。急性发作病例，包括复发和病情恶化的患者，根据既往用药情况继续使用原有效药物，剂量低于有效治疗剂量者，可增加至治疗剂量继续观察；如果已达治疗剂量仍无效者，酌情加量或考虑换用不同化学结构或不同作用机制的非典型药物或典型药物。治疗剂量、方案宜个体化。

（2）经两种或两种以上药物单一治疗效果不满意者，考虑两种药物合并治疗，以化学结构不同、药理机制不尽相同的药物联用比较合适；达到预期治疗目标后仍以单一用药为宜。

（3）用药应从小剂量起开始，逐渐加到有效推荐剂量，药物“滴定”速度视药物特性及患者个体情况而定。维持剂量可酌情减少，并需足疗程治疗。

（4）定期评价疗效和耐受性，以调整治疗方案，积极评定和处理药物不良反应。

（5）遵循国内外有关治疗指南或专家建议，一般以第二代（非典型）抗精神病药作为一线药物，如利培酮、奥氮平、喹硫平等。第一代精神病药及氯氮平作为二线用药。目前，我国部分典型药物如氯丙嗪、奋乃静、氟哌啶醇和舒必利在不少地区仍为治疗精神分裂症首选，可作为首选药物选用。氯氮平在国内应用比较广泛，医师有一定的临床用药经验，但应密切观察和处理氯氮平诱发不良反应，特别是粒细胞缺乏症及致痉挛发作，建议谨慎使用。

5. 抗精神病药常见不良反应与处理

抗精神病药药理作用复杂，对多种神经递质及受体发生作用，所以不良反应相对较多，及时发现、积极处理和预防药物的不良反应与治疗原发病同等重要。

（1）锥体外系综合征（EPS）：锥体外系综合征是抗精神病药最常见的神经系统不良反应，与阻断多巴胺受体作用有关。常见于高效价的第一代抗精神病药物，如氟哌啶醇的发生率可达 80%，迟发性运动障碍的发生率也较其他抗精神病药为高。低效价第一代抗精神病药物及第二代抗精神病药物 EPS 比较少见。利培酮高剂量时或个体敏感者也可出现 EPS，氯氮平、奥氮平、喹硫平、齐拉西酮和阿立哌唑致 EPS 的风险较低。有报道氯氮平可以改善迟发性运动障碍。EPS 可发生在治疗的任何时期，低剂量起始或药物剂量滴定速度缓慢常可减少 EPS 的发生。EPS 主要包括以下 4 种表现形式。

1）急性肌张力障碍：男性比女性多见，儿童、老年人、躯体状况差者较易出现。由于局部肌群的持续性强直性收缩，呈现不由自主的、各式各样的、奇特的表现，包括眼上翻、斜颈、颈后倾、面部怪相和扭曲、吐舌、口吃、角弓反张和脊柱侧弯等。常去综合医院急诊科就诊，易误诊为破伤风、癫痫、癔症等，近期服用抗精神病药的病史有助于确立诊断。处理：肌内注射东莨菪碱 0.3mg 或异丙嗪 25 ～ 50mg，可即时缓解。有时需减少抗精神病药剂量，或加服抗胆碱能药苯海索，或改用 EPS 少的药物。

2）静坐不能：常在治疗 1 ～ 2 周之后出现，发生率约为 20%。患者主观感到必须来回走动，情绪焦虑或不愉快，表现为无法控制的激越不安、不能静坐、反复走动或原地踏步。易误诊为精神病性激越或精神病加剧，故而增加抗精神病药剂量，会使症状进一步恶化。处理：苯二氮䓬类药和 β 受体阻断剂如普萘洛尔等有效。有时需减少抗精神病药剂量或选用 EPS 少的药物。

3）类帕金森病：治疗的最初 1 ～ 2 个月出现。表现可归纳为运动不能、肌张力高、震颤和自主神经功能紊乱。体征主要为手足震颤和肌张力增高。严重者有协调运动的丧失、僵硬、佝偻姿势、慌张步态、面具样脸、粗大震颤、流涎和皮脂溢出等。处理：服用抗胆碱能药物苯海索，剂量范围为 2 ～ 12mg/d，使用几个月后逐渐停用。应缓慢加药或使用最低有效量。

4）迟发性运动障碍（TD）：常发生于长期用药后，通常是持续用药数年后。以不自主的、有节律的刻板式运动为特征。严重程度波动不定，睡眠时消失、情绪激动时加重。TD 最早体征常表现为舌或口唇周围的轻微震颤。口部运动在老年人中最具特征，肢体运动在年轻患者中较常见。处理：目前尚无有效的治疗药物，TD 尽管临床上在使用各种药物进行治疗，但收效甚微，关键在于预防，使用最低有效量或换用 EPS 少的药物。部分病例应用异丙嗪可以改善 TD。抗胆碱能药物会促进和加重 TD，应避免使用。早期发现、早期处理有可能逆转部分 TD。

（2）其他中枢神经系统不良反应。

1）恶性综合征（NMS）：是一种少见、严重的药物不良反应。临床特征是意识障碍、肌肉强直、高热和自主神经功能不稳定。最常见于典型抗精神病药，如氟哌啶醇、氯丙嗪和氟奋乃静等，特别是高效价药物治疗时。药物加量过快、剂量过大、多药联合使用、患者躯体状况较差者、观察和处理不及时更易发生。可以发现肌磷酸激酶（CPK）浓度升高，但不是确诊的指征。处理是停用抗精神病药，给予支持性治疗。可以使用肌肉松弛剂硝苯呋海因和促进中枢多巴胺功能的溴隐亭治疗。间隔 2 周左右症状缓解后可以再次应用抗精神病药，但应密切观察，谨慎用药。

2）癫痫发作：抗精神病药降低抽搐阈值，多见于抗胆碱能作用强的药物如氯氮平、氯丙嗪和硫利达嗪。

（3）自主神经系统不良反应。

1）抗胆碱能不良反应：外周抗胆碱能作用表现为口干、视力模糊、排尿困难和便秘等；中枢抗胆碱能作用表现为意识障碍、谵妄、言语散漫、出汗、震颤和认知功能受损等。硫利达嗪、氯丙嗪和氯氮平等多见。尤其是老年人、伴有脑器质性病变和躯体病患者、抗精神病药合并抗胆碱能药物及三环类抗抑郁剂治疗时更易发生。处理应减药或停药，并对症治疗。临床用药须注意避免抗胆碱能作用强的药物联合使用。

2）α-肾上腺素能阻断作用：表现为直立性低血压、反射性心动过速以及射精延迟或抑制。直立性低血压在治疗的头几天最为常见，继续使用可产生耐受。口服氯氮平、喹硫平和氯丙嗪肌内注射时容易出现。患者由坐位突然站立或起床时可以出现昏厥无力、摔倒或跌伤。嘱咐患者起床或起立时动作要缓慢。患有心血管疾病的患者，剂量增加应缓慢。处理：让患者头低脚高位卧床；严重病例应输液并给予 α-肾上腺素受体激动剂去甲肾上腺素、间羟胺等。

（4）内分泌和代谢不良反应：催乳素分泌是由于结节—漏斗多巴胺能的阻断作用所致。催乳素分泌增加多见于舒必利、利培酮以及高效价典型抗精神病药。女性常见溢乳、闭经和性快感降低。男性较常见性欲减退或丧失、勃起困难和射精抑制。抗精神病药物治疗中出现的代谢综合征越来越引起关注。长期抗精神病药物治疗常出现不同程度的体重增加，随着生活质量的改善，体重增加成为康复期治疗的较大问题，而且容易并发其他躯体病如糖尿病、高血压等。非典型抗精神病药物所致体重增加发生率较高。其中氯氮平和奥氮平引起的体重增加最明显。阿立哌唑和齐拉西酮的体重增加较少报道。

（5）精神方面的不良反应：过度镇静是抗精神病药物治疗早期最常见的不良反应，表现为困倦、乏力、头晕等，发生率超过 10%。氯丙嗪、氯氮平、奥氮平、喹硫平和硫利达嗪等多见，与药物拮抗组胺 H 等受体作用有关。利培酮、舒必利和阿立哌唑等少见，还可能出现激活作用，出现焦虑、激越、失眠等。过度镇静多见于治疗开始或增加剂量时，治疗几天或几周后常可耐受。将每日剂量的大部分在睡前服用，可以避免或减轻白天的过度镇静。严重者应减药，并告诫患者勿驾车、操纵机器或从事高空作业。

药物对精神分裂症患者认知功能的影响与疾病本身的认知缺陷交织在一起，不易区分。镇静作用强的药物倾向抑制精神运动和注意。在慢性患者中，长期用药可使功能改善，至少在复杂的警觉、注意和解决问题的作业方面得到改善。

（6）其他不良反应：抗精神病药对肝脏的影响常见的为谷丙转氨酶（ALT）升高，多为一过性、可自行恢复，一般无自觉症状。轻者不必停药，合并护肝治疗；重者或出现黄疸者应立即停药，加强护肝治疗。

某些抗精神病药尤其是硫利达嗪、齐拉西酮、舍吲哚等易产生心电图异常，常与剂量相关。这可能是药物改变了心肌细胞钾通道的结果。尤其是老年患者，药物引起的心律失常可能会危及生命。

其他罕见的反应包括药疹、伴发热的哮喘、水肿、关节炎、胆汁阻塞性黄疸和淋巴结病等。

（7）过量中毒：精神分裂症患者常常企图服用过量抗精神病药自杀，意外过量也见于儿童误服。抗精神病药的毒性比三环类抗抑郁剂低。过量中毒最早征象是激越或意识模糊。可见肌张力障碍、抽搐和癫痫发作。脑电图显示突出的慢波。

常有严重低血压以及心律失常、低体温。抗胆碱能作用（尤其是硫利达嗪）可使病情恶化；毒扁豆碱可用作解毒药。由于过量药物本身的抗胆碱能作用，锥体外系反应通常不明显。治疗主要是对症治疗。大量输液，注意维持正常体温，应用抗癫痫药物控制癫痫。由于多数抗精神病药蛋白结合率较高，血液透析用处不大。抗胆碱能作用使胃排空延迟，所以过量数小时后也应洗胃。由于低血压是 α 和 β 肾上腺素能受体的同时阻断，只能作用于 α 受体的升压药如间羟胺和去甲肾上腺素等升压，禁用肾上腺素。

（8）猝死：指在抗精神病药物治疗中突然发生死亡，生前未查出致死性躯体疾病，死后尸检无可解释的死因。有报告认为此种猝死可能为阿—斯综合征，即心源性脑缺血综合征。发生率约 0.5%。目前，发生机制尚不明了，可能与药物抑制 ATP 酶，影响细胞膜泵，使细胞内外 K^+ 失衡致心肌应激性升高，异位自律性增加，致心律失常，室性心动过速，心室扑动，心室纤颤，心室收缩骤停。临床表现为昏厥、抽搐、发绀、心搏呼吸骤停。积极的处理措施是进行积极的复苏抢救。该不良反应的抢救多有不成功者。因此，应该预防为主，接受抗精神病药物治疗的患者于用药前询问病史和家族史，进行详细的体检和心电图检查。治疗中定期进行心电图检查，小剂量开始，剂量滴定速度缓慢，并注意药物相互作用。对于高危人群（老年患者、肥胖、有心脏病史者）慎用药。

6. 治疗过程中的换药问题

（1）换药指征。

1）对目前药物治疗的疗效不满意，但评价疗效是否满意必须在剂量足够和疗程充足的前提下，两个方面任何一个方面达不到要求均不能说明目前治疗疗效差。确认疗效不满意时可考虑换药，包括阳性症状仍未控制、阴性症状或其他症状持续存在等。

2）患者能遵医嘱服药，服药的依从性良好，且无明显的应激因素，症状依然复发者。

3）患者不接受目前的给药途径和给药方法。

4）出现严重的、无法耐受的药物不良反应，如严重 EPS、TD；严重抗胆碱能不良反应；高催乳素血症引起闭经等；粒细胞减少或缺乏症；肝功能严重损害；恶性综合征等。

5）其他原因，如药源性疾病，没有经济承受能力等。

（2）换用药物的选择。

1）原则上换用与原治疗药物作用机制不同的药物。对一种药物的疗效差，如果换用作用机制相同的药物可能治疗效果仍然不好。

2）换用与原药的化学结构不同的药物。

3）换用与原药主要不良反应不同的药物。尤其是因为严重不良反应而换药的时候。

4）换用给药途径不同的药物或长效制剂。适用于依从性差、口服给药不合作的患者。

（3）换药方法。

1）骤停原药、缓加新药的方法：骤停原药后，缓慢加用新药。此种换药的情况建议住院换药。氯氮平不宜骤停，可能出现疗效空当致复发或撤药综合征。此种换药仅适用于出现严重不良反应时。

2）缓减原药、缓加新药：可有效减小撤药反应及症状波动或恶化，有效缩短或减少疗效空当，但可能增加二药合用引发的不良反应。

3）维持原药、缓加新药：好处是可以有效减少疗效空当。方法是维持原药剂量的同时逐渐增加所选新药的剂量，待新药的剂量达到治疗量后再开始减原药剂量。

4）骤停原药、骤加新药：由于个别新药的耐受性很好，可以在突然停用原药后加用临床治疗量的新药。一般也会出现疗效空当。

7. 药物联合治疗与药物相互作用

单一用药是抗精神病药使用原则之一，应尽量单一用药，但经两种或两种以上不同化学结构或不同作用机制的药物单一应用，仍不能取得满意疗效时可以考虑抗精神病药联合应用，或合并其他辅助治疗。

（1）药物联合治疗的原则：选择合并用药时，最好选择两种不同化学结构或不同作用机制的药物；或药物不良反应有区别的药物；或选择口服短效药物加用长效肌内注射制剂。目的是协同药物的疗效，降低药物的不良反应。抗精神病药联合应用时需适当减小所合用药物的剂量，合并用药时还应特别注意药物之间的相互作用。特别是药物与肝脏代谢酶之间的相互影响。

（2）药物联合治疗的方式：药物联合治疗有多种方式，有几种方式可供参考选择：

第一代与第二代抗精神病药联合治疗；第一代抗精神病药合并增效剂（抗抑郁剂、心境稳定剂等）；第二代抗精神病药合并增效剂（抗抑郁剂、心境稳定剂等）；氯氮平合并第二代抗精神病药；氯氮平合并第一代抗精神病药；第一代抗精神病药与第二代抗精神病药合用；第一代抗精神病药合并长效制剂；第二代抗精神病药合并长效制剂等。

（3）抗精神病药常见的药物相互作用。

1）抗精神病药增加其他中枢镇静剂（包括乙醇）的镇静作用；增强锥体外系的不良反应，加重 EPS；可能发生呼吸抑制、低血压和肝脏毒性。建议服用抗精神病药治疗时不饮酒。

2）抗精神病药延缓三环类抗抑郁剂和抗癫痫药物的肝脏代谢，因此会增加后两者的血药浓度。

3）硫利达嗪、齐拉西酮等有延长心电图 Q-Tc 的作用，与抗心律失常药、三环类抗抑郁剂等药物合用时应慎重。

4）氯丙嗪和硫利达嗪可能加强抗高血压药物的作用。

5）氯氮平避免与引起白细胞下降的药物合用，如卡马西平等。

6）选择性 5- 羟色胺再摄取抑制剂（SSRIs）抑制部分抗精神病药的肝脏代谢，如氟哌啶醇、利培酮和氯氮平，使这些药物的血药浓度增加。

7）抗精神病药合用锂盐时，应注意药物相互作用，已有报道氟哌啶醇与锂盐合用发生意识障碍；与氯氮平、氟奋乃静等合用时发生恶性综合征的危险性可能会增加；与氟奋乃静等合用增加 EPS 的发生。如在联合用药时出现严重 EPS 和发热应停药，以防恶性综合征发生。锂盐可明显降低氯丙嗪、氯氮平的血药浓度，建议联合治疗时监测血药浓度。

8）卡马西平是肝酶诱导剂，与抗精神病药联合使用会降低抗精神病药的浓度，需调整抗精神病药的剂量，一旦停用卡马西平，抗精神病药浓度将会升高，可能引起神经毒性反应。

9）抗精神病药与单胺氧化酶抑制剂（MAOIs）合用增加发生恶性综合征的危险；还会增加抗胆碱能不良反应和锥体外系不良反应。

10）抗精神病药与苯二氮䓬类药物合用一般来讲是安全的，但有报道会增强各自的镇静作用并影响认知功能。

8. 慢性精神分裂症的治疗

慢性精神分裂症是指精神症状持续存在，符合精神分裂症的诊断标准，病程至少持续 2 年以上的患者。这类患者病程多迁延、症状未能完全控制，以残留阳性症状，情感症状包括抑郁及自杀，或阴性症状和认知功能受损为主要临床表现。

（1）治疗目标：进一步控制症状，提高疗效，恢复部分社会功能。

（2）治疗手段。

1）可采用换药、加量、合并治疗、增加辅助治疗等方法。

2）加强随访，以便随时掌握病情变化，调整治疗方案。

3）治疗场所可以在门诊、社区或医院的康复病房，或精神康复基地。

4）加强家庭教育，争取家属的最大配合。

（3）慢性精神分裂症精神卫生健康教育：向家属和患者介绍疾病的性质及可能的预

后，坚持药物治疗的重要性，药物治疗可能出现的不良反应及如何减少不良反应等。强化患者及家属对治疗的信心，提高治疗依从性。鼓励患者积极参加活动，促进患者回归社会，在社会生活中有望进一步改善症状，提高疗效。

（康传依）

参考文献

[1] 刘学勤，曹长杰，王涛，等 . 改良电抽搐疗法联合第二代抗精神药物治疗精神分裂症的疗效分析 [J]. 中南医学科学杂志，2022，50（2）：272–275.

[2] 张子迪 . 难治性精神分裂症的临床治疗进展 [J]. 医疗装备，2018，31（20）：202–203.

[3] 温启荣 . 首发精神分裂症综合治疗临床研究 [J]. 当代医学，2013，19（8）：7–8.

[4] Nucifora Jr F C, Woznica E,Lee B J, et al.Treatment resistant schizophrenia: Clinical, biological, and therapeutic perspectives[J].Neurobiology of disease, 2019, 131: 104257.

第二章 抑郁症

抑郁症可由各种原因引起，以显著而持久的心境低落为主要临床特征，重者可发生抑郁性木僵；部分病例有明显的焦虑和运动性激越；严重者可出现幻觉、妄想等精神病性症状。多数病例有反复发作的倾向，每次发作大多数可以缓解，部分有残留症状或转为慢性。

第一节 抑郁症的临床评估与诊断

一、临床表现

抑郁症是最常见的精神障碍之一，是一类由各种原因引起的以显著而持久的心境低落为主要临床特征的心境障碍。

抑郁症的核心症状主要表现为情绪低落、兴趣减退及精力缺乏。其心境低落与处境不相称，可以从闷闷不乐到悲痛欲绝，甚至发生木僵，部分患者会出现明显的焦虑和运动性激越，严重者可以出现幻觉、妄想等精神病性症状。部分患者存在自伤、自杀行为，甚至因此死亡。除此之外，抑郁症还有心理症状及躯体症状，发作至少持续 2 周。

抑郁发作的表现可分为核心症状、心理综合征与躯体综合征 3 个方面。

（一）核心症状

抑郁的核心症状包括心境或情绪低落、兴趣缺乏及乐趣丧失。

（1）情绪低落：主要表现为显著而持久的情感低落、抑郁悲观。情绪的基调是低沉、灰暗的。患者常常诉说自己心情不好、不高兴。可出现典型的抑郁面容，如额头紧锁、双眉间呈“川”字形。终日愁眉苦脸、忧心忡忡、郁郁寡欢、长吁短叹。程度轻的患者感到闷闷不乐，凡事缺乏兴趣，任何事情都提不起劲。程度重的可痛不欲生、悲观绝望，有度日如年、生不如死之感。

（2）兴趣缺乏：是指患者对各种以前喜爱的活动或事物缺乏兴趣，典型者对任何事物无论好坏都缺乏兴趣，离群索居，不愿见人。

（3）快感缺失：指患者丧失了体验快乐的能力，不能从平日从事的活动中获得乐趣。有些抑郁患者有时可以在百无聊赖的情况下参加一些活动，主要是由自己单独参与的活动，如看书、看电影、电视，从事体育活动等，因此表面看来患者的兴趣仍存在，但进一步询问可以发现患者无法在这些活动中获得乐趣，从事这些活动主要的目的是希望能从悲观失望中摆脱出来。

以上三主征是相互联系的，可以在一个患者身上同时出现，互为因果。但也有不少患者只以其中一两种症状突出。有的患者不认为自己情绪不好，但却对周围事物不感兴趣。

（二）心理综合征

抑郁发作还包含许多心理学症状，可分为心理学伴随症状（焦虑、自罪自责、精神病性症状、认知症状及自杀观念和行为、自知力等）和精神运动型症状（精神运动型兴奋与精神运动性激越等）。有时这些体验比抑郁心境更为突出，因而可能掩盖抑郁心境导致漏诊或误诊。

1. 焦虑

焦虑与抑郁常常伴发，而且经常成为抑郁症的主要症状之一。患者表现为心烦、担心、紧张、胡思乱想，担心失控或发生意外等，有些患者可表现出易激惹、冲动，常常因过度担忧而使注意力不集中加重。可伴发一些躯体症状，如胸闷、心悸、尿频、出汗等，躯体症状可以掩盖主观的焦虑体验而成为临床主诉。

2. 思维迟缓

患者表现为思维联想速度减慢、反应迟钝、思路闭塞、思考问题困难，自觉“脑子像是生了锈的机器”或是“像涂了一层糨糊一样”。决断能力降低，变得优柔寡断、犹豫不决，甚至对一些日常小事也难以顺利作出决定。临床上可见主动言语减少，语速明显减慢，声音低沉，对答困难，严重者交流无法顺利进行。在抑郁发作的基础上患者会产生“三无症状”，感到无用、无助与无望。

（1）无用：自我评价降低，认为自己生活毫无价值，充满了失败，一无是处，认为自己对别人带来的只有麻烦，不会对任何人有用，认为别人也不会在乎自己。

（2）无助：感到自己无能为力，孤立无援，无法求助他人，他人也无法帮助自己。对自己的现状缺乏改变的信心和决心。常见的叙述是感到自己的现状如疾病状态无法好转，对治疗失去信心。

（3）无望：认为自己没有出路，没有希望。想到将来，感到前途渺茫。预见自己的工作要失败、财政要崩溃、家庭要出现不幸。此症状常与自杀观念密切相关，在临床上应注意鉴别。

3. 认知症状

情感低落常会影响患者的认知功能，主要表现为近事记忆力下降、注意力障碍，抽象思维能力差、学习困难，空间知觉、眼手协调及思维灵活性等能力减退。神经心理测验或全面的精神检查可以发现这些认知损害表现。当抑郁症状缓解后这些一过性认知功能损害可恢复到病前正常水平。需要注意的是，老年抑郁患者的情感症状可不典型，就诊时可能以认知损害为特征，严重者可达类痴呆程度，容易被误诊。因此，对于表现为痴呆综合征症状的患者，需要仔细识别和治疗潜在的抑郁症。此外，认知扭曲也是主要特征之一，如对各种事物均作出悲观、消极的解释，将周围一切事物都看成灰色的。

4. 自责

自责是抑郁心境的一种“加工”症状。在悲观失望的基础上，会产生自责自罪。患者会过分地贬低自己，总以批判的眼光、消极的否定态度看待自己。严重时患者会对自己的过失无限制地“上纲上线”，产生深深的内疚，甚至罪恶感，认为自己罪孽深重，必须受到社会的惩罚，达到了罪恶妄想的程度。

5. 自杀观念和行为

严重的抑郁患者常常伴有消极自杀的观念和行为。他们脑中反复盘旋与死亡有关的念头，感到生活中的一切都没有意义，活着没意思、没劲，甚至思考自杀的时间、地点和方式。抑郁患者的自杀观念常比较顽固，反复出现。临床工作者应对曾经有过自杀观念或自杀企图的患者保持高度警惕，应反复提醒家属及其照料者将预防自杀作为长期任务，并认真做好自杀风险的评估和预防。

6. 精神运动性迟滞或激越

精神运动性迟滞患者在心理上表现为思维发动的迟缓和思流的缓慢。在行为上表现为显著持久的抑制。不想做事，不想学习工作，不愿外出，不愿参加平常喜欢的活动或业余爱好。不愿和周围人接触交往，常闭门独居、疏远亲友、回避社交。严重者个人卫生都不顾及，蓬头垢面、不修边幅，甚至发展为不语、不动、不食，可达亚木僵或木僵状态，成为“抑郁性木僵”。激越患者则与之相反，脑中反复思考一些没有目的的事情，思维内容无条理，大脑持续处于紧张状态。但由于无法集中注意力来思考一个中心议题，因此思维效率下降，无法进行创造性思考，在行为上则表现为烦躁不安、紧张，有手指抓握、搓手顿足或踱来踱去等症状。有时不能控制自己的动作，但又不知道自己因何烦躁。

7. 精神病性症状

包括妄想或幻觉。内容与抑郁状态和谐的称为与心境相和谐的妄想，如罪恶妄想、无价值妄想、躯体疾病或灾难妄想、嘲弄性或谴责性的听幻觉等；而内容与抑郁状态不和谐的称为与心境不和谐的妄想，如被害或自我援引妄想、没有情感色彩的幻听等。这些妄想一般不具有精神分裂症的特征，如原发性、荒谬性等。

8. 自知力

相当一部分抑郁症患者自知力完整，能够主动求治并描述自己的病情和症状。但严重的抑郁症患者会出现自知力问题。如存在明显自杀倾向者自知力可能有所扭曲，缺乏对自己当前状态的清醒认识，甚至完全失去求治愿望。伴有精神病性症状者自知力不完整，甚至完全丧失自知力的比例更高。

（三）躯体综合征

躯体症状在抑郁症患者中并不少见，包括睡眠、饮食、体重和行为活动表现等方面。此外，部分患者还存在疼痛、心动过速、口干、便秘等症状。

（1）睡眠障碍：是抑郁症最常伴随的症状之一，也是不少患者的主诉，表现为入睡困难、睡眠轻浅、早醒、睡眠感缺失等。其中以入睡困难最为多见，一般比平时延时半小时以上；而以早醒最具有特征性，一般比平时早醒 2 ～ 3 小时，醒后不能再入睡。与这些典型表现不同的是，在不典型抑郁症患者可以出现睡眠过多、贪睡的情况。

（2）饮食及体重变化：主要表现为食欲下降和体重减轻。食欲减退的发生率约为 70%。轻者表现为食不甘味、没有胃口，但进食量不一定出现明显减少，此时患者体重改变在一段时间内可能不明显。严重者完全丧失进食的欲望，进食后觉腹胀、胃部不适，体重明显下降，甚至导致营养不良。不典型抑郁患者则可见食欲亢进和体重增加。

（3）精力丧失：表现为无精打采、疲乏无力、懒惰，感到筋疲力尽、疲惫不堪、能力下降。常常诉说“太累了”“完成不了任务”及“没劲、缺乏动力”等。有些患者主诉“腿上像灌了铅一样”，感觉非常沉重。常与精神运动性迟滞相伴随。

（4）昼重夜轻：即抑郁情绪在晨间加重，50%的患者情绪低落呈现出此波动变化。患者清晨一睁眼，就在为新的一天担忧、不能自拔，有度日如年之感；在下午和晚间则有所减轻。此症状是“内源性抑郁”的典型表现之一。但是也有些心因性抑郁患者的症状则可能在下午或晚间加重，与之恰恰相反。

（5）性功能障碍：可以是性欲的减退乃至完全丧失。有些患者勉强维持有性行为，但无法从中体验到乐趣。女性患者会出现月经紊乱、闭经等症状。

（6）其他：非特异性躯体症状抑郁症患者有时以躯体其他症状作为主诉，因而长期在综合医院门诊反复就诊，被诊断为各种自主神经功能紊乱。与疑病症状不同的是这类患者只是诉说这类症状，希望得到相应的治疗，但并未因此而产生牢固的疑病联想，认为自己得了不治之症。当然，抑郁症伴发疑病症状的并不少见。这类非特异性症状包括头痛、颈痛等躯体任何部位的疼痛，口干、出汗、视物模糊、心悸、胸闷、喉头肿胀、恶心、呕吐、胃部烧灼感、胃肠胀气、消化不良、便秘、尿频、尿急等。

二、抑郁症的临床评估

对于存在抑郁症状的患者，应当进行完整的心理、社会和生物学评估。其目的是为了明确抑郁症的诊断，同时了解其他的精神症状及躯体一般情况。评估包括现病史，目前症状，是否有自杀意念，既往是否有过躁狂发作或精神病性症状发作，目前的治疗情况及疗效，过去的治疗史等。可使用标准化的临床量表或患者自评量表来评估其精神症状的严重性。

（一）病史

（1）发病年龄：应注意患者的发病年龄，一般来说，抑郁症的发病具有一定的年龄特点，研究发现，青春期、围绝经期及老年期是3个相对集中的发病年龄段，但发生在其他年龄段的患者也不少见。

（2）心理社会因素：注意发病前有无心理社会因素，尤其是一些创伤性生活事件，如亲人亡故、婚姻变故、职业变动等。但需要注意的是，一些人在发生所谓的生活事件时业已具有一些症状，即已处于疾病的前驱期。

（3）躯体疾病：在许多躯体疾病的人群中患抑郁症的比例大大增加，调查发现，内科住院的患者中有22%～33%诊断患有抑郁症及相关心理障碍；20%～45%的癌症患者在不同的病程和疗程中发生抑郁或广泛性焦虑障碍；40%的帕金森及33%的中风患者出现抑郁症；约1/3的心肌梗死患者产生短暂的抑郁反应。22%的晚期肾病患者，37%的脊柱损伤患者，14%～18%的糖尿病患者伴有抑郁症，由此可以看出，抑郁症在患躯体病的人群中相当常见。需要注意的是，临床医师在评定患者时应注意发病前的心理社会因素或躯体因素与临床症状之间的关系，并在制订治疗康复计划时有所考虑。

（4）既往发作的临床表现：应了解患者以往是否具有类似的发作，一些患者以往可能具有类似的发作，同时要注意以往发作的临床特点、发病年龄、有无诱因等。尤其是应注意以往有无轻躁狂或躁狂发作，如有轻躁狂或躁狂发作，则应诊断为双相情感障碍。此外，医师应同时询问以往发作过程中有无自杀意念及自杀未遂，以作为本次诊断评估及制订治疗方案的参考。

（5）发作的频度：应详细询问并记录以往发作的频度。通常说来，发作的次数越多、程度越严重，往往预示着患者的预后较差。

（6）既往治疗方法及疗效：如果以往曾经有过类似发作，还需要了解以往采用何种治疗方法、药物的剂量、起效的时间、疗程、主要不良反应等。同时要了解间歇期的社会功能是否恢复到病前水平。

（7）过去史及个人史：了解患者的过去（既往）史及个人史，尤其是注意有无躯体疾病以及治疗躯体疾病的药物，因为一些药物有可能导致抑郁症，常见如抗高血压药、抗肿瘤药、类固醇类药等。在个人史方面，要注意患者有无酗酒或滥用药物的情况。此外，了解患者的人格特点对于理解患者的发病及症状特点也有帮助。

（8）家族史：一些患者可能具有抑郁症的家族史，也有些患者家族中有人患有其他精神障碍或有自杀企图或自杀死亡者，应对此作详细了解和记录，并画出家系图。此外，研究发现，如果家族中有双相情感障碍的家族史，那么，患者最终将出现躁狂发作的可能性就会增加，而对这样的患者，最好采用心境稳定剂等进行治疗。

（二）辅助检查

1. 体格检查

对怀疑为抑郁症的患者均应作全面的体格检查（包括神经系统检查），以排除躯体疾病的可能，同时也有助于发现一些作为患病诱因的躯体疾病。

2. 实验室检查

对怀疑为抑郁症的患者，除了进行全面的躯体检查及神经系统检查外，还要注意辅助检查及实验室检查。尤其是注意血糖、甲状腺功能、心电图等。迄今为止，尚无针对抑郁症的特异性检查项目，但以下实验室检查具有一定的意义，可视情况予以选择性使用。

（1）地塞米松抑制试验（DST）。口服地塞米松可抑制下丘脑—垂体—肾上腺轴的 ACTH 分泌，测定血浆皮质醇的含量，如含量下降，表明功能正常，为地塞米松试验阴性；如服用地塞米松后血清皮质醇含量不下降，则为地塞米松抑制试验阳性。试验方法为在晚 11 点给患者口服地塞米松 1mg，次晨 8：00 时、下午 4：00 时及晚 11：00 时各取血 1 次，测定其中皮质醇含量。如果皮质醇含量等于或高于 5μg/dl 即为阳性。此试验的临床实用价值仍有许多局限性：①敏感性不够，只有 45% 的抑郁症患者为阳性。②特异性也不够，有许多地塞米松抑制试验阳性者并没有明显抑郁症临床表现，而其他精神病患者本试验也可以阳性。但此试验可用于预测抑郁症的复发。

（2）促甲状腺素释放激素抑制试验。促甲状腺素释放激素抑制试验（TRHST）被认为是抑郁症的生物学指标。试验方法为先取血测定基础促甲状腺素（TSH），然后静脉注射 500mg 促甲状腺素释放素（TRH），以后再在 15 分钟，30 分钟，60 分钟，90 分钟分别取血测定 TSH。正常人在注射 TRH 后血清中的 TSH 含量能提高 10 ～ 29mIU/mL，而抑郁症患者对 TRH 的反应则较迟钝（上升低于 7mIU/mL），其异常率可达到 25% ～ 70%，女性患者的异常率更高。如果将 DST 及 TRHST 结合一起检查比单独检查可能对抑郁症的诊断更有意义。

（三）精神检查

1. 精神检查的一般原则

精神检查医师同患者进行接触与谈话的技巧，是提供诊断依据的重要步骤。在精神检查时，医师应以亲切、同情、耐心的态度来对待患者，消除患者与医师之间的阻碍，建立较为合作的关系，从而得到临床上的第一手资料。另外，医师还要根据患者的年龄、性别、个性、职业、病情和检查当时的心理状况，采用灵活的谈话方式以取得最大的效果。精神检查之前，医师对如何检查及检查哪些内容应做到心中有数。一方面要熟悉病史，以病史中提供的异常现象及可能的病因为线索，有重点地进行检查。另一方面也不应受病史及某些资料的限制，在检查时还要注意当时的表现及交谈中发现的新情况，进一步探索，做到机动灵活，克服刻板公式化。

精神检查分自由交谈法和询问法两种。自由交谈法的优点在于交谈的气氛比较自然，且有的患者为取得医务人员对他的同情，可将其病态内容毫无保留地流露出来，此法也有不足之处，患者往往吐露一些与病情无关的内容，有时会掩盖了医师需要了解的其他情况。询问法虽也常用，但往往会使患者感到是在受医师的“审问”，特别是当问到那些以“是”与“否”来回答的问题时，患者的感触更为明显。询问法检查时，患者回答的内容是否真实须加分析，因为有的患者接受了医师暗示，或为了满足医师的要求而回答的，因而，要尽量避免这一弊端。对那些不肯暴露思想的患者，更应循循善诱，注意交谈方法和方式。临床上可将以上两种方法结合起来进行，这样可取得较理想的效果。这样既能使患者在自然的气氛中不受拘束地交谈，同时，又可在医师有目的的提问下使谈话不致离题太远，做到重点突出。

2. 交谈技巧

对于怀疑有抑郁症的患者进行精神检查时，一定要善于发现患者的情绪症状。由于许多患者在就诊时往往否认自己有情绪症状，反而主诉许多躯体症状，对此应给予足够的警惕。在检查过程中，医师不要过于着急，要尽可能让患者自己主动诉说症状，尽可能不给予启发诱导。一般来说，由患者主动诉说出相关的症状对诊断意义更大。

在交谈中，医师要向患者表达对他的关心、同情、尊重，同时显示一定的职业与专业能力，以建立相互信任和良好的医患关系，使患者能够坦诚地和医师进行交谈。医师则要注意在精神检查中确定患者的主要症状，对一些含糊不清的回答，医师需耐心反复询问，直至能够准确地了解患者的回答。如果时间允许，应给予患者一定时间让其自由谈话，并兼用开放式询问和封闭式询问，以帮助了解更多的信息。对一些通常认为难以回答或让人难堪的问题（如关于自杀的问题，与性有关的问题等），医师不要回避询问，但在询问的时候要注意方式，并尽量放在谈话的后期进行。需要注意的精神检查结束之前，应让患者有提问的机会并对一些主要问题作出解答，对患者的病情，医师应表示相当的自信与把握，对患者的担忧给予劝慰。

3. 主要内容

即使对于怀疑为抑郁症的患者，也应进行全面的精神检查，包括一般表现（意识、定向力、接触情况、日常生活表现等）、认识过程（包括感知觉、注意力、思维障碍、记忆力、智能、自知力等）、情感活动、意志及行为表现等。尤其是应注意患者的情绪活动。抑郁症的典型症状包括情绪低落、思维缓慢和意志行为降低，习惯称“三低”症状，其中以情绪低落最为重要。典型症状可见早晚有所变动，具有晨重夕轻的变化。在精神检查时应注意如下一些方面。

（1）情绪：情绪低落是抑郁症的核心症状。患者大多数时候显得情绪悲伤、口角下垂，严重者可以出现典型的抑郁面容，额头紧锁，双眉间呈“川”字形。患者感觉心情压抑、“提不起精神”，觉得自己简直如同“乌云笼罩”，常哭泣，无愉快感。在情绪低落的背景上，患者的自我评价往往降低，感到自己能力低下，不如别人，什么事也干不好或干不了。与此同时，患者可以产生无用、失望或绝望感，患者感到个人的一切都很糟糕，前途暗淡，毫无希望。部分患者有深深的内疚，甚至罪恶感。患者可以感到生活没有意思，觉得人生没有意义。不仅没有意义，活着就等于受罪造孽，生不如死。患者容易产生自杀观念、自杀企图或自杀身亡，对此应高度警惕。

（2）兴趣：绝大多数患者会出现兴趣减退及愉快感缺乏，常常无法从日常生活及活动中获得乐趣，即使对以前非常感兴趣的活动也难以提起兴趣。因此，患者常常放弃原来喜欢的一些活动（如体育活动、业余收藏、社会交往等），往往连日常工作、生活享受和天伦之乐等都一概提不起兴趣，体会不到快乐，行为退缩。

（3）疲劳感、活力减退或丧失：患者感到自己整个人已经垮了、散了架子。患者做什么（包括自理生活）都需别人催促或推一把，否则就根本不想动。初期患者常常有“力不从心”的感觉，但到了后来，虽然想挣扎着做些事情，但总是坚持不下去。一位患者形象地说自己简直就是“一摊烂泥——扶不起来”。多数抑郁症患者会有不同程度的疲乏感，且通过休息或睡眠并不能有效地恢复精力：对工作感到困难，常常不能完成任务。有时，疲劳感也可能与睡眠障碍有关。还有一些患者出现无助感，患者感觉很痛苦，很多患者难于表达。不少患者不愿就医，他们确信医师及其他人对他们的病情爱莫能助，因为他感到与所有其他人都不一样，似乎已经离开了人世间，掉进了深山的谷底，一切已无法挽回，谁也救不了自己。一些患者感到度日如年、极度孤独，与周围人（包括家人）有疏远感。

（4）思维及言语：抑郁症患者往往思维活动减慢、言语活动减少。思考过程困难，一些简单的问题也需要较长时间才能完成。决断能力明显降低，变得优柔寡断、犹豫不决，甚至对一些日常小事也难以作出决定。抑郁症患者说话常非常缓慢，由于回答问题需很长时间，且常以简单的言语作答，故与之交谈很困难。

（5）焦虑或激越症状：很多抑郁症患者有焦虑、紧张等症状，患者忧心忡忡、坐立不安，不断地走动、来回踱步、搓手的动作等。老年抑郁症患者这类症状往往更为突出。

（6）躯体症状（食欲、体重、睡眠及性欲）：多数抑郁症患者表现为食欲减退，进食很少。由于进食量少且消化功能差，患者常常体重减轻。也有少数患者表现为食欲增加。大多数抑郁症患者有某种形式的睡眠障碍。可以表现为入睡困难、睡眠不深、易醒，典型表现为早醒。入睡困难的患者常常伴有烦躁、焦虑症状。同样，临床上也可见到少数患者出现睡眠过多：性欲低下在抑郁症患者相当常见，对性生活无要求及快感缺乏。临床上此类症状常被忽视或遗漏，但此类症状的识别不仅有利于诊断，也有利于全面了解患者的病情。

（7）自杀观念、自杀企图与自杀：由于情绪低落，自我评价低，患者很容易产生自卑、自责，并感到绝望，因此抑郁症患者很容易产生自杀观念，他们脑子里反复盘旋与死亡有关的念头，甚至思考自杀的时间、地点、方式等。抑郁症患者的自杀观念常常比较顽固，反复出现。在自杀观念的驱使下，部分患者会产生自杀企图，常采用的方式包括服药（毒）、上吊、跳楼等，但其中一些经抢救而脱险，而另一些则有可能自杀死亡。对于曾经有过自杀观念或自杀企图的患者应高度警惕，医师应反复提醒家属及其照料者将预防自杀作为首要任务。

（8）慢性疼痛：慢性功能性疼痛和抑郁症密切相关。慢性功能性疼痛可成为抑郁症的重要症状或就诊的主诉，而抑郁症状使各种原因所产生的疼痛症状明显加重。部分慢性功能性疼痛的患者在经正规的抗抑郁治疗后症状得到明显改善或痊愈。有的患者在具有疼痛症状的同时，存在典型的抑郁症的症状，而有的患者的抑郁症状不典型。功能性疼痛常成为临床各专业诊断、鉴别诊断的难点和误诊的重要原因。

（9）其他症状：除上述症状外，抑郁症还可具有其他多种症状，包括各种躯体不适主诉，常见的主诉包括头痛、颈痛、腰背痛、肌肉痉挛、恶心、呕吐、咽喉肿胀、口干、便秘、胃部烧灼感、消化不良、胃肠胀气、视力模糊以及排尿疼痛等。患者常常因为这些症状到综合医院反复就诊，接受多种检查和治疗，不仅延误诊断治疗，且浪费医疗资源。

由于文化背景、教育程度及个人习惯不同，不同的人对抑郁症的描述可能有所不同，以下一些描述情绪的词语或描述可能提示抑郁症，对此应引起重视。对于业已表露出抑郁症状的患者，医师一定不要忽略对自杀观念的检查，很多医师在这一点上做得不够，怕自己的问话会冒犯患者，甚至等于是给患者“提了醒”，实际上这种担心都是不必要的。只要医师问得比较策略，大多数患者会对医师的关心报以感激，感到医师真正体会、理解其痛苦的感受。医师可以问：“您是否感到活得很累？您有没有觉得活着没什么意思？”如果患者承认自己觉得生不如死，医师就可以接着问患者有无采取过具体的行动。同样，如果患者的回答是肯定的，则医师需要进一步询问患者有无具体计划，如果有计划，那么计划内容是什么，有没有采取实际行动等。如果评估发现患者有明显的自杀观念或有强烈的自杀企图，则建议住院治疗。

（四）临床量表的应用

用于抑郁症的临床评定量表较多，但从其性质上看，大多可分为自评量表与他评量表两类。其中属于前者的有抑郁自评量表（SDS），属于后者的有汉密尔顿抑郁量表（HAMD）。而从功能上看，抑郁症的评定量表又可分为症状评定量表和诊断量表。前者只能用于评估某些抑郁症状是否存在及其严重程度，多用于疗效评定、病情观察及精神药理学研究，不具有诊断功能，不能作为诊断依据（如贝克抑郁自评量表，BDI；汉密尔顿抑郁量表，HAMD）。后者是伴随诊断标准编制的，为诊断标准服务的量表，使依据诊断标准而进行的诊断过程及资料收集标准化。属于诊断量表的工具主要有：①世界卫生组织（WHO）编制的《复合性国际诊断交谈检查（CIDI）》（1990），其依据的诊断标准为ICD-10系统；②DSM-Ⅳ障碍用临床定式检查（研究版，SCID-Ⅰ），主要与DSM-Ⅳ配套使用；③《健康问题和疾病定量测试法》（RTHD），这是由我国自主知识产权的诊断评估工具，可与CCMD-3、DSM-Ⅳ、ICD-10等配套使用。此评估系统分为3个平台，大众导医台、临床平台和科研平台。

（1）抑郁自评量表（SDS）：由Zung编制的抑郁自评量表（SDS）是使用最广泛的抑郁症测量工具之一，特别是在精神科和医学界。它的使用和计分简便易行。20条题目都按症状本身出现的程度分为4级。患者可根据自己的感觉分别作出没有、很少时间有、大部分时间有或全部时间都有的反应。这个量表题目是平衡的，一半题目表现消极症状，另一半题目反映积极症状，很容易评分。也可以作为临床检查目录使用。SDS 使用简便，在住院患者中测量的效度肯定，但进一步使用需要有更多的信度数据，特别是再测信度数据。由于还未证明 SDS 对少数有严重抑郁背景的患者的测量效度，所以如用于非住院患者或非精神科领域要十分慎重。且推荐的计分标准不能代替精神科诊断。

（2）汉密尔顿抑郁量表（HAMD）：HAMD 是目前使用最为广泛的抑郁量表。HAMD 属于评量表，其原始量表包括 21 条题目，只按前 17 条题目计算总分。目前，有 17 项、21 项及 24 项 3 种版本。HAMD 的大部分项目采用 5 级评分（0 ～ 4 分），少数项目采用 0 ～ 2 分的 3 级评分法。像 HAMD 这样的观察量表较自评量表有某些优点，最突出的是能够测量像迟滞这样的症状，另一个明显的优点是文盲和症状严重的患者也可以用此量表评定。

HAMD 具有很好的信度和效度，它能较敏感地反映抑郁症状的变化，并被认为是治疗学研究的最佳评定工具之一，其总分能较好地反映抑郁症的严重程度，病情越轻总分越低。使用不同项目量表的严重程度标准不同。如针对 17 项 HAMD 而言，其严重程度的划界是 24 分以上为严重抑郁，17 分为中度抑郁，7 分以下为无抑郁症状。此量表可用于抑郁症、恶劣心境等疾病的抑郁症状测量。

（3）Montgomery–Asberg 抑郁量表（MADS）及 Beck 抑郁问卷（BDI）：MADS 为 Montgomery 和 Asberg 发展而成，共 10 个项目，取 0 ～ 6 的 7 级记分法。主要用于评定抗抑郁治疗的疗效，许多精神药理学研究均采用这一量表。这一量表应由有经验的专科工作者任评定员，除其中第 1 项为观察项外，其余均为自我报告评定。

BDI 是最早被广泛使用的评定抑郁的量表，共有 21 项条目，其中有 6 项不是精神症状。每项为 0 ～ 3 分的 4 级评分。评定方法是向被试者读出条目，然后让被试者自己选择备选答案之一。该量表最初是由检查者评定的他评量表，但后来已被改编成自我报告形式的自评量表。

抑郁症的评定量表是临床诊断与评估过程中有用的工具，使用各种量表要适当掌握各量表的优缺点，取长补短。以上介绍的几种量表中，HAMD 最为流行，其他几个量表各有侧重点。应该注意，在使用这些量表时，必须结合病史、精神检查，并与诊断标准和定式检查相配合，才能发挥其应有的作用。

三、抑郁症的诊断

（一）CCMD–3 有关抑郁症的诊断标准

CCMD–3 即中国精神疾病分类方案与诊断标准第 3 版，CCMD–3 于 2001 年出版，根据测试结果并结合国际上对精神障碍的研究进展对原诊断标准进行修订。CCMD–3 保留复发性躁狂的诊断，将抑郁性神经症归于心境障碍，癔症从神经症中分离出来，单独分为一类，强迫症的病程标准规定为 3 个月，保留气功所致精神障碍的诊断，对同性恋的处理接近 ICD–10。儿童精神障碍的分类也根据心理发展的本质重新进行调整。

（二）ICD–10 关于抑郁症的诊断标准

ICD–10 即疾病和有关健康问题的国际统计分类（第 10 次修订本），或国际疾病与相关健康问题统计分类第 10 版，是 WHO 依据疾病的某些特征按照规则将疾病分门别类，并用编码的方法来表示的系统。ICD–10 中涉及精神障碍的内容是第五章精神和行为障碍，编码为 F。它汇聚了 52 个国家 700 多名精神病专家的努力。ICD-10 为目前一项官方的全面的精神障碍分类系统，并在世界范围内得到广泛应用。

ICD 的编制过程与美国精神疾病协会进行了合作，许多出现于 DSM-Ⅲ，DSM-Ⅲ-R 和 DSM-Ⅳ的概念均可在 ICD-10 中找到。而 ICD-10 第五章（F 章）中从 F00 ～ F99 有 100 个字符的相应类别，其中有些字符目前尚未使用。小数点后的数字进一步提供亚型的细节。ICD-10 未再采用 ICD 以前的版本中对神经症和精神病的严格划分，而是根据主要的临床特征或相似的描述性特征将这些障碍安排成组，便于使用。例如，循环性气质（F34.0）不再置于成人人格障碍内，而是放在 F30 ～ F39 的心境（情感性）障碍内。同理，与使用精神活性物质有关的所有精神障碍无论轻重均归类于 F10 ～ F19。在 F60 ～ F69 中新纳入了一些成人行为障碍。例如，病理性赌博、纵火和盗窃，同时也包括了其他传统的人格障碍。性功能障碍被明确地与性身份障碍区分开来，而同性恋本身不再构成一个类别。在术语方面，"障碍"一词贯穿于 ICD-10 始终，而尽量避免使用像"疾病"或"患病"这样的术语所带来的更大问题。在 ICD-10 中同时避免使用"心因性"和"心身性"这样的术语，因为使用了这样术语会表示生活事件或困难在这种障碍中起了重要作用，而未使用这类术语的情况会使人误以为心理因素不起任何作用。ICD-10 的另一大特点是对每一种障碍除给予临床描述外，还有独立的诊断要点。而这些临床描述和诊断要点并不代表某一障碍的现代知识理论，而是很多国家的专家顾问对某一组症状达成的共识。ICD-10 建议医师遵循一个总的原则进行诊断，即可以下多个诊断，也即概括临床表现时需要多少诊断就记录多少诊断，最好根据诊断目的区分主要、辅助或附加诊断。如果诊断与诊断要点完全符合，则认为诊断是确信的；如果现有资料不足，更多资料将来才能得到，则认为诊断是局限性的，若不可能再有资料补充，则认为诊断是尝试性的。

1. 抑郁发作

（1）抑郁发作概述。以下描述了 3 种不同形式的抑郁发作：轻度（F32.0）、中度（F32.1）、重度（F32.2 和 F32.3）。各种形式的典型发作中，患者通常有心境低落、兴趣和愉快感丧失，导致劳累感增加和活动减少的精力降低，其他常见的症状还有稍做事情即觉明显的倦怠。其他常见症状是：①集中注意和注意的能力降低。②自我评价和自信降低。③自罪观念和无价值感（即使在轻度发作中也有）。④认为前途暗淡悲观。⑤自伤或自杀的观念或行为。⑥睡眠障碍。⑦食欲下降。

低落的心境几乎每天一样，且一般不随环境而改变，但在 1 天内可显示出特征性的昼夜差异。与躁狂一样，临床表现可有明显的个体差异；青少年患者中，非典型的表现尤为常见。某些病例中，焦虑、痛苦和运动性激越有时比抑郁更为突出。此外，心境分改变也可能被易激惹、过度饮酒、戏剧性行为、原有恐怖或强迫症状恶化等附加特征或疑病性先占观念所掩盖。对于 3 种不同严重程度抑郁的诊断均要求至少持续两周，但如果症状格外严重或起病急骤，时间标准适当缩短也是有道理的。

以上某些症状可以提出来构成被广泛认为具有特殊临床意义的特征性表现。这些躯体症状最典型的例子是对通常能享受乐趣的活动丧失兴趣和愉快感；对通常令人愉快的环境缺乏情感反应；早上较平时早醒 2 小时或更多；早晨抑郁加重；客观证据表明肯定有精神运动性迟滞或激越（为他人提及或报告）；食欲明显下降；体重降低（通常定义为过去 1 个月里失去体重的 5% 或更多）；性欲明显降低。一般只有肯定存在 4 条上述症状时，才被视为有躯体综合征。下面还要详细描述的轻度（F32.0）、中度（F32.1）和重度（F32.2 和 F32.3）抑郁发作几个类别都仅用于单次（首次）抑郁发作，若再具有抑郁发作，则应归于复发性抑郁症（F33.–）的亚型中。

标出不同的严重程度，旨在包括不同类型精神科实践中所遇到的各种临床状态。轻度抑郁发作患者多见于初级保健机构和普通医疗机构，而精神科住院部主要处理重度抑郁患者。

与心境（情感）障碍伴随的自杀行为最常见的是服用处方药自行导致中毒，对此应采用 ICD–10 的补充编码加以记录。这些编码不涉及自杀未遂与准自杀的区别，因为以上两种情况都属于自伤这一总类。

轻度、中度、重度抑郁之间的区分有赖于复杂的临床判断，包括症状的数量、类型以及严重度。日常工作和社交活动的表现通常是帮助了解严重程度的有用指标：但是，个人的、社会的、文化的影响使症状的严重程度与社会功能之间并不呈现平行关系，这种影响很常见也很有力，因而将社会功能表现纳入严重程度的基本标准并非明智之举。

存在痴呆（F00 ～ F03）或精神发育迟滞（F70 ～ F79）并不排斥可治性抑郁发作的诊断。但由于交流的困难，诊断较平时在更大程度上依赖于客观可观察到的躯体症状，如精神运动性迟滞，食欲及体重下降、睡眠障碍。包含抑郁性反应的单次发作，重症抑郁（不伴精神病性症状），心因性抑郁或反应性抑郁（F32.0，F32.1，或 F32.2）。

（2）F32.0 轻度抑郁发作。诊断要点：心境低落、兴趣与愉快感丧失、易疲劳，这几条通常被视为最典型的抑郁症状。要作出确定的诊断，应至少存在上述症状中的 2 条，再加上至少 2 条有关规定中所描述的症状。所有症状都不应达到重度。整个发作持续至少 2 周。轻度抑郁发作的患者通常为症状困扰，继续进行日常的工作和社交活动有一定困难，但患者的社会功能大概不会不起作用。

第 5 位数码用以标明躯体症状的有无。

F32.00 不伴躯体症状。符合轻度抑郁发作的标准，极少或不存在躯体症状。

F32.01 伴躯体症状。符合轻度抑郁发作的标准，并伴 4 条或更多躯体症状（只存在 2 条或 3 条躯体症状，但极为严重，采用本类也是合理的）。

（3）F32.1 中度抑郁发作。诊断要点：应至少存在轻度抑郁发作中给出 3 条典型抑郁症状中的 2 条，再加上至少 3 条（最好 4 条）其他症状。其中某几条症状较为显著，但如果存在的症状特别广泛，这一点也不是必需的。整个发作至少持续 2 周。通常中度抑郁患者继续进行工作、社交或家务活动有相当困难。

第 5 位数码用以标明躯体症状的有无。

F32.10 不伴躯体症状。符合中度抑郁发作的标准，不存在或极少存在躯体症状。

F32.11 伴躯体症状。符合中度抑郁发作的标准，存在 4 条或更多躯体症状（若仅有 2 条或 3 条躯体症状，但极为严重，归于本类也是合理的）。

（4）F32.2 重度抑郁发作，不伴精神病性症状。重度的抑郁发作患者常表现出明显的痛苦或激越。如迟滞为突出特征时，上述表现可不明显。自尊丧失、无用感、自罪感可以很突出。在极严重的病例，自杀是显而易见的危险。这里假定重度抑郁发作中几乎总是存在躯体症状。

诊断要点：轻度和中度抑郁发作（F32.0，F32.1）中提出的所有3条典型症状都应存在，并加上至少4条其他症状，其中某些症状应达到严重的程度。但是，如激越和迟滞这类主要症状十分明显时，患者可能不愿或不能描述许多其他症状。在这种情况下，从总体上评定为重度发作也是适宜的。抑郁发作一般应持续两周，但在症状极为严重或起病非常急骤时，依据不足两周的病程作出这一诊断也是合理的：重度抑郁的患者，除了在极有限的范围内，几乎不可能继续进行社交、工作或家务活动。

本类别仅用于不伴精神病性症状的单次重度抑郁发作；再有发作时，应采用复发性抑郁症（F33.–）的亚类。包含单次发作的激越性抑郁，不伴精神病性症状的忧郁或生命性抑郁。

（5）F32.3重度抑郁发作，伴精神病性症状。诊断要点：符合F32.2中给出的重度抑郁发作的标准，并且存在妄想、幻觉或抑郁性木僵。妄想一般涉及自罪、贫穷或灾难迫在眉睫的观念，患者自认对灾难降临负有责任。听幻觉常为诋毁或指责性的声音；嗅幻觉多为污物腐肉的气味，严重的精神运动迟滞可发展为木僵。若有必要，妄想或幻觉可进一步标明为与心境协调或与心境不协调（F30.2）。

（6）F32.8其他抑郁发作。当总的诊断印象表明发作有抑郁性质，但并不符合F32.0～F32.3中给出的抑郁发作的描述时，归于本类：这类例子有轻重、有变化的抑郁症状（特别是其躯体表现）与紧张、烦恼、痛苦等非诊断症状；躯体抑郁症状与非器质性原因所致的持续性疼痛或疲劳的混合形式（有时在综合医院可见）。包含非典型性抑郁，单次发作的隐匿性抑郁NOS。

（7）F32.9抑郁发作。未特定。包含抑郁NOS，抑郁性障碍NOS。

2. 复发型抑郁症

（1）复发性抑郁症概述：特点是反复出现抑郁发作，包括轻度（F32.0）、中度（F32.1）、重度（F32.2和F32.3）中所标明的抑郁发作历史，不存在符合躁狂（F30.1和F30.2）标准的心境高涨和活动过度的独立发作。然而，如果紧接在抑郁之后出现短暂的符合轻躁狂标准（F30.0）的轻度心境高涨和活动增加（有时显然是由抗抑郁剂治疗所诱发），仍应使用本类别。抑郁发作的起病年龄、严重程度、持续时间、发作频率等均无固定规律。一般而言，初次发作晚于双相情感障碍，平均起病年龄为40～49岁，每次发作同样持续3～12个月（中位数约6个月），但复发频率低些。发作间期一般缓解完全，但少数患者可发展为持续性抑郁，主要见于老年（这种情况仍用本类别）。不同严重程度的一次发作一般都是由应激性生活事件诱发。在很多文化背景下，无论抑郁发作的次数还是持续性抑郁的发生，女性均为男性的2倍。

就复发性抑郁症的患者而言，无论已发生过多少次抑郁，出现躁狂发作的危险始终不能完全排除。一旦出现了躁狂发作，诊断就应改为双相情感障碍。

复发性抑郁发作还可细分如下：首先标明目前发作的类型，然后（如果有充分资料可供参考）标明多次发作中占优势的类型：包含复发性抑郁性反应的发作，心因性抑郁，反应性抑郁，季节性情感障碍（F33.0或F33.1），复发性内源性抑郁的发作，重症抑郁，躁狂抑郁性精神病（抑郁型），心因性或反应性抑郁性精神病，精神病性抑郁，致命性抑郁（F33.2或F33.3）。不含复发性短暂抑郁发作。

（2）F33.0复发性抑郁症：目前为轻度发作。诊断要点：确诊应符合复发性抑郁症

（F33.-）的标准，目前发作应符合轻度抑郁发作（F32.0）的标准至少2次发作，每次持续时间至少2周，两次发作之间应有几个月无明显心境紊乱，否则诊断应为其他复发性心境（情感）障碍（F38.1）。

第5位数码用以标明目前发作中是否存在躯体性症状：F33.00不伴躯体症状（F32.00）；F33.01伴躯体症状（F32.01）。若需要，可标明既往发作中占优势的类型（轻度或中度，重度，不确定）。

（3）F33.1复发性抑郁症：目前为中度发作。诊断要点：确诊应符合复发性抑郁症（F33.-）的标准，目前发作应符合中度抑郁发作（F32.1）的标准。应至少2次发作，每次持续时间至少2周，两次发作之间应有几个月无明显心境紊乱，否则，诊断应为其他复发性心境（情感）障碍（F38.1）。

第5位数码用以标明目前发作中是否存在躯体性症状：F33.10不伴躯体症状（F32.10）；F33.11伴躯体症状（F32.11）。若需要，可标明既往发作中占优势的类型（轻度或中度，重度，不确定）。

（4）F33.2复发性抑郁症：目前为不伴精神病性症状的重度发作。诊断要点：确诊应符合复发性抑郁症（F32.-）的标准，目前发作应符合不伴精神病性症状的重度抑郁发作（F32.2）的标准。应至少2次发作，每次持续时间至少2周，两次发作之间应有几个月无明显心境紊乱。否则诊断应为其他复发性心境（情感）障碍（F38.1）。若需要，可标明既往发作中占优势的类型（轻度或中度、重度，不确定）。

（5）F33.3复发性抑郁症：目前为伴精神病性症状的重度发作诊断要点：确诊应符合复发性抑郁症（F33.-）的标准，目前发作应符合伴精神病性症状的重度抑郁发作（F32.3）的标准。应至少2次发作，每次持续时间至少2周，两次发作之间应有几个月无明显心境紊乱，否则诊断应为其他复发性心境（情感）障碍（F38.1）。若需要，妄想或幻觉可标明为心境协调的或心境不协调（F30.2）。若需要，可标明既往发作中占优势的类型（轻度或中度、重度，不确定）。

（6）F33.4复发性抑郁症：目前为缓解状态。诊断要点：确诊既往应符合复发性抑郁症（F33.-）的标准，目前不应符合任何严重程度抑郁发作或F30～F39中任何其他障碍的标准。应至少2次发作，每次持续时间至少2周，2次发作之间应有几个月无明显心境紊乱。否则诊断应为其他复发性心境（情感）障碍（F38.1）。如果患者为减少复发危险在继续接受治疗仍可采用本类别。

（7）F33.8其他复发性抑郁症：未特定。

（8）F33.9复发性抑郁症：未特定。包含单相抑郁NOS。

（三）DSM-5抑郁症诊断标准的变化

DSM-Ⅳ实行多轴诊断，轴Ⅰ是临床障碍；轴Ⅱ是人格障碍、精神发育迟滞；轴Ⅲ是躯体情况；轴Ⅳ是心理社会和环境问题；轴Ⅴ是全面功能评估（GAF）。而DSM-5进行了大的调整，删除了当前支持非轴诊断记录的多轴系统，把以前的轴Ⅰ、Ⅱ和Ⅲ与心理社会因素及背景因素（以前的轴Ⅳ）单独的记录法以及残疾（以前的轴Ⅴ）结合起来，即DSM-5实行：①诊断，即以前的轴Ⅰ、轴Ⅱ和轴Ⅲ；②心理社会因素、背景因素，即以前的轴Ⅳ；③功能评估，即以前的轴Ⅴ，使用世界卫生组织残疾评定量表（WHODAS）。

抑郁症：为了避免在儿童中过度诊断和治疗双相情感障碍，增加“破坏性情绪调节障碍”，主要用于诊断存在持续的易激惹和频繁发作的极端行为失控的 18 岁前的儿童青少年。因为有足够的科学证据支持，故增加了“月经前焦虑症”。

持续性抑郁症：包括慢性抑郁症和心境恶劣。抑郁症的症状和病程标准不变，如同时存在至少 3 项躁狂症状（不满足躁狂发作标准），则认为“具有混合性特征”。

（吴　铮）

参考文献

[1] 马书娟，杨纪要 . 老年抑郁症诊断研究概况 [J]. 中医临床研究，2021，13（28）：141–144.
[2] 中华医学会精神医学分会抑郁症研究协作组 . 伴非典型特征抑郁症的临床评估与诊治指导建议 [J]. 中华精神科杂志，2021，54（2）：87–95.
[3] 杨晓帆，丰雷，冯媛，等 . 眼动追踪范式在抑郁症评估中的研究进展 [J]. 神经疾病与精神卫生，2020，20（5）：333–337.
[4] Sharma M, Achuth P V, Deb D, et al. An automated diagnosis of depression using three-channel bandwidth-duration localized wavelet filter bank with EEG signals[J]. Cognitive Systems Research, 2018, 52: 508–520.

第二节　抑郁症的药物治疗

抑郁症的治疗目标在于控制症状，提高临床治愈率，最大限度减少病残率和自杀率。成功治疗的关键需要彻底消除临床症状，减少复发风险；提高生存质量，恢复社会功能，达到真正的临床治愈。抑郁症的治疗包括药物治疗、心理治疗、物理治疗。

治疗开始前，医师应进行详细评估，包括患者的病史、当前临床亚型、当前精神检查结果、疾病严重度及自杀风险、心境障碍家族史及治疗反应；此外还要对可能参与了抑郁综合征的发生发展，或对治疗构成干扰的因素进行评估，如精神科及躯体共病、非精神科药物及心理社会因素。根据评估结果制订详尽的治疗方案。

同时应立即启动精神科管理，这些管理措施包括确定治疗方案及设置，建立及维持治疗同盟，监测及再次评估患者包括自杀风险在内的精神状况，再次评估诊断效力，监测患者对治疗的应答、不良反应及一般躯体状况，并就治疗依从性的重要性教育患者及其家人。管理措施应持续整个治疗过程。

虽然普遍认为抑郁症的预后较精神分裂症好，但它具有易复发的特点。首发抑郁症约半数在 5 年内复发，约有 1/3 的患者在发病后第 1 年内复发。未经治疗的抑郁症患者病程一般持续 6 ～ 13 个月，而药物治疗可将病程缩短至 3 个月，治疗开始越早病程越短。因此，早发现和早治疗具有重要意义。有研究显示，首次抑郁发作恢复后约 50% 患者会复发，而 3 次抑郁发作患者复发概率约为 90%。长期使用抗抑郁药物可有效预防复发，WHO 建议首次抑郁发作患者在治愈后至少用药 6 个月，第 2 次发作痊愈后至少用药 2 ～ 3 年，而如果出现第 3 次复发则应考虑长期用药。

抗抑郁药物治疗是当前各种抑郁症的主要治疗方法，主张首先选择安全性高、疗效好的第二代抗抑郁药物［例如选择性 5- 羟色胺再摄取抑制剂（SSRI），选择性 5- 羟色胺和去甲肾上腺素再摄取抑制剂（SNRI），去甲肾上腺素和特异性 5- 羟色胺能抗抑郁药（NaSSA）等］作为一线用药。药物治疗需要保证足够剂量、全病程治疗。一般药物治疗 2 ～ 4 周开始起效，治疗的有效率与时间成线性关系，如果患者使用足量药物治疗 4 ～ 6 周无效，换用同类其他药物或作用机制不同的药物可能有效。恢复期（巩固期）治疗原则上应继续使用急性期治疗有效的药物，并维持原剂量不变。维持期治疗可缓慢减药直至终止治疗，有关维持治疗的时间意见不一，如需终止维持治疗，应缓慢(数周)减量，以便观察有无复发迹象，也可减少撤药综合征，一旦发现有复燃的早期征象，应迅速恢复原治疗。

一、选择原则

（一）抑郁症的药物治疗原则

抗抑郁剂是当前治疗各种抑郁症的主要药物，能有效解除抑郁心境及伴随的焦虑、紧张和躯体症状，有效率为 60% ～ 80%。

根据抑郁症的基本知识和临床实践总结，抗抑郁剂的治疗原则如下。

（1）诊断要确切。这里所说正确诊断主要是强调对抑郁综合征的正确认识。药物治疗主要是对症治疗，也就是说无论患者的疾病诊断是什么，只要存在抑郁综合征，就应该给予抗抑郁剂治疗，这与对患者同时存在的其他疾病的治疗并不冲突，但是治疗过程中要注意药物之间的相互作用。

（2）治疗前向患者及其家人阐明药物性质、作用和可能发生的不良反应及对策，争取他们的主动配合，能遵医嘱按时按量服药，提高治疗的依从性。

（3）全面考虑患者的症状特点、年龄、躯体状况、对药物的耐受性、有无合并症，因人而异地个体化合理用药。

（4）剂量从小效量开始，逐步递增，尽可能采用最小有效量，使不良反应减至最少，以提高服药依从性。

（5）小剂量疗效不佳时，根据不良反应和耐受情况，增至足量（有效药量上限）和足疗程（4 ～ 6 周）。

（6）如仍无效，可考虑换药，换用同类另一种药物或作用机制不同的另一类药。应注意氟西汀需停药 5 周才能换用 MAOIs，其他 SSRIs 需 2 周。MAOIs 停用 2 周后才能换用 SSRIs。

（7）尽可能单一用药，应足量、足疗程治疗。当换药治疗无效时，可考虑两种作用机制不同的抗抑郁剂联合使用。一般不主张联用两种以上抗抑郁剂。

（8）倡导全程治疗。抑郁症的全程治疗一般分三步，即急性期治疗、巩固期治疗和维持期治疗。单次发作的重度抑郁，50% ～ 85% 会有第 2 次发作，因此常需巩固治疗和维持治疗以防止复燃和复发。根据疾病的病程特点，针对不同的时期采取特殊治疗。如对于初发症状采用急性期治疗；采用巩固期治疗以早期预防复燃；采用维持期治疗以减少疾病复发，或者即使复发，也使疾病的严重程度降低。

（9）治疗期间密切观察病情变化和不良反应并及时处理。

（10）积极治疗与抑郁症共病的其他躯体疾病、物质依赖、焦虑障碍等。

（11）根据国内抑郁症药物治疗规范，一般推荐 SSRIs、SNRIs、NaSSAs 作为一线药物选用。

据我国目前临床用药情况调查，TCAs 如阿米替林、氯米帕明等在不少地区仍作为治疗抑郁症的一线药物。总之，因人而异，合理用药。

（12）所有的抗抑郁剂在停药时应逐渐缓慢减量，不要骤停。因为在较长时间使用后如果突然停药，可能出现“撤药综合征”，表现为头晕、恶心、呕吐、乏力、易激惹与睡眠障碍等症状。所有的抗抑郁剂都可能诱发躁狂或快速循环，对双相情感障碍抑郁发作，抗抑郁剂应与心境稳定剂联合使用。对双相快速循环型患者应禁止使用抗抑郁剂，以免加重快速循环发作。

（二）抑郁症的治疗目标

（1）提高抑郁症的显效率和临床治愈率，最大限度减少病残率和自杀率。成功治疗的关键在于彻底消除临床症状（HAMDS7），减少复发风险。

（2）提高生存质量，恢复社会功能，达到真正意义的治愈，而不仅仅是症状的消失。

（3）预防复发：抑郁为高复发性疾病（复发率＞50%），据报道，环境、行为和应激可以改变基因表达。抑郁复发可影响大脑生化过程，增加对环境应激的敏感性和复发的风险。药物虽非病因治疗，却可以通过减少发作和降低基因激活的生化改变而减少复发，尤其是对于既往有发作史、家族史、女性、产后、慢性躯体疾病、生活负担重、精神压力大、缺乏社会支持和物质依赖的高危人群。

（三）抑郁症的药物治疗方案

（1）急性期治疗：控制症状，尽量达到临床痊愈。治疗严重抑郁症时，一般药物治疗 2 ～ 4 周开始起效，治疗的有效率与时间呈线性关系，“症状改善的半减期”为 10 ～ 20 天。不要过早地认为无效而停药。如果患者用药治疗 4 ～ 6 周无效的话，改用其他作用机制不同的药物可能有效。

（2）巩固期治疗：在急性期治疗达到症状缓解后，应继续治疗 4 ～ 9 个月。因为此时一次抑郁发作的病程尚未结束（平均为 6 个月），此期间患者病情不稳定，症状复燃的风险较大，继续治疗可防止症状复燃并保持缓解至一次发作的病程结束。

（3）维持期治疗：抑郁症为高复发性疾病，因此需要维持治疗以防止复发。维持治疗结束后，病情稳定，可缓慢减药直至终止治疗，但应密切监测复发的早期征象，一旦发现有复发的早期征象，迅速恢复原治疗。有关维持治疗的时间意见不一。WHO 推荐仅发作一次（单次发作），症状轻，间歇期长（＞5 年）者，一般可不维持。多数意见认为首次抑郁发作维持治疗为 6 ～ 8 个月。多数意见有 2 次以上的复发，特别是近 5 年有 2 次发作者应维持治疗。对于青少年发病，伴有精神病性症状、病情严重、自杀风险大，并有遗传家族史的患者，应考虑维持治疗。维持的时间一般倾向至少 2 ～ 3 年，多次复发者主张长期维持治疗。新一代抗抑郁剂不良反应少，耐受性好，服用简便，为维持治疗提供了方便。如需终止维持治疗，应缓慢（数周）减量，以便观察有无复发迹象，也可减少撤药综合征。

（四）不同类型抑郁症的药物治疗原则

（1）重性抑郁症：所有抗抑郁剂的疗效基本相同。抗抑郁剂的选择依据不良反应、合并的躯体疾病状况、药物治疗反应、家族史以及以前抗抑郁剂治疗反应情况等。

（2）不典型抑郁症：MAOIs 的疗效优于 TCAs。SSRIs 可能也有较好的疗效，但仍需进一步研究证实。对不典型抑郁症合并使用适当剂量的非典型抗精神病药，如利培酮、奥氮平、喹硫平等会起到一定的疗效。

（3）伴有强迫症状的抑郁症：抑郁症患者伴有强迫症状者十分常见，有学者认为伴有强迫症状的抑郁症患者预后较差。药物治疗常使用 TCAs 中的氯米帕明以及 SSRIs 中的氟伏沙明、舍曲林、帕罗西汀和氟西汀。通常使用的剂量较抗抑郁剂量大，如氟伏沙明可用至 200 ～ 300mg/d，舍曲林 150 ～ 200mg/d，氯米帕明 150 ～ 300mg/d。

（4）伴有激越症状的抑郁症：抑郁症患者可伴有明显激越，尤其是女性更年期抑郁症多伴有激越，在治疗中可先考虑选用有镇静作用的抗抑郁剂，如 SSRIs 的帕罗西汀、氟伏沙明，NaSSAs 中的米氮平，SARIs 中的曲唑酮，TCAs 中的阿米替林与氯米帕明等，也可选用 SNRIs 中的文拉法辛。

在治疗的早期，可考虑抗抑郁剂合并苯二氮䓬类中的劳拉西泮（1 ～ 4mg/d）或氯硝西泮（2 ～ 4mg/d）。当激越、焦虑症状缓解后可逐渐停用苯二氮䓬类药物，继续用抗抑郁剂治疗。

（5）伴有精神病性症状的（妄想性）抑郁症：有学者认为这是一种独立的亚型，患者家族中患有精神病性抑郁的比率较高，且较非精神病性抑郁症更具遗传倾向。血清皮质醇水平高；血清多巴胺 β－羟化酶活性低；尿中 NE 代谢产物 3－甲氧基－4－羟基苯乙二醇（MHPG）低；脑脊液中高香草酸（HVA）高。这种抑郁亚型单用抗抑郁剂疗效通常不理想，抗抑郁剂合并抗精神病药对多数患者是有效的，使用抗抑郁剂治疗的同时，合并第二代抗精神病药或第一代抗精神病药物，如利培酮、奥氮平、阿立哌唑、奋乃静、舒必利等，剂量可根据精神病性症状的严重程度适当进行调整，当精神病性症状消失后，继续治疗 1 ～ 2 个月，若症状未再出现，可考虑减少抗精神病药，直至停药。安非他酮因具有拟多巴胺作用而使精神病性症状加重，故不宜使用。电抽搐治疗（ECT）的效果最理想。

（6）伴有躯体疾病的抑郁症：抑郁症状可以是脑部疾病症状的一部分，如脑卒中，尤其是左额叶、额颞侧的卒中；也可能是躯体疾病的一种心因性反应，也可能是躯体疾病诱发的抑郁症。躯体疾病与抑郁症状同时存在，相互影响。抑郁症常常会加重躯体疾病，甚至使躯体疾病恶化，躯体疾病也会引起抑郁症状的加重。抑郁症状可以影响躯体疾病的治疗结局和预后，因此需有效地控制躯体疾病，并对抑郁症状给予积极的治疗。选择抗抑郁剂的主要考虑因素应该是安全性高、不良反应少和药物相互作用少。可选择 SSRIs（但氟伏沙明药物相互作用较多）和 SNRIs 类药物。如有肝肾功能障碍者，抗抑郁剂的剂量不宜过大。若是躯体疾病伴发抑郁症，经治疗抑郁症状缓解，可考虑逐渐停用抗抑郁剂。若是躯体疾病诱发的抑郁症，抑郁症状缓解后仍需继续治疗。

（7）心境恶劣障碍：心境恶劣障碍在美国终身患病率为 6%，国内曾有报道其患病率达 2.1% ～ 2.4%，心境恶劣往往伴随抑郁性人格障碍、持续性焦虑抑郁等，故其治疗是多方面的。研究表明，抗抑郁剂的治疗效果比重性抑郁症要差，治疗这种疾病首选

SSRIs，其他如 SNRIs、NaSSAs、三环类抑郁剂、单胺氧化酶抑制剂等对治疗心境恶劣有不同程度的疗效，可以选择。MAOIs 比 TCAs 疗效要好。

（8）老年性抑郁症：药物选择很大程度上考虑不良反应。应选用抗胆碱能不良反应及心脏不良反应少的 SSRIs、SNRIS、NaSSAs 和安非他酮等新型抗抑郁剂，同时治疗伴发的躯体疾病。老年患者对新型抗抑郁剂比 TCAs 和 MAOIs 更能耐受，且服用方便，可长期维持治疗。老年抑郁症患者常伴有多脏器的疾病，对抗抑郁剂较敏感，且耐受性差，应从小剂量开始，缓慢增加药物剂量。老年患者的肾廓清率下降，剂量应低于成人剂量。

（9）儿童青少年抑郁症：以抗抑郁剂与心理治疗并重为原则，单纯靠药物或心理治疗都不恰当。当药物治疗缓解抑郁症状后，再配合心理治疗，会使患者认识本病，改变认知，完善人格，增强应对困难和挫折的能力与自信。认知行为疗法可减轻抑郁严重度，加速症状改善，降低自杀率和减少功能损害。目前，还没有一种抗抑郁剂对儿童和青少年绝对安全，SSRIs 或 SNRIs 药物可以单独使用，如果单独用药效果不明显，可使用锂盐、丁螺环酮等增效药物。但要因人而异，减少不良反应。

（10）产后妇女抑郁症：分娩妇女产后 1 个月的抑郁症发病率为 3 倍于非分娩的女性。SSRIs 治疗产后抑郁症有效，但哺乳女性慎用。患严重抑郁症并有伤害婴儿及自身危险的女性，需要家庭支持，必要时入院治疗。

（五）难治性抑郁症的药物治疗

1. 难治性抑郁症的概念

难治性抑郁症所包含的内容是：①符合国际疾病分类标准（ICD-10）或《中国精神障碍分类与诊断标准第 3 版》（CCMD-3）中抑郁发作的诊断标准；②服用现有的两种或两种以上不同化学结构的抗抑郁剂，经足够剂量（治疗量上限，必要时测血药水平）、足够疗程治疗（6 周以上），无效或收效甚微的患者。

难治性抑郁症占抑郁症患者的 10% ～ 20%。临床工作中遇到难治性抑郁症患者时，应考虑以下问题：①诊断是否准确；②患者是否伴有精神病性症状；③患者是否得到适当治疗（剂量及疗程）；④不良反应是否影响达到有效治疗剂量；⑤患者依从性是否好；⑥药物使用方式是否合适；⑦治疗结果是如何衡量的；⑧是否存在影响疗效的躯体及精神病性障碍；⑨是否存在其他干扰治疗的因素。只有全面考虑以上这些问题后，才能对难治性抑郁症作出正确的诊断和有效的处理。

2. 难治性抑郁症的药物治疗原则

（1）优化原则：①增加剂量，增加原用的抗抑郁剂的剂量至最大治疗剂量的上限。在加药过程中应注意药物的不良反应；②增加疗程，延长治疗时间，有的患者往往需要比一般人更长的时间才能见效；③保证有效血药浓度水平，有条件的患者应监测血药浓度，保证有效的血药浓度水平。

（2）转换原则：①同类药物转换，如 SSRIs 类药物互换，50% 左右可能有效；②不同类药物转换，如 SSRIs 类换用 SNRIs；SSRIs 类转换成 TCAs 或 MAOIs；③药物转换可能会提高依从性、节省费用、不同的不良反应可能提高耐受性；④有研究表明，106 例患者对舍曲林不能耐受（34 例）或无效（72 例）换用氟西汀治疗 6 周，有效率达 63%。

（3）联合策略：一般不推荐 2 种以上抗抑郁剂联用，但对难治性病例在足量、足疗程、同类型和不同类型抗抑郁剂、同类药或不同类药之间换药无效时才考虑联合用药，以增强疗效，弥补某些药物治疗之不足和减少不良反应。两种不同类型或不同药理机制的抗抑郁剂的联用如下。① TCAs 与 SSRIs 联用：如白天用 SSRIs，晚上服多塞平，阿米替林。SSRIs 和 TCAs 联用因药代学的相互作用，可引起 TCAs 血药浓度升高，可能会诱发中毒，联用时 TCAs 的剂量应适当减小，并且要严密观察不良反应并监测 TCAs 的血药浓度，因为 SSRIs 能使 TCAs 的血药浓度升高 3 ～ 4 倍。TCAs 和安非他酮联用。②抗抑郁剂合并电抽搐治疗，或采取生物 – 心理 – 社会综合干预措施。③ SSRIs 禁止与氯米帕明合用，容易引起 5–HT 综合征。

（4）强化原则：加用增效剂。抗抑郁剂加用一种非抗抑郁剂作为增效剂，扩大神经递质的覆盖面，利用补充或协同机制。常用的增效剂有锂盐、甲状腺素、吲哚洛尔、丁螺环酮、雌激素（女性）、新型抗精神病药等。具体联合策略如下，①抗抑郁剂和锂盐合用：锂盐的剂量通常在 750 ～ 1000mg/d，剂量不宜过大。②三环类抗抑郁剂与甲状腺素联用：晨加服三碘甲状腺素（T_3）25μg/d，一周后加至 37.5 ～ 50μg/d，疗程 1 ～ 2 个月。有效率 20% ～ 50%。不良反应小，但可能有心动过速，血压升高，焦虑、面红等。③抗抑郁剂与丁螺环酮联用：丁螺环酮的剂量逐渐增加至 30 ～ 60mg/d，分 3 次口服。④抗抑郁剂与苯二氮䓬类联用可增加抗抑郁剂作用，缓解焦虑，改善睡眠。⑤抗抑郁剂与新型抗精神病药联用：如利培酮（1 ～ 2mg/d）、奥氮平（5 ～ 10mg/d）。⑥抗抑郁剂与抗癫痫药联用：如卡马西平（0.2 ～ 0.6g/d）、丙戊酸钠（0.4 ～ 0.8g/d）。⑦对绝经期前后的妇女所伴发的抑郁症可考虑抗抑郁剂联用雌激素治疗。

（5）其他原则：积极治疗与抑郁共病的其他躯体疾病和物质依赖。对于重性、难治性、精神病性抑郁症，可适时选择应用电抽搐治疗（ECT）。抑郁症患者无论采取哪种药物治疗，都需要联合心理治疗，对伴有心理应激因素或人格缺陷的抑郁患者更应加强心理治疗。

二、治疗策略

抑郁症为高复发性疾病，目前倡导全病程治疗。抑郁的全病程治疗分为急性期治疗、巩固期治疗和维持期治疗 3 期。单次发作的抑郁症，50% ～ 85% 会有第 2 次发作，因此常需维持治疗以防止复发。临床痊愈（完全缓解）指症状完全消失（HAMD ≤ 7）。复燃指急性治疗症状部分缓解（有效，HAMD 减分率≥ 50%）或达到临床痊愈（症状完全消失），因过早减药或停药后症状的再现，故常需巩固治疗和维持治疗以免复发。复发指临床痊愈后一次新的抑郁发作，维持治疗可有效预防复发。

（一）急性期治疗

推荐 6 ～ 8 周。目标是控制症状，尽量达到临床痊愈。治疗抑郁症时，一般药物治疗 2 ～ 4 周开始起效。如果患者用药治疗 4 ～ 6 周无效，可改用同类其他药物或作用机制不同的药物可能有效。

（二）巩固期治疗

治疗至少 4 ～ 6 个月，在此期间患者病情不稳，复燃风险较大，原则上应继续使用急性期治疗有效的药物，并剂量不变。

（三）维持期治疗

抑郁症为高复发性疾病，因此需要维持治疗以防止复发。维持治疗结束后，病情稳定，可缓慢减药直至终止治疗，但应密切监测复发的早期征象，一旦发现有复发的早期征象，迅速恢复原治疗。有关维持治疗的时间意见不一。WHO 推荐仅发作一次（单次发作），症状轻，间歇期长（≥ 5 年）者，一般可不维持治疗。多数意见认为首次抑郁发作维持治疗为 6 ～ 8 个月；有 2 次以上的复发，特别是近 5 年有 2 次发作者应维持治疗。对于青少年发病、伴有精神病性症状、病情严重、自杀风险大，并有遗传家族史的患者，应考虑维持治疗。维持的时间一般至少 2 年，多次复发者主张长期维持治疗：有资料表明以急性期治疗剂量作为维持治疗的剂量，能更有效防止复发。新型抗抑郁药不良反应少，耐受性好，服用简便，为维持治疗提供了方便。如需终止维持治疗，应缓慢（数周）减量，以便观察有无复发迹象，也可减少撤药综合征。

（四）抗抑郁药的种类及临床应用

抗抑郁药发展迅速，品种日益增多。既往分类多按化学结构进行分类：如杂环类（HCAs）抗抑郁药包括三环类（TCAs）、四环类。目前，更多按功能（作用机制）来划分：选择性 5-HT 再摄取抑制剂（SSRIs）如氟西汀等；选择性 5-HT 及 NE 再摄取抑制剂（SNRIs）如文拉法辛；NE 及特异性 5-HT 能抗抑郁药（NaSSA）如米氮平；选择性 NE 再摄取抑制剂（NRI）如瑞波西汀；5-HT 平衡抗抑郁剂（SMA）如曲唑酮；NE 及 DA 再摄取抑制剂（NDRIs）如安非他酮；选择性 5-HT 再摄取激活剂（SSRA）如噻奈普汀；可逆性单胺氧化酶抑制剂（RMAOI）如吗氯贝胺等。TCAs 作为经典抗抑郁药，仍保留三环类这个名称。

1. SSRIs

选择性 5-HT 再摄取抑制剂是近年临床上广泛应用的抗抑郁药，具有疗效好，不良反应少，耐受性好，服用方便等特点。主要有氟西汀、帕罗西汀、舍曲林、氟伏沙明、西酞普兰、艾司西酞普兰。艾司西酞普兰是西酞普兰的立体异构体，它对 5-HT 的再摄取抑制能力几乎是西酞普兰右旋异构体的 30 倍或更多，在单胺再摄取机制和神经递质受体相互作用的选择性方面也更突出。研究还发现，艾司西酞普兰对肝脏 P450 酶系的相互影响，比西酞普兰右旋异构体更轻微，对可能的药物相互作用的影响也更少。

（1）适应证：各种类型和不同严重程度的抑郁症。

（2）禁忌证：对 SSRIs 类过敏者，严重心、肝、肾病慎用；禁止与 MAOIs、氯米帕明、色氨酸联用；慎与锂盐、抗心律失常药、降糖药联用。

SSRIs 镇静作用较轻，可白天服药，如出现倦睡乏力可改在晚上服，为减轻胃肠刺激，通常在早餐后服药。年老体弱者宜从半量或 1/4 量开始，酌情缓慢加量。

（3）用法和剂量：6 种选择性 5-HT 再摄取抑制剂类药物的常用剂量和用法见表 2-1。

表 2-1 6 种选择性 5-HT 再摄取抑制剂类药物的常用剂量和用法

药名	规格（mg）	常用治疗量（mg/d）	最高剂量（mg/d）	用法	血药浓度（ng/mL）
氟西汀	20	20 ～ 40	60	qd	100 ～ 300
帕罗西汀	20	20 ～ 40	60	qd	30 ～ 100
舍曲林	50	50 ～ 150	200	qd	25 ～ 50

续表

药名	规格（mg）	常用治疗量（mg/d）	最高剂量（mg/d）	用法	血药浓度（ng/mL）
氟伏沙明	50	100～200	300	qd 或 bid	250
西酞普兰	20	20～40	60	qd	60
艾司西酞普兰	10	10～20	20	qd	25～125

若患者对一种 SSRI 无效或不能耐受，可换用另一种 SSRI 治疗。有研究表明，对一种 SSRI 无效的患者换用另一种 SSRI 有效率可达 48%～66%。

（4）不良反应：抗胆碱能不良反应和心血管不良反应比 TCAs 轻。

1）神经系统反应：头痛、头晕、焦虑、紧张、失眠、乏力、困倦、口干、多汗、震颤、痉挛发作、兴奋，转为躁狂发作。少见的严重神经系统不良反应为中枢 5-羟色胺综合征，这是一种 5-HT 受体活动过度的状态，主要发生在 SSRIs 与单胺氧化酶抑制剂合用。由于 SSRIs 抑制 5-HT 再摄取，单胺氧化酶抑制剂抑制 5-HT 降解，两者对 5-HT 系统具有激动作用，两者合用可出现腹痛、腹泻、出汗、发热、心动过速、血压升高、意识改变（谵妄）、肌阵挛、动作增多、激惹、敌对和情绪改变。严重者可导致高热、休克，甚至死亡。因此，SSRIs 禁与单胺氧化酶抑制剂类药物及其他 5-HT 激活药合用。

2）胃肠道反应：较常见恶心、呕吐、食欲缺乏、腹泻、便秘。

3）过敏反应：如皮疹。

4）性功能障碍：阳痿、射精延缓、性感缺失。

5）其他：罕见的有低钠血症，白细胞减少。

2. SNRIs

为 5-HT 及 NE 再摄取抑制剂。主要有文拉法辛、度洛西汀及米那普仑。

（1）文拉法辛：为二环结构。有快速释放剂型及缓释剂型两种，具有 5-HT 和 NE 双重摄取抑制作用，对 M_1，H_1，α 受体作用轻微，相应不良反应也少。疗效与氯米帕明相当或更优，起效时间也较快，对难治性抑郁症也有较好的治疗作用。

1）适应证：主要为抑郁症、伴焦虑症状的抑郁症及广泛性焦虑症。

2）禁忌证：无特殊禁忌证，严重肝、肾疾病，高血压，癫痫患者应慎用。禁与 MAOIs 和其他 5-HT 激活药联用，避免出现中枢 5-羟色胺综合征。

3）用法和剂量：最小有效剂量 75mg/d，治疗剂量为 75～225mg/d，一般为 150～225mg/d，快速释放剂型分 2～3 次服；缓释胶囊每粒 75～150mg，有效剂量 75～225mg/d，日服 1 次。

4）不良反应：文拉法辛安全性好，不良反应少，常见不良反应有恶心、口干、出汗、乏力、焦虑、震颤、阳痿和射精障碍。不良反应的发生与剂量有关，大剂量时血压可能轻度升高。

（2）度洛西汀：度洛西汀是一种 5- 羟色胺和去甲肾上腺素的再摄取抑制剂，对多巴胺再摄取有抑制作用。对多巴胺、肾上腺素、胆碱以及组胺受体没有明显的亲和性。度洛西汀对单胺氧化酶没有抑制作用。

1）适应证：主要用于治疗抑郁症。

2）禁忌证：禁用于已知对度洛西汀或产品中任何非活性成分过敏的患者，禁止与单胺氧化酶抑制剂（MAOIs）联用，未经治疗的闭角型青光眼患者。

3）用法和剂量：剂量为 40mg/d（20mg，每日 2 次）至 60mg/d（每日 1 次或 30mg，每日 2 次）。

4）不良反应：最常见的不良反应包括恶心、口干、便秘、食欲下降、疲乏、嗜睡、出汗增多。

（3）米那普仑：属选择性 5-HT 与 NE 双重再摄取抑制剂。

1）适应证：主要用于治疗抑郁症。

2）禁忌证：禁用于已知对米那普仑或产品中任何非活性成分过敏的患者，禁止与单胺氧化酶抑制剂（MAOIs）联用，未经治疗的闭角型青光眼患者。

3）用法和剂量：剂量为 100 ～ 200mg/d，分 2 次服。

4）不良反应：其不良反应发生率总体上与 SSRIs 相似。常见的不良反应包括焦虑、眩晕、发热潮红、出汗、恶心、便秘、排尿困难等。

3. NaSSAs

被称为 NE 和特异性 5-HT 抗抑郁药，是近年开发的具有 NE 和 5-HT 双重作用机制的新型抗抑郁药。米氮平是代表药，其主要作用机制为增强 NE、5-HT 的传递及特异阻滞 $5\text{-}HT_2$、5-HTs 受体，拮抗中枢去甲肾上腺素能神经元突触的自身受体及异质受体。

（1）适应证：各种抑郁症，尤其适用于重度抑郁和明显焦虑，激越及失眠的抑郁患者。

（2）禁忌证：严重心、肝、肾病及白细胞计数偏低的患者慎用。不宜与乙醇、安定和其他抗抑郁药联用。禁与 MAOIs 和其他 5-HT 激活药联用，避免出现中枢 5-HT 综合征。

（3）用法和剂量：开始 15mg/d，必要时可增至 45mg/d，每日 1 次，晚上服用。

（4）不良反应。本药耐受性好，不良反应较少，无明显抗胆碱能作用和胃肠道症状，对性功能几乎没有影响。常见不良反应为镇静、倦睡、头晕、疲乏、食欲和体重增加。

4. TCAs

三环类抗抑郁药又可再分为叔胺类如米帕明、阿米替林、多塞平（doxepin）和仲胺类。后者多为叔胺类去甲基代谢物，如去甲丙米嗪（地昔帕明）、去甲替林。马普替林属四环类，但其药理性质与 TCAs 相似。

（1）适应证：各种类型及不同严重程度的抑郁症。氯米帕明可用于治疗强迫症。

（2）禁忌证：严重心、肝、肾病，癫痫，急性闭角型青光眼，12 岁以下儿童，孕妇，前列腺肥大慎用，TCAs 过敏者，禁与 MAOIs 联用。

（3）用法和剂量：TCAs 治疗指数低，剂量受镇静、抗胆碱能和心血管不良反应限制。一般为 50 ～ 250mg/d，剂量缓慢递增，分次服。减药宜慢，突然停药可能出现胆碱能活动过度，引起失眠、焦虑、易激惹、胃肠道症状、抽动等。

（4）不良反应。

1）中枢神经系统表现：过度镇静，记忆力减退，转为躁狂发作。

2）心血管表现：体位性低血压，心动过速，传导阻滞。

3）抗胆碱能表现：口干，视物模糊，便秘，排尿困难。

4）过量反应表现：TCAs 服用超过 1 天剂量的 10 倍时就有致命性危险，心律失常是最常见的致死原因。

5. NRI

为选择性 NE 再摄取抑制剂，瑞波西汀为代表药物。通过对 NE 再摄取的选择性阻断，提高脑内 NE 的活性，从而具有抗抑郁作用。该药不影响多巴胺以及 5-HT 的再摄取，它与肾上腺素、毒蕈碱，胆碱能的组胺、多巴胺以及 5-HT 受体的亲和力较低。

（1）适应证：主要治疗抑郁症。长期治疗能有效预防抑郁症的复发。

（2）禁忌证：妊娠、分娩、哺乳期妇女，对本品过敏者，肝肾功能不全的患者，有惊厥史者（如癫痫），青光眼患者、前列腺增生引起的排尿困难者，血压过低（低血压）患者，心脏病患者，近期发生血管意外的患者。

（3）用法和剂量：开始 8mg/d，分 2 次服用，起效时间为 2 ～ 3 周。用药 3 ～ 4 周如疗效欠佳可增至 12mg/d，分 3 次服用。最大剂量不超过 12mg/d。

（4）不良反应：本药耐受性好，不良反应较少，常见不良反应为口干、便秘、失眠、勃起困难、排尿困难、尿潴留、心率加快、静坐不能、眩晕或体位性低血压。

6. SMA

为 5-HT 平衡抗抑郁药，主要有曲唑酮和奈法唑酮两种。作用机制是阻断 5-HT 受体，抑制 5-HT 和 NE 的再摄取。它们的疗效与 TCA 的米帕明及其他老一代抗抑郁药相当。

（1）曲唑酮：为四环结构的三唑吡啶衍生物，有相对强的 H_1，α_1 受体拮抗作用，故有较强镇静作用，α_1 受体拮抗可引起体位性低血压。

1）适应证：各种轻、中度抑郁症，重度抑郁效果稍逊；因有镇静作用，适用于伴焦虑、失眠的轻、中度抑郁。

2）禁忌证：低血压、室性心律失常。

3）剂量和用法：起始剂量为 50 ～ 100mg，每晚 1 次，每隔 3 ～ 4 天增加 50mg，常用剂量 150 ～ 300mg/d，分 2 次服用。

4）不良反应：常见者为头痛、镇静、体位性低血压、口干、恶心、呕吐、无力，少数可能引起阴茎异常勃起。

（2）奈法唑酮：药理作用类似曲唑酮，但镇静作用、体位性低血压较曲唑酮轻。其优点是不引起体重增加，性功能障碍也较少。

1）适应证：同曲唑酮，尤其适用于伴有睡眠障碍的抑郁患者。

2）用法和剂量：300 ～ 500mg/d，分次服，缓慢加量。

3）不良反应：常见有头昏、乏力、口干、恶心、便秘、嗜睡。

4）药物相互作用：本药对 CYP3A4 有抑制作用，与由该酶代谢的药联用应小心。可轻度增高地高辛血药浓度，地高辛治疗指数低，两药不宜联用。奈法唑酮曾一度被应用于临床，并显示出较好的抗抑郁效果和安全性。

7. NDRIs

是一种中度 NE 和相对弱的 DA 再摄取抑制剂，不作用于 5-HT。主要有安非他酮，为单环胺酮结构，化学结构与精神兴奋药苯丙胺类似。

（1）适应证：各种抑郁症。据报道该药转躁风险小，适用于双相抑郁患者。

（2）禁忌证：癫痫、器质性脑病的患者，禁与 MAOIs、SSRIs 和锂盐联用。

（3）用法和剂量：150 ～ 450mg/d，缓慢加量，因半衰期短，一般分为 3 次口服，每次剂量不应大于 150mg。

（4）不良反应：常见为失眠、头痛、坐立不安、恶心和出汗。少数患者可能出现幻觉、妄想。少见而严重的不良反应为抽搐，发生率与剂量相关。本药的优点是无抗胆碱能不良反应，心血管不良反应小，无镇静作用，不增加体重，不引起性功能改变，转躁可能性小。但可能会引起精神病性症状或癫痫大发作。

8. SSRA

5-HT 再摄取激动剂——噻奈普汀，结构上属于三环类抗抑郁药，但并不同于传统的三环类抗抑郁药，具有独特的药理作用。经过多项研究证实，噻奈普汀具有广泛的、良好的抗抑郁作用，长期服用可减少抑郁的复发，对老年抑郁症也具有较好的疗效。可增加突触前 5-HT 的再摄取，增加囊泡中的 5-HT，且改变其活性，突触间隙 5-HT 浓度减少，而对 5-HT 的合成及突触前膜的释放无影响，在大脑皮层水平，增加海马锥体细胞的自发性活动，并加速其功能抑制后的恢复；增加皮层及海马神经元再摄取 5-HT。

（1）适应证：各种抑郁症，尤其是老年抑郁症。

（2）禁忌证：对噻奈普汀或产品中任何成分过敏的患者，禁止与单胺氧化酶抑制剂（MAOIs）联用，未满 15 岁的儿童。

（3）用法和剂量：推荐剂量为 12.5mg，每日 3 次（37.5mg/d）。肾功能损害者及老年人应适当减少剂量，建议服用 25mg/d。

（4）不良反应：较常见的有上腹疼痛、腹痛、口干、食欲缺乏、恶心、呕吐、便秘、胀气、失眠 / 多梦、虚弱、眩晕、头痛、心动过速等。

9. D2- 拮抗剂和 5-HT1、5-HT2 拮抗剂

主要为米安舍林，是一种四环类抗抑郁药。

（1）适应证：各种抑郁症，特别适用于有焦虑、失眠的抑郁患者。

（2）禁忌证：低血压，白细胞计数低的患者。

（3）用法和剂量：30 ～ 90mg/d，可晚上 1 次顿服，从小剂量开始。

（4）不良反应：本药抗胆碱能、心血管不良反应小，对肝、肾功能影响小。主要不良反应有头晕、乏力、嗜睡，罕见粒细胞减少。

10. MAOIs

单胺氧化酶抑制剂按可逆性可分为可逆性和不可逆性；按选择性可分为选择性和非选择性。不可逆性的 MAOIs，即以肼类化合物，如苯乙肼及非异烟肼类的衍生物如反苯环丙胺为代表的老一代 MAOIs；可逆性选择性单胺氧化酶 A 的抑制剂，主要有吗氯贝胺，是新一代 MAOIs。

（1）适应证：抑郁症，非典型抑郁症，伴有焦虑或疼痛等症状的抑郁症。

（2）禁忌证：苯乙肼禁用于孕妇、癫痫、心力衰竭、脑血管病、肝病、嗜铬细胞瘤等患者。高血压、青光眼患者慎用。吗氯贝胺禁用于嗜铬细胞瘤及甲状腺功能亢进患者。

（3）用法和剂量：苯乙肼常用剂量 15 ～ 75mg/d；吗氯贝胺治疗剂量范围为 150 ～

600mg/d，起始量 100 ～ 200mg/d，3 天后视病情缓慢加量，分 2 ～ 3 次服。

（4）不良反应：苯乙肼等非选择性 MAOIs 的主要不良反应有紧张、失眠、头痛、头晕、震颤、惊厥、动作失调、反射亢进、口干、便秘、皮疹、体位性低血压、肝脏毒性（可引起肝细胞坏死）等。过量急性中毒时表现为激动、幻觉、谵妄、高热、惊厥及昏迷，甚至死亡。严重而危险的毒性反应为中毒性肝损害和高血压危象，一旦出现应立即停药并对症处理。在使用时应避免食用含酪胺的食物（如奶酪、红葡萄酒、腌鱼、啤酒、鸡肝等），由于肠和肝中的 MAO 被药物抑制，食物中的酪胺不被肝和肠中的 MAO 代谢灭活，以至有大量的酪胺进入血中，而酪胺可作为假性递质，并促进去甲肾上腺素释放，从而引起高血压反应，严重时表现为高血压危象，出现严重的头痛，甚至脑出血。吗氯贝胺具有高度选择性，不良反应少且轻微，主要有恶心，其次为口干、便秘、头痛、眩晕、失眠、体位性低血压等，大大降低了酪胺效应的危险性。

11. 其他药物

（1）氟哌噻吨 / 美利曲辛：复方制剂，每片含相当于 0.5mg 氟哌噻吨的二盐酸氟哌噻吨及 10mg 美利曲辛的盐酸美利曲辛。氟哌噻吨是一种抗精神病药，小剂量具有抗焦虑和抗抑郁作用。美利曲辛是一种抗抑郁剂，低剂量应用时，具有兴奋性。此药具有抗抑郁、抗焦虑和兴奋特性，适用于轻、中度的抑郁症，尤其是心因性抑郁，躯体疾病伴发抑郁，围绝经期抑郁，酒依赖及药瘾伴发的抑郁。常用剂量为每天 2 片，早晨及中午各 1 片；严重病例早晨的剂量可加至 2 片。老年患者早晨服 1 片即可。不良反应少见，可能会有短暂的不安和失眠，长期使用可能出现锥体外系反应。不适用于过度兴奋或活动过多的患者，因药物的兴奋作用可能加重这些症状。大剂量长期使用突然停药会引起撤药症状。禁与单胺氧化酶抑制剂合用，宜在单胺氧化酶抑制剂停用的 2 周后，方可换用本药。

（2）贯叶连翘植物提取物（SWE）：从草药（贯叶连翘、圣约翰草）中提取的一种天然药物。其对 5HT、NE、DA 再摄取均有明显的抑制作用，并具有相似的效价，这在已知的抗抑郁药物中很少见。疗效与马普替林、阿米替林相当，耐受性优于阿米替林。适用于轻、中度的抑郁症，同时能改善失眠及焦虑，由于为天然药物，即使大量服用也是安全的。在欧洲及美国，该药作为非处方用药。剂量为每次 300mg，3 次 / 天。有严重肝肾功能不全者慎用或减量，出现过敏反应者禁用。不良反应有胃肠道反应、头晕、疲劳和镇静。相对严重的是皮肤的光过敏反应。

（五）抗抑郁药的合理选用

抗抑郁药的疗效和不良反应均存在个体差异，此差异在治疗前很难预测。一般而言，几种主要抗抑郁药疗效大体相当又各具特点，药物选择主要取决于患者躯体状况、疾病类型和药物不良反应。抗抑郁药的选用，要综合考虑下列因素：①既往用药史如有效仍可用原药，除非有禁忌证；②药物遗传学近亲中使用某种抗抑郁药有效，该患者也可能有效；③药物的药理学特征如有的药镇静作用较强，对明显焦虑激越的患者可能较好；④可能的药物间相互作用有无药效学或药代学配伍禁忌；⑤患者躯体状况和耐受性；⑥抑郁亚型，如非典型抑郁可选用 SSRIs 或 MAOIs，精神病性抑郁可选用阿莫沙平；⑦药物的可获得性及药物的价格和成本问题。

（六）对不同类型抑郁症的治疗

（1）伴有明显激越的抑郁症的治疗：抑郁症患者可伴有明显激越，激越是女性围绝经期抑郁症的特征。伴有明显激越和焦虑的抑郁症患者往往病情较严重，药物治疗起效较慢，且疗效较差，较容易发生自杀。在治疗中可考虑选用有镇静作用的抗抑郁剂，如SSRIs中的氟伏沙明、帕罗西汀，NASSAs中的米氮平，SARIs中的曲唑酮，以及TCAs中的阿米替林、氯米帕明等，也可选用SNRIs中的文拉法辛。在治疗的早期，可考虑抗抑郁药合并苯二氮䓬类的劳拉西泮（1～4mg/d）或氯硝西泮（2～4mg/d），当激越焦虑的症状缓解后可逐渐停用苯二氮䓬类药物，继续用抗抑郁剂治疗，抗抑郁药治疗的原则和一般的抑郁症的治疗相同，保证足量、足疗程。

（2）伴有强迫症状的抑郁症的治疗：抑郁症患者可伴有强迫症状，强迫症患者也可伴有抑郁，两者相互影响。有学者认为伴有强迫症状的抑郁症患者预后较差。药物治疗常使用TCAs中的氯米帕明，以及SSRIs。通常使用的剂量较大，如氟伏沙明可用至200～300mg/d、舍曲林150～200mg/d、氯米帕明150～300mg/d。

（3）伴有精神病性症状抑郁症的治疗：精神病性一词传统上强调患者检验现实的能力丧失，伴有幻觉、妄想、阳性思维形式障碍或木僵等精神病性症状，精神障碍程度严重，属重性精神病范畴。有学者认为这是一种独立的亚型，患者家族中患有精神病性抑郁症的比率较高，且较非精神病性抑郁症更具遗传倾向。血清皮质醇水平高，DST阳性率高；血清多巴胺8-羟化酶活性低；尿中MHPG低；脑脊液中HVA高，使用抗抑郁药物治疗的同时，可合并第二代抗精神病药或第一代抗精神病药物，如利培酮、奥氮平及舒必利等，剂量可根据精神病性症状的严重程度适当进行调整，当精神病性症状消失后，继续治疗1～2个月，若症状未再出现，可考虑减药，直至停药，减药速度不宜过快，避免出现撤药综合征。

（4）伴有躯体疾病的抑郁症的治疗：伴有躯体疾病的抑郁症，其抑郁症状可为脑部疾病的症状之一，如脑卒中，尤其是左额叶、额颞侧的卒中；也可能是躯体疾病的一种心因性反应；也可能是躯体疾病诱发的抑郁症，即躯体疾病与抑郁症状同时存在，相互影响。抑郁症常常会加重躯体疾病，甚至使躯体疾病恶化，导致死亡，如冠心病、脑卒中、肾病综合征、糖尿病、高血压等。躯体疾病也会引起抑郁症状的加重，故需有效地控制躯体疾病，并积极地治疗抑郁。抑郁症的治疗可选用不良反应少、安全性高的药物。如有肝肾功能障碍者，抗抑郁药的剂量不宜过大。若是躯体疾病伴发抑郁症，经治疗抑郁症状缓解，可考虑逐渐停用抗抑郁药。若是躯体疾病诱发的抑郁症，抑郁症状缓解后仍需继续治疗。

（七）难治性抑郁症的药物治疗

1. 难治性抑郁症

目前尚无统一的标准，较严谨的标准是首先应符合ICD-10或CCMD-3抑郁发作的诊断标准；且用现有的两种或两种以上不同化学结构的抗抑郁药，经足够剂量（治疗量上限，必要时测血药浓度）、足够疗程治疗（6周以上），无效或收效甚微者。难治性抑郁症占抑郁症患者的10%～20%，是较复杂的问题，处理颇为棘手，是目前精神病学面临的难题之一。在诊断难治性抑郁症时应注意以下几个问题：①诊断是否准确？②患者是否伴有精神病性症状？③患者是否得到适当治疗（剂量及疗程）？④不良反应是否影响达到有效治疗剂量？⑤患者依从性是否好？⑥药物使用方式是否合适？⑦治疗结果是如何评价的？⑧是否存在影响疗效的躯体疾病及精神病性障碍？⑨是否存在其他干扰治疗的因素？只有全面考虑以上这些问题后，才能对难治性抑郁症作出正确的诊断。

2. 难治性抑郁症的药物治疗

（1）增加抗抑郁药的剂量：增加原用的抗抑郁药的剂量，至最大治疗剂量的上限。在加药过程中应注意药物的不良反应，有条件的，应监测血药浓度；但对 TCAs 的加量，应持慎重态度，严密观察心血管的不良反应，避免过量中毒。

（2）抗抑郁药物合并增效剂：具体联用方案如下。①抗抑郁药合并心境稳定剂：如锂盐（750 ～ 1000mg/d），锂盐的剂量不宜太大，通常在 750 ～ 1000mg/d，一般在合用治疗后的 7 ～ 14 天见效，抑郁症状可获缓解。②抗抑郁药与抗癫痫药联用：如丙戊酸钠（0.4 ～ 0.8mg/d）、卡马西平（0.2 ～ 0.6mg/d）。③抗抑郁药与第二代抗精神病药物联用：如利培酮（1 ～ 2mg/d）、奥氮平（5 ～ 10mg/d）、喹硫平（200 ～ 400mg/d）等。④抗抑郁药与丁螺环酮联用：丁螺环酮的剂量逐渐增加至 20 ～ 40mg/d，分 3 次口服。⑤抗抑郁药与甲状腺素联用：加服三碘甲状腺素（T_3）25μg/d，1 周后加至 37.5 ～ 50μg/d。可在 1 ～ 2 周显效，疗程 1 ～ 2 个月。不良反应小，但可能有心动过速、血压升高、焦虑、面红。有效率为 20% ～ 50%。⑥抗抑郁药与苯二氮䓬类联用：可缓解焦虑，改善睡眠，有利于疾病康复。

（3）两种不同类型或不同药理机制的抗抑郁药的联用：① SSRI 与 SARI 联用如白天用 SSRIs，如氟西汀；晚上服用 SARI，如曲唑酮；② SSRI 和 SNRI/NASSA 联用，有报道两药联用对部分难治性抑郁症患者有效，剂量都应比常用的剂量为小，加量的速度也应较慢，同时严密观察药物的不良反应；③ SNRI 和 NASSA 联用。

（4）抗抑郁药合并电抽搐治疗，或采取生物心理社会综合干预措施。

（八）联合用药

一般不推荐两种以上抗抑郁药联用，但对难治性病例在足量、足疗程、同类型和不同类型抗抑郁药治疗无效或部分有效时才考虑联合用药，以增强疗效，弥补某些单药治疗的不足和减少不良反应。联合用药的方法详见难治性抑郁症的药物治疗建议。

（崔洪雨）

参考文献

［1］李勃，梁璇，鲁莹，等 . 抗 TNF-α 药物治疗抑郁症的研究进展 [J]. 中国病理生理杂志，2022，38（7）：1334-1339.

［2］沈俊，王甲，梅洪梁，等 . 妊娠期及产后抑郁症药物治疗进展 [J]. 中国药业，2022，31（4）：128-131.

［3］郑春美，蒋海潮，彭玲，等 . 抑郁症患者药物治疗态度和依从性的影响因素研究 [J]. 浙江医学，2022，44（2）：145-149.

［4］Vasile C.CBT and medication in depression[J]. Experimental and Therapeutic Medicine, 2020, 20(4): 3513-3516.

第三节 抑郁症的物理治疗

抗抑郁药物作为抑郁症的主要治疗手段能够有效改善抑郁症状，目前选择性5-羟色胺再摄取抑制剂（SSRD）仍推荐作为一线用药。然而，抗抑郁药主要存在两个方面的缺点：一方面是疗效不能令人满意，起效慢，维持治疗时间长，并且有30%的患者对抗抑郁药物无效；另一方面是复发率较高，首次发病治愈后的复发率高达50%，而二次发病治愈后的复发率则更高。鉴于抗抑郁药的缺点和限制，抑郁症的非药物治疗的重要性越来越凸显，其中物理治疗已经成为弥补药物治疗不足的重要手段。

一、电刺激治疗

（一）电休克治疗

电休克治疗（ECT）是利用一定量电流通过患者头部，导致大脑皮层癫痫样放电，同时伴随全身抽搐，使患者产生暂时性意识丧失的治疗手段。早在1938年电休克技术就开始用于精神疾病的治疗，一直被认为是治疗抑郁症的最有效物理治疗，特别是对于严重抑郁症ECT比药物治疗更有优势。

ECT的实施需要两个电极，一般分别置于双颞侧。成人通常情况下电压为70～130V，时间0.1～0.5秒；或电流强度90～120mA，时间1～3秒。通电后患者一般经历强直—阵挛—肌肉松弛典型表现。抽搐结束后将患者头偏向一侧，辅助呼吸直至自主呼吸恢复。对于抑郁症的治疗，ECT通常能够达到70%～80%的反应率和40%～50%或更高的有效率。对于药物治疗反应不良的患者,ECT的反应率也能够接近50%。此外，ECT特别是对于伴随精神症状的抑郁患者和老年抑郁患者有较好的效果。

对于ECT的作用机制，目前海马结构和功能的改变是研究的重点和热点。研究发现抑郁症患者的海马体积缩小，其原因可能与海马神经元再生和突触可塑性两方面的原因有关。通过结构影像观察发现，ECT能够增加海马的体积。同时通过脑功能影响的研究发现，ECT能够改善与海马功能相关的默认网络，并影响背侧注意网络和腹侧注意网络，从而改善抑郁症患者的症状。对于海马结构和功能改变的机制，研究发现ECT能够刺激神经元细胞再生，影响海马神经元的成熟，延长海马新生神经元的寿命。而在海马神经元再生过程中，脑源性神经营养因子（BDNF）发挥着重要的作用。有研究显示，抑郁症的发生和血清中BDNF浓度减少相关，经过ECT治疗后的抑郁症患者其外周BDNF浓度有所升高。尽管ECT能够增加海马的体积，促进神经元再生，上调BDNF的表达，然而进一步研究发现这些改变与ECT的抗抑郁疗效并没有直接相关性。而对于海马改变的突触可塑性机制，研究发现ECT的疗效与之相关，因此从突触可塑性角度出发，是进一步明确ECT对海马结构和功能影响的研究方向。

虽然ECT的有效率高，治疗效果明显，然而其最大的缺点是复发率高。此外，ECT诱发抽搐之后，容易出现头痛、肌肉痛和恶心等症状，还可能引起更严重的并发症，包括四肢关节脱位和骨折、循环波动、气道阻塞等。另外，患者的恐惧也严重影响ECT的依从性。因此，在传统ECT的基础上于20世纪50年代初发明了应用全身静脉麻醉下的改良 ECT（MECT），有效地减少了骨折、关节脱位等并发症，减轻了患者的恐惧感和不良反应，减少了并发症。无论是 MECT 还是传统 ECT，患者治疗后最明显的不良反应是记忆损害。为了解决 ECT 导致的记忆损害，在 MECT 基础上又出现了双侧 ECT 和单侧 ECT。双侧 ECT 刺激双侧大脑半球，单侧 ECT 刺激单侧非优势大脑半球。结果发现改进的单侧 ECT 相比双侧 ECT 明显减少了记忆损害，但是单侧 ECT 也需要更大的电量。总之，ECT 还需要更进一步的改进和完善。

（二）经颅直流电刺激

经颅直流电刺激（tDCS）是一种无创的神经刺激技术，通过头皮电极将持续的低振幅电流作用于特定脑区。加拿大（CANMAT）指南推荐 tDCS 作为抑郁症物理治疗的三线选择。

tDCS 的电极由正负两个电极组成，阳极通常置于左侧背外侧前额叶皮质（DLPFC），阴极可置于非皮质区域或右侧 DLPFC，采用至少 2mA 电流每次治疗 30 分钟以上，并至少持续 2 周以上才能够产生抗抑郁效果。对于 tDCS 的治疗效果，临床试验的结果并不一致，可能与 tDCS 的临床研究存在的问题有关，一是研究数量不足，二是刺激参数尚不统一，因此 tDCS 的临床应用尚不成熟。

目前，对于 tDCS 治疗抑郁症的机制尚缺乏大量的研究。tDCS 一般选取 DLPFC 为刺激区域，而 DLPFC 作为前额叶皮层的重要组成部分，是认知控制网络的一部分，并且涉及情绪调节，在对情绪加工自上而下的调节中起着重要的作用。目前认为，tDCS 的作用机制与 DLPFC 脑区 NMDA 受体的调节有关。

tDCS 的耐受性较好，虽然可能会出现轻微头痛、疲劳及恶心等不良反应，也有可能造成皮肤损伤，但是发生率并不高。然而，对于 tDCS 的安全性和长期使用的耐受性还缺乏研究报道。

（三）迷走神经刺激

迷走神经刺激（VNS）是一种有创治疗，需要在胸腔植入一个类似起搏器的脉冲发生器，然后将其连接到一个位于颈部迷走神经处的刺激电极。通过电刺激迷走神经，经过孤束核，最终作用于相应的大脑皮层和皮层下结构。最初在 1997 年，VNS 被批准用于难治性癫痫的治疗。到 2005 年，经 FDA 批准 VNS 用于慢性或复发性成人抑郁症的治疗。

研究报道 VNS 对于抑郁症的反应率达到 31.8%，抗抑郁疗效与时间有关，平均起效时间在 9 个月以上。另一项研究显示，VNS 治疗的前三个月中只有 35% 起效，而这些患者中又有 65% 和 50% 分别在 12 个月和 24 个月时仍然有效。

目前，VNS 治疗抑郁症的机制尚不明确。研究认为 VNS 的作用可能通过蓝斑发挥抗抑郁作用。VNS 的不良反应包括发音改变，呼吸困难，颈部疼痛，咳嗽。研究发现这些不良反应能够随着时间缓解。总之，由于 VNS 在抗抑郁治疗中使用较少，近年来无论是临床观察还是机制探索方面进展都比较缓慢。

（四）深部脑刺激

深部脑刺激（DBS）也是一种有创治疗，将电极分别植入目标脑区，脉冲发生器通常植入右锁骨下胸腔中，从而对特定的脑部结构或环路进行局灶性电刺激。自 20 世纪 80 年代起，DBS 开始用于癫痫、帕金森病的治疗，因患者治疗后精神行为的改变提示

DBS 可能成为抑郁症的治疗方法。

目前，DBS 对于难治性抑郁症（TRD）的治疗尚处于试验阶段，未批准进行临床应用。小样本的临床观察研究发现，DBS 选择下扣带回（SCC）白质、腹侧纹状体、伏隔核和内侧前脑束作为刺激靶点，能够取得 30% ～ 60% 的应答率和 20% ～ 40% 的症状缓解率。另外，最新研究发现 DBS 对于难治性的抑郁症也有一定的疗效。DBS 的机制可能与突触可塑性，调节神经递质有关。目前，DBS 的研究仍然主要集中在帕金森病的治疗方面，对于抑郁症的治疗还需要更进一步的研究。

二、磁刺激治疗

（一）经颅磁刺激

经颅磁刺激治疗（TMS）是利用一定强度的磁场穿过颅骨而作用于脑组织，产生感应电流，当感应电流超过神经组织兴奋阈时产生兴奋性突触后电位，从而不同程度地兴奋脑内神经细胞，并引起一系列生理生化反应，从而影响神经电活动和脑内代谢。TMS 早在 20 世纪 80 年代发明，之后发现具有抗抑郁效果，现前额叶经颅磁刺激（TMS）已获 FDA 批准，用于治疗对抗抑郁药应答不佳的成人重性抑郁患者，是抗抑郁的一线治疗手段。

相比 ECT，TMS 的实施过程相对容易。患者在清醒状态下进行，采用交流电通过患者头部的线圈产生磁场，持续 20 ～ 60 分钟，疗程数周。TMS 主要有 3 种刺激模式：单脉冲 TMS、双脉冲 TMS、重复 TMS（rTMS）。单脉冲 TMS 采用一种脉冲方式，而 rTMS 采用快速（＞ 1Hz）或慢速（＜ 1Hz）。脉冲，相应地增强或抑制神经电活动和局部血液循环。大部分研究采用左侧大脑半球的快速 rTMS 和右侧大脑半球的慢速 rTMS，从而调节双侧大脑半球的功能平衡。

对于 TMS 治疗机制的认识主要有两个层面：在脑影像学层面，观察 TMS 治疗后患者的脑结构和脑功能改变发现，在重复经颅磁刺激前后脑区改变包括左前扣带皮层，左侧岛叶，左侧颞上回和右角回；功能影像学研究显示重复经颅磁刺激能够影响默认网络的连接效率；在分子机制层面，应用 TMS 对模型动物的研究发现，rTMS 能够影响前额叶的 GABA 能神经元功能，并通过 BDNF-TrkB 信号途径影响突触可塑性，从而改善抑郁症状。

rTMS 最严重的不良反应为诱发癫痫，但是发生率较低。虽然不良反应较少，但是一些荟萃分析发现 rTMS 的疗效不如 ECT，特别是对于伴有精神症状的患者。

（二）磁休克治疗

磁休克治疗（MST）是在 TMS 的基础上发展起来的治疗技术。用高频强脉冲磁场连续刺激大脑皮层几秒钟诱导抽搐发作。2000 年，首次在瑞士成功对人用 MST 在麻醉状态下诱发出抽搐发作，并首次证明了 MST 治疗抑郁症的有效性与安全性。磁休克仪以 100Hz，2 特斯拉（T）小于 10 秒的刺激就可完成一次治疗。同电休克一样，MST 也需要麻醉，在抽搐发作前也需要用镇静剂和肌肉松弛剂。研究对比 ECT 和 MST 发现诱发抽搐的电生理活动，肌肉收缩、肌电图和脑电图特征两者无明显差异，同时观察到 MST 自主呼吸恢复和定向功能恢复时间明显比 ECT 短得多，其特点表明 MST 诱导的是局灶性抽搐发作，有利于减少神经功能的副作用，减少对记忆认知损害。目前，MST 仍处于实验阶段，对抑郁症的疗效和机制仍需进一步研究。

（三）光刺激治疗

光照疗法通过强光环境来改善抑郁症患者的症状，对于季节性发作的抑郁患者有一定的疗效。最新研究发现，光照疗法对于非季节性的患者也有一定的疗效，特别是对于老年患者是一种兼顾疗效和安全性的辅助治疗手段。

（程 畅）

参考文献

［1］尤斌，张婷婷，贾茜．抑郁症物理治疗的研究进展[J]. 临床医药文献电子杂志，2020，7（6）：197.

［2］胡婵婵．经颅直流电刺激在抑郁症的应用进展[J]. 世界最新医学信息文摘，2019，19（74）：34–35.

［3］王靓，李琦，徐勇．抑郁症物理治疗的研究进展[J]. 世界最新医学信息文摘，2018，18（28）：71–73.

［4］Hajihasani A, Rouhani M, Salavati M, et al.The influence of cognitive behavioral therapy on pain, quality of life, and depression in patients receiving physical therapy for chronic low back pain:a systematic review[J].Pm&r, 2019, 11(2): 167–176.

第四节 抑郁症的心理治疗

目前认为，针对抑郁症患者的心理治疗可有下述效能：减轻和缓解心理社会应激原的抑郁症状；改善正在接受抗抑郁药治疗患者对服药的依从性；矫正抑郁症继发的各种不良心理社会性后果，如婚姻不睦、自卑绝望、退缩回避等；最大限度地使患者达到心理社会功能和职业功能的康复；协同抗抑郁药维持治疗，预防抑郁症的复发。

一、心理治疗的原则

（1）保密原则：保密是心理治疗中最重要的一条原则。其基本含义包括除可能有自伤、自杀或危害他人与社会的情况外，治疗师必须严格地为来访者的谈话内容保守秘密，在未得到来访者允许的情况下，不得将来访者的基本情况，如姓名和主要问题等泄露给任何人或机关，拒绝任何关于来访者情况的调查，尊重来访者的利益和隐私，以避免对号入座等。保密原则是治疗师必须始终坚持的一项重要原则，它是心理治疗顺利开展的重要保证。

（2）主体原则：在心理治疗中，来访者既是治疗的对象，又是治疗活动的主体。

（3）转介原则：转介原则是指当治疗师认为某个来访者超出自己的能力范围或时间不够，使自己不能很好地解决问题时，将这个来访者转介给其他的专业人士或机构。转介体现了治疗师对来访者利益和治疗本质的深刻认识。

（4）时间限定原则：时间限定的原则是指心理治疗必须遵守一定的时间限制。一般来讲，一次治疗的时间最好控制在 1 小时内。治疗过程中控制时间具有非常重要的作用，它可以推动治疗过程的顺利开展，对来访者的成长具有积极意义。第一，限制时间可以使来访者对何时结束谈话有心理准备，提高治疗效率。第二，限制时间是促进来访者成长的需要。第三，限制时间充分反映了治疗师对治疗过程的监控和调节，是治疗师治疗技能的体现。

（5）态度中立原则：态度中立原则指治疗师在心理治疗过程中保持中立的立场，不将自己的私人情感掺杂到治疗中，不过度卷入治疗中，并始终保持冷静、清醒的头脑。要做到心理治疗中保持中立的态度，治疗师应坚持做到以下四点：第一，治疗师在面对来访者时，要采取通情、尊重和真诚的态度。第二，治疗师要处理和调节好个人的情绪和态度，摆正和扮演好自己在治疗中的位置和角色。第三，治疗师在治疗中应注意避免主观臆断，或对与来访者有关的人作出简单的评价和判断，第四，治疗师应尽量避免与来访者有超出工作以外的个人接触。治疗师与来访者之间应保持比较单纯的咨访关系，工作场所原则上也应限定在心理诊疗室内。

（6）接受性原则：对所有来求治的患者，不论其年龄大小、职务高低、初诊或复诊，都要做到一视同仁，热情接待，要用同情、理解的目光和鼓励、启发式的提问引导患者，耐心地倾听患者的诉说。其实，倾听的同时就是治疗的开始，因为患者在诉说的时候可以得到宣泄，并可能由此而减轻症状。要让患者感到不论他所说的内容是什么，你都不会觉得好笑，更不可冷眼旁观、猎奇，甚至讥笑鄙视。要以极大的同情心来理解患者的所作所为，要深有同感，这样患者才能感到你是可以信赖的，才能接受治疗。

（7）支持性原则：患者患病后必然会产生一种受挫折的心理，但又无可奈何，常常是经历了一番磨难或痛苦的挣扎后才不得不来求治。有的患者可能是辗转多家医院但疗效不好，有的患者是已感到绝望或仅抱有一线希望，所以他们在求治时常常询问："我的病能治好吗？"治疗者要不断地向患者传递支持的信息，说明疾病的可治性，并可列举成功的例子，以解除他们因缺乏相关知识而产生的焦虑不安的情绪和增强同疾病作斗争的信心和勇气。支持的方式是要让患者感到你是有科学依据的，态度要坚定、慎重、亲切可信、充满信心，不要让患者感到你是在夸夸其谈。

（8）真诚性原则：疾病能否治好，是患者、家属及治疗者十分关心的问题。对于治疗者来说，应当以真诚的态度，认真地了解患者的症状、发病机制、诊断及治疗过程中的反应，并在慎重地确定治疗方案之后，还要根据具体情况不断地进行修正和完善。在此基础上就可以向患者作出科学的、实事求是的解释和保证，让患者认为治疗者的保证是有理有据、合情合理的。对于时间上的保证要稍长一些，以免到期达不到预期效果而引起患者的失望和挫折感，甚至对治疗者产生怀疑。当然，也需要向患者说明，任何保证都需要患者积极配合，发挥主动，遵守医嘱，否则会影响治疗。对治疗过程中患者取得的进展，也应及时给予肯定和赞赏。

二、心理治疗方法

对于抑郁症患者可采用的心理治疗种类较多，常用的主要有支持性心理治疗、动力学心理治疗、认知疗法、行为治疗、人际心理治疗、婚姻和家庭治疗等。一般而言，支持性心理治疗可适用于所有就诊对象，各类抑郁症患者均可采用或联用；精神动力学的短程心理治疗可用于治疗抑郁症的某些亚类，适应对象应有所选择；认知行为治疗方法可矫正患者的认知偏见，减轻情感症状、改善行为应对能力，并可减少抑郁症患者的复发；人际心理治疗主要处理抑郁症患者的人际问题、提高他们的社会适应能力；婚姻或家庭治疗可改善康复期抑郁症患者的夫妻关系和家庭关系，减少不良家庭环境对疾病复发的影响。

（一）支持性心理治疗

（1）耐心倾听：首先是认真听取患者的自动述说，以了解病史和问题的症结；同时通过耐心倾听，也可使患者感到有人正在关心和理解他，以初步建立良好的人际接触。倾听无疑是所有心理治疗的前提。

（2）解释指导：倾听之后继而就应对患者有关躯体和精神问题给予合适的解释，并可开展针对性的心理卫生知识教育，对于有关不正确的知识和观念，给予适当的矫正和指导。

（3）导其疏泄：随之也可通过启动患者的情绪表达或疏泄，以减轻痛苦或烦恼。

（4）保证作用：如果患者抑郁症反复发作为一种慢性化过程，很容易丧失信心、对康复不抱希望。对此，通过保证作用对提高患者的信心特别重要。

（5）鼓励自助：让患者学会应用治疗过程中所学到的各种知识或技巧，调节自我心理功能，提高自我处理问题的能力。

（6）建立和发展社会支持系统：治疗中医师应针对患者当前的问题给予建议和指导，在增强其心理承受力的同时，帮助患者去发现和寻找各类可动用的心理社会支持源。

（7）要对效果予以阶段性评估，并根据评估结果调整实施方案。

支持性心理治疗每次需 15 ～ 50 分钟。

（二）精神动力学治疗

精神动力学心理治疗是在经典的弗洛伊德精神分析治疗方式上逐步改良和发展起来的一类心理治疗方法，根据治疗时程可简单分为长程和短程两大类。目前，推荐用于治疗抑郁症的精神动力学心理治疗主要为短程疗法。这类疗法的共同特点是疗程短，一般每周 1 次，共 10 ～ 20 次，少数患者可达 40 次。在治疗结束前一般安排 2 ～ 3 个月的随访，其间逐步拉长会谈见面的间歇期。治疗师的主要任务是通过专业化技术帮助患者认识其抑郁症的潜意识内容，从而能够自我控制情感症状和异常行为，同时能更好地处理一些应激性境遇。

短程动力学心理治疗的实施要点为：①在治疗师极少主动参与的前提下，让患者自由联想和自由畅谈；②通过谈话中的某些具体实例去发现线索和若干问题；③从中选择患者认可的某个需重点解决的焦点冲突；④动用治疗性医患关系的作用来解释患者的这类内心冲突；⑤在不依赖治疗师的条件下，通过最为简洁的手段让患者自我感悟和修通，对该问题和冲突达到新的认识，同时学会新的思考或情感表达方式。

（三）认知疗法

认知疗法是根据认知过程必然影响情感和行为的理论假设，通过认知和行为技术来改变患者不良认知的一类心理治疗方法。

认知疗法的目标是帮助患者重建认知，矫正自身的系统偏见，其中包括对其个体既往生活经历和将来前途作出的种种错误解释和预测。认知疗法是一个学习过程，其间治疗医师扮演主动角色，可帮助患者澄清和矫正认知歪曲和功能失调性假设。

认知疗法的特征有：①治疗中要求治疗师和患者均积极主动参与；②治疗形式呈定

式化，且短程限时；③治疗的策略是通过言语交谈与行为矫正技术相结合，来帮助患者识别、检验和改正曲解的观念，故有时又称为“认知行为治疗（CBT）”；④强调对“此时此地”心理和境遇问题的比较，让患者应用恰当的思考方式，使症状和不适应行为得到改善。抑郁症患者的认知疗法重点是减轻或消除功能失调性活动，同时帮助建立和支持适应性功能，鼓励患者监察内在的相关因素，即导致抑郁的想法、行为和情感。

认知疗法的方法较多，具体实施中，可供选用的认知矫正技术推荐下述5种。①识别自动性想法，治疗师可用提问、想象和角色扮演等技术让患者学会识别自动想法，尤其是识别出那些在激怒、悲观和抑郁情绪之前出现的特殊想法。②识别认知错误和逻辑错误，注意听取和记录患者的自动性想法和“口头禅”（如“我应该”“必须”等），然后采用拮难式或逻辑式提问，帮助患者归纳和总结出一般规律，建立恰当或合理的认知思维方式。③真实性检验，让患者将自己的自动想法当成一种假设在现实生活中去调查或验证，也可通过角色扮演去受到启迪和领悟，结果患者可能发现，现实生活中他的这些消极认知或想法在绝大多数情况下是与实际不相符合的。④去除注意或转移注意力，让患者学会放松、呼吸训练控制及坚持不回避原则，同时尝试着用积极的语言暗示等来替代原先的消极认知和想法，逐步克服“自己是人们注意的中心”这种想法。⑤监察苦闷或焦虑水平（焦虑处置训练），这是认知疗法的一项常用技术，即鼓励患者自我监察和记录焦虑或苦闷的情绪，帮助其认识情绪波动的特点，以增强自信心。

认知疗法的疗程，门诊一般为15～20次治疗性会谈，每次40～60分钟，持续约12周。住院患者认知疗法的方法与门诊有所不同，虽然也是15～20次治疗性会谈，但为每天1次，故疗程一般为3～4周，出院后再随访3～4个月（每1～2周会谈1次）。

（四）行为治疗

行为治疗是应用实验和操作条件反射原理来认识和处理临床问题的一类治疗方法。

行为治疗的特征：①针对现实目标，强调解决具体问题，也使患者积极面向未来；②主要从行为观察上，需对患者的病理心理及有关功能障碍质量和总体水平进行检查确认，并分析有关影响行为的环境因素；③据此确定旨在改善患者适应功能的操作化目标；④制订分步骤完成的行为干预措施和治疗方案。

行为治疗常用的干预技术，包括：①要求患者坚持写日记，每天记录情感和活动情况，包括日常生活起居、想法、做了何事、见到何人等；②增加一般性活动水平，尤其是娱乐活动；③减少或处理不愉快的事件和活动；④建立新的自我强化方式；⑤放松或松弛练习；⑥提高社交技巧；⑦合理安排和计划时间；⑧认知技巧的训练。

行为治疗常用的方法有3种可供选择。一是自控学习疗法，包括：①监察自我，要求逐步达到支配并增加有积极意义的活动；②评估自我表现，学会制订切合实际的目标；③分析自我行为，学会能比较正确地认识成功和失败的原因；④强化自我表现，学会提高和维持有积极意义活动的水平。二是社会学习疗法，内容有：①家庭内的观察；②监察记录每天的情绪和活动；③增加做一些高兴的事；④环境干预和改变环境，改变某些行为的后果；⑤示范和自信心训练；⑥制定目标以增加社会活动；⑦放松训练；⑧合理安排作息时间；⑨结合认知技术，如中断和监察不合理想法，注意取得的进步，以及强化积极的自我赞赏性想法等。三是社交技巧训练，具体为：①基本技巧训练，如告诉患者哪些是好的自信，哪些是不好的自信，以及如何进行交谈等技巧；②社交性感觉训练，让患者学习感受有关人际交往的过程和谈话的线索；③实际操作练习，在自然场合下应用所学到的社交技巧来实践；④自我表现的评估和强化，训练患者更积极地评估和强化自己的言行。

（五）人际心理治疗

人际心理治疗（IPT）是一种为期 3 ～ 4 个月的短程心理治疗方法。影响抑郁症患者常见的人际问题有：①不正常的悲伤反应；②人际角色的困扰；③角色转换的不适应；④良好人际关系的缺乏。一般而言，抑郁症患者伴有社交回避或隔离的，较不伴有此类现象的患者病情更为严重。人际心理治疗的目的，主要在于改善抑郁症患者的人际交往功能，适用于门诊就诊的轻至中度的抑郁症患者。人际心理治疗就是强调人际关系和社会因素在抑郁症患者中的作用，打断和遏止抑郁症发生与人际关系低下之间的恶性循环，从而达到改善病程和预后的治疗目的。

人际心理治疗的技术，可归纳为如下五点。①询问技巧的要求，可应用直接或间接提问方式收集患者症状及问题等有关资料。交谈中要注意询问的语气宜自然而温和；提问方式应循序渐进，可先间接迂回地提一般性问题，然后对部分重要信息予直接或针对性提问。②鼓励情感疏泄，可帮助患者认识和接纳痛苦感，鼓励其表达出被压抑的情感，学会应用积极的情感和处理人际关系。③使用澄清技巧，在治疗性会谈中，心理治疗师适当地复述患者已讲述的内容并作必要的反馈，有利于澄清一些问题，并可帮助患者疏泄被压抑的情感，而且可引起患者的情感共鸣，进一步增进患者对治疗师的信任。④沟通和交往分析，让患者了解人际交往中言语或非言语沟通方式的不恰当之处，帮助其学会新的有效沟通方式建立和促进人际关系，如社交技巧训练技术的应用。⑤改变行为的技术，该技术的应用旨在帮助患者解决一般生活问题，让其学会在遇到问题时应如何着手解决。也可应用角色扮演技术来检查和了解患者与他人的关系，或应用家庭行为作业来训练患者获得新的社交技巧，有利于与他人建立正常社会交往。

（六）婚姻家庭治疗

婚姻治疗也称夫妻治疗，是以一对夫妻为治疗对象，侧重夫妻关系及婚姻问题处理的一类治疗方法。家庭治疗则是以家庭为基本单元，家庭成员（父母、子女等）共同参与作为治疗对象的一类治疗方式。近 10 多年来业已证实，这两类方法对抑郁症患者有缓解症状及预防复发的效能。

婚姻治疗的目的是帮助夫妻双方认识对方的长处，侧重夫妻间的相互作用。在夫妻间可允许在个别问题上存有分歧，但在决策和主要问题上应尽量取得一致。有关社会调查及临床观察表明，婚姻治疗的开展是基于以下理由：①约 20% 的已婚夫妇有心理困惑与苦恼；②其中有一半以上至少有一方患有抑郁症；③婚姻冲突或破裂是常见的诱发抑郁症的应激性生活事件；④婚姻不和谐在抑郁症缓解后仍可持续存在；⑤在抑郁症复发与复燃前常有婚姻不和谐或婚姻破裂等心理社会因素。

婚姻治疗技术有许多，如：①简单的咨询指导；②行为强化或协议处理；③精神动力学技术，侧重夫妻相互作用的潜意识内容（如丈夫习惯于批评妻子可能是因为他缺乏自信）。总之，目前用于抑郁症的婚姻治疗主要作为康复期的心理社会干预手段，对预防抑郁症的复发可有较好的效果。

家庭治疗是基于系统论观点来解释和处理家庭成员间相互作用问题的一类心理治疗

方法。其目的在于改善患者的心理适应功能，提高家庭和婚姻生活的满意度。治疗中主要是澄清和改变患者的期望值，以及改善家庭成员间相互作用的方式。过去用于抑郁症患者的家庭治疗，就是让患者认识到这一作用过程，以及重组现存的家庭系统，从而达到减轻情绪症状。但使用这类方法的弊端是一旦在系统水平上处理问题失败，往往会导致部分家庭成员的苦恼等不良应激反应。

近年来新发展的家庭治疗强调重要人际关系中的冲突会影响患者症状的持续或恶化。因此，对有家庭问题或婚姻矛盾的抑郁症患者，家庭治疗可侧重训练其解决问题的能力和应对处理应激的能力。

（七）合理情绪疗法

合理情绪治疗（RET）也称理性情绪疗法，是帮助求助者解决因不合理信念产生的情绪困扰的一种心理治疗方法。合理情绪治疗是认知心理治疗中的一种疗法，因它也采用行为疗法的一些方法，故被称为一种认知行为疗法。其理论认为，引起人们情绪困扰的并不是外界发生的事件，而是人们对事件的态度、看法、评价等认知内容，因此要改变情绪困扰不是致力于改变外界事件，而是应该改变认知，通过改变认知，进而改变情绪。

（八）认知领悟疗法

认知领悟疗法是通过解释使求治者改变认识，得到领悟而使症状得以减轻或消失，从而达到治病目的的一种心理治疗方法，由中国心理治疗专家钟友彬先生首创，是依据心理动力学疗法的原理与中国实情及人们的生活习惯相结合而设计的。心理动力学疗法源于心理分析，故认知领悟疗法又称为中国式心理分析，或称“钟氏领悟治疗法”（由我国精神病专家钟友彬先生创立）。认知领悟疗法就是要找出一个人不现实的、不合理的或非理性的、不合逻辑的思维特点，并帮助他建立较为现实的认知问题的思维方法，来消除各种不良的心理障碍。在生活中，有时我们的主观愿望和现实往往不能相符，问题是要善于不断调整自己的愿望，要从实际出发，如果明白这一点，就可以减少不必要的困扰。特别是患了某种疾病后，要学会在感情上容忍和承认自己的不足之处，参加力所能及的各项活动，并感受其中的乐趣。同时不断调整自己的心态，正确对待生死观，成为生活的强者。另外，如果遇到一些与自己有较大关系的问题时，可能会产生焦虑、紧张、困惑，这时必须要识别不正确的自动思维，要了解其认知的错误之处，然后进行真实的检验，这是纠正不良信念的关键所在。而且要锻炼自己的意志力，要能行则行，能忍则忍，要学会忍，忍是意志力的表现。心理创伤会诱发躯体上、心理上的疾病，关键是要正确对待，及时排遣，所以，正确地认知事物是防止产生心理上、身体上病态的一个重要方面。

（九）心理分析疗法

心理分析疗法也叫精神分析疗法，就是把患者所不知道的症状产生的真正原因和意义，通过挖掘患者无意识的心理过程，将其召回到意识范围内，破除潜抑作用，揭穿防御机制的伪装，使患者真正了解症状的真实意义，便可使症状消失。这个转变工作，就是心理分析治疗。

（十）咨客中心疗法

咨客中心疗法是人本主义心理疗法的主要代表。人本主义心理疗法是 20 世纪 60 年代兴起的新型心理疗法，也称人本主义存在主义心理疗法。它的指导思想是第二次世界大战后在美国出现的人本主义心理学，也受到欧洲存在主义哲学和现象学路线的影响。这个疗法不是由一个学派的杰出领袖所创，而是一些有相同或相似观点指导的心理疗法的总称。其中有咨客中心疗法、存在主义疗法、完形疗法等。在各派人本主义治疗家之间，尽管存在着各种意见分歧，但有一个重要观点是相同的，即任何人在正常情况下都有着积极的、奋发向上的、自我肯定的、无限的成长潜力。如果人的自身体验受到闭塞或自身体验的一致性丧失或被压抑，发生冲突，使人的成长潜力受到削弱或阻碍，即表现为心理病态和适应困难。如果为他创造一个良好的环境使他能和别人正常交流，便可发挥他的潜力，改变自己的适应不良行为。

人本主义心理学被认为是心理学的第三种力量，人本主义疗法也被认为是继心理分析和行为疗法之后心理治疗发展的第三个里程碑。

在各派人本主义疗法中，以罗杰斯开创的咨客中心疗法影响最大，是人本主义疗法的一个主要代表，近些年来，咨客中心疗法的思想已经发展为以学生为中心的教育和以人为中心解决各种社会问题包括国际间纠纷的指导原则。它的影响远远超出心理治疗的范围。其传播的广泛和迅速正像 20 世纪初心理分析的传播一样，也已成为一种运动，遍及世界各地。

（吴　铮）

参考文献

［1］郭丽．团体心理治疗对抑郁症患者的影响研究 [J]. 心理月刊，2022，17（3）：77–79.

［2］孙吉付．青少年抑郁症心理治疗的方法分析 [J]. 中国医药指南，2021，19（36）：87–88.

［3］安新．心理支持在抑郁症患者康复治疗中的应用研究 [J]. 心理月刊，2021，16（22）：68–70.

［4］Berryhill M B, Culmer N, Williams N, et al. Videoconferencing psychotherapy and depression:a systematic review[J]. Telemedicine and e–Health, 2019, 25(6): 435–446.

第三章　焦虑症

焦虑症，以广泛和持续性焦虑或反复发作的惊恐不安为主要临床特征，这种焦虑的产生与恐怖症不同，没有具体的对象，一种并非因实际威胁或危险所引起的提心吊胆、惊恐不安和紧张的心情，并常常伴有自主神经功能紊乱（如头晕、胸闷、心悸、呼吸困难、口干、尿急、出汗）、肌肉紧张和运动性不安的症状或体征。

第一节　焦虑症的评估与诊断

一、临床表现

（一）广泛性焦虑障碍

广泛性焦虑障碍是焦虑症最常见的表现形式，约占焦虑症的57%。常缓慢起病，其主要临床特点是经常或持续存在的、无明确对象或固定内容的焦虑不安，包括紧张、害怕、过分担心等。这些表现与现实环境很不相称，患者常知道是自己过分忧虑，但仍然感到十分痛苦难受且无法摆脱，这种心情几乎占据了个体的整个思维活动，伴有自主神经功能紊乱症状，主要表现为交感神经系统功能活动过度的表现，临床上根据不同的症状可概括为以下 4 种。

（1）精神性焦虑：精神性焦虑主要是对未来几乎不可能发生的事件，表现出过度担心和害怕。表现出一种无名的或是自由浮动性的焦虑，患者自己根本不知道他们担心或害怕什么；患者的感觉经常是提心吊胆，坐立不安，紧张而不沉稳，心烦意乱，没有耐心，稍遇小事则六神无主，惊慌失措；任何事情均喜欢往坏处去想，连休息时也表现为坐卧不宁，担心横祸飞来。例如经常担心小孩放学会发生车祸，亲人外出会遇上强盗或骗子，甚至小孩哭泣时担心会窒息等。这种焦虑的程度及持续的时间与现时的情况严重不符。多数患者自诉这种焦虑紧张的情绪是自己过分担心所致，而害怕又找不到任何对象，总是担心未来会出现不好的结局，有人将其称为预期性焦虑。这种情绪与烦恼不同，烦恼主要是针对过去的事情后悔和对现时的不满。还有部分患者表现为激惹易怒、无端发火、注意力不集中、记忆减退和工作能力下降；有些患者对周围刺激的耐受性很差（如光线、声音等）。严重者终日惶惶不安似“热锅上的蚂蚁”。

（2）躯体性焦虑：躯体性焦虑主要表现为自主神经功能的障碍和运动不安的症状。自主神经功能症状如口干、出汗、心悸、胸前区不适感、气急或窒息感、尿频尿急、腹部不适、头痛头晕、耳鸣、轻微震颤、皮肤刺痛感，或出现月经不调、阳痿、早泄等症状。运动不安的症状包括舌头、嘴唇、指肌的震颤，搓手顿足、坐卧不宁。有部分患者表现为肢体发抖、肌肉跳动、肌肉血管紧张性疼痛等运动症状。

（3）睡眠障碍：睡眠障碍常表现为入睡困难、辗转反侧、躺在床上总是担心而难以入眠，可伴有一些不愉快的梦境体验。有的则睡眠间断，出现夜惊、梦魇，常常从噩梦中惊醒而紧张害怕。次日精神不佳、疲乏无力、头脑昏昏沉沉、没有清新的感觉。

（4）其他症状：广泛性焦虑障碍的患者经常合并有抑郁、强迫、疲劳等症状。但是，这些症状只是次要的、继发的，而不是主要临床相，否则应该考虑另 1 个诊断或者是两个诊断。

（二）分离焦虑障碍

核心症状是患儿与主要依恋人或家庭分离后表现明显的焦虑情绪和行为反应。分离焦虑障碍往往经历 3 个阶段。最初表现为反抗、哭闹，拒绝他人，表现极端痛苦；发展到情绪反应为无助、冷漠、伤心、失望；最后患儿似乎变得“正常”，对与依恋对象的分离表现出漠然和无动于衷。这一期间开始以心理防御机制来对抗由分离带来的焦虑情绪。但一般直到患儿拒绝上学或有躯体不适如腹痛，才到医院就诊，不同年龄表现形式有所不同。

幼儿期常表现在与主要依恋对象（通常是母亲）分离时，大哭不止，抓住亲人不放，乱踢乱跳，躺在地上打滚，不能接近，拒绝吃饭，严重者哭闹一整天；或者入托时大哭大闹，家长走后追随老师要求回家，见不到老师就感觉失去依靠；或较少哭闹，静坐不语不动，不吃饭，不答话，不听指令，不与他人交往。早上入托前在家即便穿上衣服，也会躲在某角落里不出来，家人把他抱出家门，仍大哭不止，甚至呕吐。持续时间较长，超过一般幼儿初上幼儿园的适应时间，影响其日常生活和学习发展。

5 ～ 8 岁患儿有了一定表达能力，常不切实际地出现一些担心，如担心父母或主要依恋者被伤害，担心有灾难降临到亲人身上，会被谋杀或被绑架；担心不幸事件（如自己生病住院、外出失散、被人拐骗等）会把自己与主要依恋者分开，常做与分离有关的噩梦，不愿单独就寝，严重的因为害怕离开主要依恋者而不愿意或拒绝上学或去其他地方。

9 ～ 12 岁患儿主要表现为对分离的过分苦恼。分离前过分担心即将来临的分离，分离时表现痛苦、依依难舍，分离后出现过度的情绪反应，主要是烦躁、不安、注意力不集中、哭泣，甚至想象中的分离也引起痛苦。

而在青少年，最常见的是躯体症状，常诉述头痛、头晕、胃痛、恶心等各种躯体不适的症状，以此为借口逃避或拒绝上学。

分离焦虑障碍患儿存在认知缺陷，对遇到的困境往往过高评价其危险程度。处理态度不积极，处理方法不够妥当。还存在社交和情感方面的缺陷。年幼儿的症状比年长儿多，3/4 的分离焦虑障碍患儿表现有拒绝上学行为。

二、诊断

（一）广泛性焦虑障碍

广泛性焦虑障碍是一组以焦虑的情绪体验并伴有运动系统和自主神经系统的综合征。绝大多数 GAD 的患者并不认为自己所患的是精神疾病，尽管症状也很严重，或许已经损害了一定的社会功能，而他们仍然不能意识到。因此，多数患者是去综合医院通科就诊而非精神科（或心理咨询室），而来精神病医院（心理咨询机构）就诊的患者多数是经通科治疗效果不佳或无效，或是反复发作的患者。大部分患者都经过较为系统的检查，临床上诊断不太困难。

CCMD–3 广泛性焦虑障碍的诊断标准如下。

（1）符合神经症的共同特征。

（2）以持续的广泛性焦虑为主要临床相。表现符合下述两项：①经常或持续的无明确对象或无固定内容的恐怖，或提心吊胆；②伴自主神经症状或运动性不安。

（3）不符合强迫症、恐怖症、抑郁性神经症的诊断标准。

（4）排除甲状腺功能亢进、冠心病、高血压等躯体疾病的继发性焦虑；排除兴奋药物过量，镇静催眠药物或抗焦虑药的戒断反应。

（二）分离焦虑障碍

分离焦虑障碍的基本特征是对离家或与依恋对象分离存在过度的害怕或焦虑，考虑到个体的发育水平，这种焦虑超出了预期（诊断标准 A）。有分离焦虑障碍个体的症状符合以下标准中的至少 3 项：预计将离开家或与主要依恋对象分离时，或当这些情况真实发生时，患者会经历反复发作的极端痛苦（诊断标准 A1）；尤其是当与依恋对象分离时，他们担心其健康或死亡，而且他们需要了解依恋对象的行踪，想与其保持联系（诊断标准 A2）；患者担心有些事情会发生在自己身上，例如走失、绑架或出现意外，将令他们不能再与重要的依恋对象团聚（诊断标准 A3）。有分离焦虑障碍的个体不愿意或拒绝单独外出，因为害怕分离（诊断标准 A4）。他们持续地极度害怕或不愿意在家或其他环境中单独待着，或是缺乏重要依恋对象陪伴而独处。有分离焦虑障碍的儿童可能无法单独待在一个房间或单独走入一个房间，可能会展示出“黏性”的行为，在房子里待在父母身边或“像影子”一样跟着父母（诊断标准 A5）。他们持久地不愿意或拒绝在身边没有一个主要依恋对象陪伴之时睡觉，或是离开家睡觉（诊断标准 A6）。有该障碍的儿童通常在睡觉时间方面存在困难，可能坚持要有人待在他们身边，直到他们入睡为止。晚上他们可能会跑到父母床上（或其他人床上，例如兄弟姐妹）。有该项障碍的儿童可能不愿意或拒绝参加露营、睡在朋友家或出去办事。成年人每当独自行动时可能会感到不舒服（例如睡在宾馆的房间）。可能反复出现表达个体分离焦虑内容的噩梦（例如，火灾、谋杀或其他破坏自己家庭的灾难）（诊断标准 A7）、躯体症状（例如头痛、腹部不适、恶心、呕吐），在儿童身上常见，当与主要依恋对象分离或预期分离时（诊断标准 A8）。心血管症状，例如心悸、头昏眼花和感到晕眩，很少发生在较小的儿童身上，但可能发生在青少年和成年人身上。

在儿童和 18 岁以下青少年身上的困扰必须持续至少 4 周，通常在成年人身上要持续 6 个月或更长（诊断标准 B）。然而，成年人病程标准的使用应作为一般性的指导，允许一定程度的弹性。该障碍必须导致临床的显著痛苦或社会、学业、职业或其他重要领域功能受损（诊断标准 C）。

（刘　军）

参考文献

［1］肖茜，张道龙 .ICD–11 与 DSM–5 关于焦虑障碍诊断标准的异同 [J]. 四川精神卫生，

2020，33（1）：79–83.
[2] 李清伟，陆峥．焦虑障碍的常见症状和诊断要点 [J]. 中华全科医师杂志，2016，15（5）：325–327.
[3] 曲姗，胜利．广泛性焦虑量表在综合医院心理科门诊筛查广泛性焦虑障碍的诊断试验 [J]. 中国心理卫生杂志，2015，29（12）：939–944.
[4] McDowell C P,Dishman R K, Gordon B R, et al. Physical activity and anxiety: a systematic review and Meta-analysis of prospective cohort studies[J]. American journal of preventive medicine, 2019, 57(4): 545–556.

第二节　焦虑症的治疗

一、广泛性焦虑障碍

广泛性焦虑障碍（GAD）是一种普遍性疾病，是由生物和心理易感性的结合而导致的“长期的焦虑特质”。与消极生活事件有关的压力会激活神经生理反应。人们的注意力可以从消极生活事件转移到自我评价，最终形成负面反馈回路。

认知行为疗法是最常见的治疗 GAD 的方法。干预的两个对象是过度的、不可控制的担忧和与担忧相伴随的、持续的高警觉状态。有效的治疗方法是多元的，包括认知重构、放松技能、焦虑管理 / 训练、暴露技术和问题解决技巧。其中一些内容我们将进行较为细致的讨论。减轻 GAD 症状有效性的研究非常多。认知疗法和行为疗法有利于治疗个性化和多元化的发展，综合考虑了来访者和治疗师的喜好、来访者的生活风格以及 GAD 的特质。

（一）治疗方案的选择

广泛性焦虑障碍的治疗是一个系统工程，治疗的手段包括药物治疗、心理治疗、物理治疗等。根据众多临床研究报告显示，药物联合心理治疗对广泛性焦虑障碍的效果最佳，心理治疗中以认知行为治疗效果最佳。

1. 药物治疗

GAD 药物治疗的主要原则包括：①明确诊断，尽早治疗；②药物治疗前，必须了解患者年龄、既往治疗反应、发生药物过量或自伤的风险、耐受性以及费用对患者的负担等；③向患者及其家属阐明药物性质、作用和可能发生的不良反应及对策，停药的风险及对策，提高治疗依从性；④向患者介绍药物的起效时间、疗程，短期可合并 BDZ 改善睡眠，药物宜小剂量开始逐步递增，减少不良反应；⑤焦虑严重时或换药治疗无效时，可考虑两种不同作用机制的药物联合使用。

2. 心理治疗

目前认为心理治疗对广泛性焦虑障碍患者的意义和价值在于：减轻和缓解焦虑情绪和躯体症状；增进患者在治疗中的合作，坚持长期治疗；具有取代抗焦虑药的潜在价值；矫正由广泛性焦虑引发的各种不良心理—社会后果，如婚姻不睦、职业退缩等；最大限度地恢复患者的心理—社会功能和职业功能。

GAD 的心理治疗主要包括支持性心理治疗、认知行为治疗、动力学心理治疗、森田疗法和人际心理治疗等。有些患者通过自我放松技术和体育锻炼也可减轻焦虑。

3. 共病治疗

治疗广泛性焦虑障碍时需要注意共病问题。因为广泛性焦虑障碍常有共病物质滥用、躯体疾病或者抑郁症。因此，临床治疗方案需加调整。需要注意的是疗程、药物剂量等的调整。

（二）药物治疗

在 GAD 治疗中，较少需要进行药物治疗。如果需要进行药物治疗，苯二氮䓬类药物如阿普唑仑对 75% 的患者有短程疗效，但应该避免长期使用。在对照实验中，证明丁螺环酮也是有效的，并且没有不良反应。抗抑郁药通常优于苯二氮䓬类药物。文拉法辛是首批获得美国食品药品监督管理局批准用于治疗 GAD 的抗抑郁药。

虽然药物疗法常被用于治疗焦虑障碍，但是已经发现药物治疗在心理治疗停止后不利于保持已经取得的疗效。另外，治疗期间使用药物使患者失去了经历和处理全面暴发焦虑的机会，对焦虑的忍受力越低，越难以应对焦虑的复发。因此，对 GAD 患者进行药物治疗要相当谨慎，并且需要进行仔细地监控，可能不值得为焦虑的暂时缓解而承担药物治疗固有的风险。使用认知行为疗法来减少焦虑可能更加安全，也更加有效，很多情况下使用认知行为疗法时会停止药物治疗。

治疗广泛性焦虑障碍的主要药物有抗焦虑药、5-HT_{1A} 受体部分激动剂、具有抗焦虑作用的抗抑郁药以及其他药物。与 TCAs 类药物相比，SSRIs、SNRIs 类药物的不良反应较轻，常被推荐为治疗广泛性焦虑障碍的一线药物。

1.5-HT 和 NE 再摄取抑制剂（SNRIs）

（1）文拉法辛：我国批准了文拉法辛缓释剂治疗广泛性焦虑障碍的适应证。起始剂量为 75mg/d，单次服药，最大剂量可达 225mg/d。需要剂量滴定者，建议加药间隔最短 4 天。

（2）度洛西汀：FDA 批准了度洛西汀治疗广泛性焦虑障碍的适应证，起始剂量为 60mg/d，治疗剂量为 60 ～ 120mg/d。

2. 5-HT_{1A} 受体部分激动剂

（1）丁螺环酮：丁螺环酮在我国批准的治疗适应证是各种焦虑障碍。丁螺环酮，一种 5-HT_{1A} 部分激动药，被认为可以通过减少突触前 5- 羟色胺的激活，而发挥其抗焦虑作用。与苯二氮䓬类药物不同，它没有药物滥用可能，不会导致戒断症状或可能的乙醇及镇静催眠作用。然而，该药是逐渐起效（如 2 周），不能迅速减轻焦虑。由于丁螺环酮在慢性广泛性焦虑障碍与伴有抑郁的广泛性焦虑障碍的疗效数据不一致，因此认为其是治疗广泛性焦虑障碍的二线药物。一些研究认为，丁螺环酮在以往曾使用苯二氮䓬类药物治疗（4 周至 5 年）的患者，疗效较差。

丁螺环酮的制剂为盐酸丁螺环酮，现有片剂为 5mg，口服。一般成人的起始剂量为 10 ～ 15mg/d，分 2 ～ 3 次服用；第二周可以增加到 20 ～ 30mg/d，分 2 ～ 3 次服用。常用治疗剂量为 20 ～ 40mg/d。

丁螺环酮一般耐受性好，不会引起镇静。最常见的不良反应包括眩晕、恶心和头痛。可以抑制细胞色素酶 P3A4 的药物（如维拉帕米、地尔硫䓬、伊曲康唑、氟伏沙明、奈法唑酮、红霉素）可以增加丁螺环酮的血药水平。同样地，酶诱导剂，如利福平，可以显著降低丁螺环酮的血药水平。丁螺环酮与单胺氧化酶抑制药（MAOI）合用时，可以升高血压。

（2）坦度螺酮：坦度螺酮以枸橼酸盐的形式存在，通常成人的剂量为每次 10mg，每日 3 次，可以根据临床疗效和安全性增加剂量，最大剂量为 60mg/d。老年人从小剂量开始，如每次 5mg 起始。

3. 选择性 5-HT 再摄取抑制剂（SSRIs）

（1）帕罗西汀：SSRIs 治疗广泛性焦虑障碍中研究最早和最多的药物是帕罗西汀。用法和用量：帕罗西汀通常从 10 ～ 20mg/d 开始，逐渐增加剂量，最大剂量为 50mg/d。

（2）西酞普兰和艾司西酞普兰：目前尚未发表关于西酞普兰治疗广泛性焦虑障碍的随机对照研究；艾司西酞普兰上市不久，已经在美国获得 FDA 批准治疗广泛性焦虑障碍。用法和用量：艾司西酞普兰通常从 10mg/d 起始，治疗剂量为 10 ～ 20mg/d。

（3）舍曲林：起始剂量为 50 ～ 150mg/d，根据患者的临床反应逐渐增加到治疗剂量（150 ～ 200mg/d）。

（4）氟伏沙明：一项开放性研究观察了氟伏沙明治疗 30 例混合性焦虑抑郁患者的疗效，结果显示氟伏沙明对抑郁和焦虑均有效，但结果尚需进一步研究验证。

4. 苯二氮草类药物

苯二氮草类药物治疗广泛性焦虑障碍的疗效已经在早期多项研究中得到证实，其中对地西泮、阿普唑仑和劳拉西泮研究得较多。并且美国 FDA 批准阿普唑仑治疗焦虑障碍，类似于广泛性焦虑障碍的诊断。但是目前不推荐苯二氮草类药物作为一线药物，理由如下：①苯二氮草类药物对广泛性焦虑障碍常共病的抑郁症状没有疗效；②容易出现过度镇静、记忆受损和精神运动性损害等不良反应，容易导致交通事故；③容易出现耐受或滥用、依赖，并且停药后易出现戒断症状。通常建议在治疗初期其他抗焦虑药物疗效尚未表现出来时考虑选择苯二氮草类药物，合并苯二氮草类药物对于患者的焦虑及躯体性症状有较好疗效，但是通常建议最长使用 2 ～ 4 周，随后逐渐减药、停药。

苯二氮草类药物可以在短期内迅速减轻广泛性焦虑障碍症状，或作为抗抑郁药物起始治疗的辅助用药，或改善睡眠。苯二氮草类药物治疗可以使 65% ～ 75% 广泛性焦虑障碍患者的症状明显改善，大多数症状改善发生在开始治疗的 2 周内。其减少焦虑患者的躯体化症状比心理症状更有效。

苯二氮草类药物的主要缺点在于，对抑郁症治疗无效，存在药物依赖及滥用的风险，有可能导致剂量反跳性焦虑，尤其是在应用短效制剂时。苯二氮草类药物应该避免用于化学依赖的患者。

苯二氮草类药物促进抑制性神经递质 γ 氨基丁酸传递，通过与 γ 氨基丁酸受体复合物相互作用，从而发挥疗效。尽管所有的苯二氮草类药物都具有抗焦虑能力，但 13 种药物中只有 7 种被美国 FDA 批准用于焦虑障碍的治疗。所有的苯二氮草类药物在给予相当的剂量时，都期待能达到同等的疗效。苯二氮草类药物在药代动力学上及作用于 γ 氨基丁酸受体的位点都有所不同。

一些苯二氮草类药物可以代谢成为长效代谢产物，用于持续减轻焦虑症状。药物可以抑制或诱导细胞色素酶 P450 同工酶或与葡萄糖苷酸，是主要的药物间相互作用根源。

用法和用量：FDA 批准的苯二氮䓬类药物在焦虑障碍中的剂量范围，阿普唑仑的剂量范围为 0.4 ～ 4mg/d，氯硝西泮的剂量范围为 0.5 ～ 4mg/d，地西泮的剂量范围为 4 ～ 30mg/d，劳拉西泮的剂量范围为 1 ～ 6mg/d。国内尚无相关资料，仅供临床实践中参考。

最常见的苯二氮䓬类药物相关的不良反应包括中枢神经系统抑制作用（如困倦、镇静、精神运动性损害及共济失调），以及认知影响（如记忆力下降及顺行性遗忘）。顺行性遗忘最可能发生在强效的苯二氮䓬类药物，如劳拉西泮及阿普唑仑。一些患者也可以出现意识错乱、易激惹、攻击性及激动等表现。中断苯二氮䓬类药物治疗可能与戒断症状、焦虑症状反跳和高复发率有关。大剂量苯二氮䓬类药物及长期治疗可以增加突然中断或快速停药后戒断症状的严重程度和癫痫发作的风险。患者应该逐渐减量，而不是突然停止苯二氮䓬类药物治疗，以避免戒断症状。逐渐减量的期间应该根据苯二氮䓬类药物的疗程延长而增加。例如，患者应用苯二氮䓬类药物治疗达 2 ～ 6 个月或 2 ～ 6 个月以上，应该逐渐减量 2 ～ 8 周，而接受 12 个月治疗的患者应该逐渐减量 2 ～ 4 个月。一般的减量方法是每 5 ～ 7 天减量 25%，直至达到初始剂量的一半，之后每周减量 10% ～ 12%，直至停药。患者即使在减量，也会预期有轻微的戒断症状和不舒服的感觉。症状反跳（如返回到初始症状，强度有所增加）是暂时的。患者应该被告知焦虑反跳不代表是复发。焦虑复发可能见于 50% 停止苯二氮䓬类药物治疗的患者。目前，尚不清楚，是否这种复发代表了苯二氮䓬类药物的劣势，或者支持了广泛性焦虑障碍的慢性本质。

5. 三环类抗抑郁药

有研究发现广泛性焦虑障碍患者在持续 8 周的对照研究中，阿米替林比曲唑酮、地西泮及安慰剂对焦虑症状有更高的缓解率（分别为 73%、69%、66% 和 47%）。抗抑郁药在减少焦虑的心理症状方面，比地西泮及安慰剂更有效。三环类抗抑郁药的使用通常被令人烦恼的不良作用所限制（如镇静、直立性低血压、抗胆碱能作用和体重增加）。三环类药物的治疗范围很窄，过量使用可以导致致命的房室传导阻滞。

6. 替代药物

羟嗪、普瑞巴林及辅助性第二代抗精神病药物是替代药物。羟嗪对迅速减少焦虑的躯体化症状可能有效。其不能改善焦虑障碍的心理症状，也不能治疗抑郁及其他常见的焦虑障碍合并症。

普瑞巴林通过独特的机制发挥抗焦虑作用。它是过度兴奋的神经递质释放的突触前调节剂。它通过选择性结合到电压门控钙通道的 α_2-σ 亚单位实现这一作用。在一项 4 周的普瑞巴林对阿普唑仑和安慰剂对照试验中，普瑞巴林对焦虑障碍的躯体化症状及心理症状均有效，与阿普唑仑的起效相似。与文拉法辛及安慰剂相比较，普瑞巴林更安全、耐受性好、对广泛性焦虑障碍的疗效好，比文拉法辛早 1 周起效。普瑞巴林的清除半衰期为 6 小时，每日必须服用 2 ～ 3 次。其通过肾排泄，发生药物间相互作用的风险很低。普瑞巴林属于目录Ⅴ控制药品，因为其突然停药时，有导致欣快感的倾向，以及发生戒断症状的风险。普瑞巴林应该慎用于目前或既往有物质滥用史的患者。其对抑郁症及其他焦虑障碍无益，对广泛性焦虑障碍的长期疗效还没有被证实。

非典型抗精神病药对焦虑症的疗效，最近已经被评估。阿立哌唑与喹硫平与抗抑郁药物联合治疗，可以有效减少焦虑症状。然而，第二代抗抑郁药的几个其他研究没有显示出对疗效差的患者的焦虑症状有显著改善。代谢方面的不良反应已知，包括体重增加、三酰甘油增加和糖尿病，需要令人信服的疗效数据来确定这些药物作为一线或二线治疗方案。

（三）认知疗法

Beck 和 Emery 建议使用的认知重构技术是现今使用的众多疗法的基础，包括使用逻辑和教育故事、系统测试并合理化重构观念、通过自由联想和行为任务引出并检查自动思维、使用主动语态、在治疗中强调怎么做而不是为什么、重新归因、去灾难化以及诱导并修正视觉意象。这一方法是有效、符合逻辑、有组织的，强调治疗师与来访者之间的良好协作和关系，并且有具体的干预措施。

Beck 和 Emery 介绍了针对 GAD 的一种简便、限时的（5 ～ 20 次会谈）治疗方法。这种方法强调归纳式或苏格拉底式的教学（提问是主要的干预形式），家庭作业也是重要的组成部分。治疗分为以下 4 个阶段。

（1）缓解来访者的症状。

（2）帮助来访者认识到扭曲的自动思维。

（3）教会来访者富有逻辑性和推理性。

（4）帮助来访者改善潜藏在主要关注下长期持有的、扭曲的假设。

（四）行为疗法

行为疗法治疗 GAD 的主要目标是压力管理。可以选择下列方法帮助控制压力：①逐步的肌肉放松训练；②自生训练（身体和心灵的平静）；③意向引导；④瑜伽；⑤通过记录焦虑等级和自我平静活动来进行自我监测；⑥腹式呼吸；⑦冥想；⑧生物反馈；⑨运动；⑩表达性治疗。

（五）情感治疗

认知行为疗法是目前发现的对治疗 GAD 最有效的治疗方法，而且比情感治疗策略受到的关注更多。然而，我们仍然需要对情感给予一定程度的关注，因为这将有利于降低焦虑水平。Beck 和 Emery 提出了一个五步骤的治疗过程，来处理焦虑障碍中的情感部分，首字母缩写为 AWARE。

A：接纳感受。常规化、识别并表达它们。鼓励人们继续生活，不要去理会自己的焦虑，并且教导他们学习使用自我对话的形式去获得对自身焦虑的掌控感。

W：观察焦虑。寻找客观性和间距。鼓励人们使用日记和排序的方式证明焦虑是有情境性的、是有时间限制的、是可以控制的。

A：带着焦虑生活，不是以扭曲的方式看待它而与之斗争。鼓励人们通过直面恐惧克服自身倾向，而不是回避恐惧，并且刻意寻求焦虑触发情境以便对焦虑形成免疫。

R：重复阶段。人们被教导，这样做将会建立其学习过程，并可以促进学习。

E：最好期待。要求人们保持乐观的心态。

（六）儿童广泛性焦虑障碍的治疗

1. 心理治疗

医师首先必须熟悉所选用的治疗方法的主要理论、具体操作步骤、临床适应证及注意事项等。其次，必须建立良好的医患关系，包括与家长的良好关系，得到患儿及家长的充分合作。无论是患儿或家长对治疗没有信心或不能坚持者均不可进行治疗。

治疗开始前要充分熟悉病史及患儿的症状，对与发病有关的心理因素也应充分掌握。开始治疗之时就应明确必须治疗的靶症状、选用的治疗方法、估计治疗的疗程及预期疗效等，再开始治疗。心理治疗是治疗儿童广泛性焦虑障碍的重要手段，部分病例仅需系统的心理治疗，不需服药即可治愈。

（1）解除社会心理因素：在儿童期，父母、老师过高的期望，学习负担过重，课外学艺过多；儿童对自己的期望值过高，过分好胜，又力不从心；同学间伙伴关系、师生关系相处不好；朦胧的早恋倾向；父母离异或家庭关系不和；生活太贫穷；突发的天灾人祸等意外均可对儿童造成精神创伤，导致不同程度的情绪障碍。因此，治疗时必须深入了解可能存在的诱因，并帮助家长一起解开心结。如果期望过高可减负，人际关系不好或有早恋倾向可教导他们如何正确与人（包括与异性同龄人）相处。

（2）支持性心理治疗：对所有患儿均适合。针对不同患儿不同经历和心理需要，解决问题。对病情较轻者，仅用此疗法即可治愈；对病情较重者，还需配合其他心理治疗。

（3）家庭辅导治疗：帮助患儿父母认识患儿的疾病，了解病因，配合治疗，克服父母自身弱点或神经质倾向，消除家庭环境中的负性影响因素。

（4）行为治疗：特别对于年幼的患儿为一种主要的治疗方法。常用的有系统脱敏法、冲击治疗、暴露疗法、示范法。这类方法主要用于治疗多种情绪障碍；消退法和暂时隔离法，此两种方法主要用于患儿有暴怒发作、冲动、多动不宁等。

（5）认知疗法：是根据人的认知过程影响其情绪和行为的理论假设，通过认知和行为技术来改变求治者的不良认知，从而矫正适应不良行为的一种心理治疗方法。焦虑儿童常倾向于高的负性自我陈述和认识，如认为如果成绩不好，同学就会看不起我；认为自己缺乏社交能力，交往是不会被伙伴欢迎。正是这些负性认知，才使他们担心、患得患失，因而不快乐。

Beck 认知治疗往往采取以下 3 个步骤。

1）启发患儿寻找不良认知：治疗师要向患儿说明一个人的看法与态度是如何影响其心情及行为的。

2）协助患者暴露认知曲解或逻辑错误并加以讨论、检验、合理推论：通过交谈帮助患儿暴露他所持有的对己、对人以及对四周环境的看法，从中发觉跟其主诉的问题有密切关系的一些“看法”或“态度”，并协助患者去分析这些看法或态度与一般现实的差距，指出其错误认知的非功能性与病态性。

3）通过反复“拮难”改变负性自动思维，放弃原有的错误认知，建立正确认知。督促患儿去练习更换这些看法或态度，重建功能性的、健康的看法与态度，使患儿的认知更接近现实和实际。随着不良认知的矫正，患儿的焦虑障碍也逐步好转。

本治疗方法仅适用于年龄较大、已能独立思考理解问题的患儿。

2. 药物治疗

对于单纯心理治疗效果不够理想，或合并症状较多、迁延难愈的患儿，可以采用心理治疗配合药物治疗。

（1）苯二氮䓬类。为早期的抗焦虑剂，其主要作用是增强 GABA 能神经的功能，用于治疗焦虑、恐惧以及失眠症状等。常用药物有地西泮 2.5 ～ 7.5mg/d、硝西泮 5 ～

15mg/d、佳乐安定 0.4 ～ 1.2mg/d。此类药物的镇静、安眠作用依次增强，均对婴幼儿呼吸有一定抑制作用，长期服用须逐渐减量停药，以避免戒断症状的出现。

（2）三环类抗抑郁药（TCA）。为抗抑郁剂，适用于合并抑郁情绪的患儿。用药剂量个体差异极大，可相差 30 倍，故小剂量也可出现中毒反应。常用药物及其治疗作用如下。①丙米嗪：主要用于治疗合并迟钝性抑郁者，常用量为 25 ～ 200mg/d。②氯丙咪嗪：为较新合成的三环类，对合并强迫症、恐惧症疗效较其他药物强，为此类症状的首选药物，常用量为 25 ～ 200mg/d。③多虑平：其抗抑郁作用不及以上两种药，但抗焦虑作用强，主要用于治疗焦虑、恐惧，常用量为 25 ～ 200mg/d。④阿咪替林：其镇静作用较丙米嗪强，但对抑郁症的活跃作用较低，较少用，常用量为 25 ～ 200mg/d。

这类药物疗效肯定，但不良反应较严重，特别是心血管毒性，轻者出现心律不齐，重者可致猝死，其抗胆碱能的不良反应导致尿潴留、便秘、大汗、口干等也常使患者不易耐受。应用这类药物治疗前及治疗中必须注意心、肝、肾等的情况，以免出现不可挽回的不良反应。

（3）选择性 5-HT 重吸收抑制剂（SSRI）。为新一代抑郁剂，此类药物通过阻断 5-HT 的再摄取，而使神经细胞突触间隙中可供生物利用的 5-HT 增多，从而增进 5-HT 能神经传递，发挥抗抑郁、抗焦虑作用。常用的药物有氟西汀 10 ～ 30mg/d；帕罗西汀 10 ～ 30mg/d；舍曲林 25 ～ 100mg/d。这类药物对抑郁症的疗效与三环类近似，但半衰期较长，可每天仅服一次，且不良反应较低，主要有恶心、呕吐、头晕、皮疹、疲乏、失眠等，而抗胆碱能不良反应及心血管不良反应少见，为其突出优点。但价格较昂贵，且对某些患者活跃情绪的效力似不及三环类。

（4）丁螺环酮：为新型抗焦虑剂阿扎哌隆类的典型代表，它具有部分性 5-HT 回收阻断作用。是 5-HT_{1A} 受体的激动剂，通过与该受体的选择性结合而降低 5-HT 活动，从而达到抗焦虑效果。已证实丁螺环酮对于以躯体为主诉的广泛性焦虑症具有确切疗效。用药 2 周即可出现明显效果，并能消除伴发的抑郁症状。不良反应小，患者易耐受，无镇静作用，无认知功能抑制，停药后无戒断反应。适用于不耐受抑郁药、对苯二氮䓬类有依赖者。常用剂量：5 ～ 20mg/d。

（5）曲唑酮：是具有四环结构的三唑吡啶衍生物，它选择性抑制神经突触的 5-HT 再摄取和去甲肾上腺素再摄取，拮抗 5-HT_2 受体而发挥其作用。不仅是有效的抗抑郁药物，也是良好的抗焦虑药及催眠药，长期使用无潜在的依赖性。起效早，治疗 1 周就具有良好的疗效。疗效与丁螺环酮相当。

（6）文拉法辛：是 5-HT 和 NE 再摄取抑制剂（SNRI），可以治疗广泛性焦虑障碍的核心症状。初始量 25mg/d，1 周后适当调整。不良反应主要有头晕、失眠、虚汗、食欲缺乏、乏力。适用于各年龄阶段，有效率为 90.9%。

所有药物在患儿个体剂量的差异很大，与年龄、体重、病情不完全呈比例关系。因此，对每个患儿的用药剂量必须根据病情及体质，小剂量开始，逐步调节到疗效最好、不良反应最少的剂量。

二、分离焦虑障碍

（一）支持性心理治疗

尽快帮助患儿适应新环境。新环境中的抚养人要向患儿主要依恋对象了解患儿的饮食起居及生活习惯、性格、惯用词汇及表达需要和要求的特殊方式。对幼儿宜采用非语言交流方式，在给予抚摸、哄劝、承诺过程中，减少陌生感。转移注意力，给患儿玩他喜欢的玩具，给他讲故事、听音乐，陪他做游戏等。能够引起患儿兴趣的事物或活动，可以使他的心情平静并获得愉悦体验。学龄前儿童除提供适当游戏、绘画、电视外，在治疗前，用患儿容易理解的词语和方法解释其过程，多使用鼓励性语言。学龄期儿童重点以语言交流为主，交流时态度诚恳、语言生动、表情温和，在进行各种操作及治疗前均说明目的、方法以及操作会带来的不适，以取得合作，并尊重患儿的选择，尊重患儿的人格和自尊心，认真解答患儿的提问。

（二）心理教育

对患儿及家庭同样重要，包括解释症状表现、治疗方法和步骤等。这样经过心理教育和疏导，可以提高治疗依从性。当患儿较小、症状轻或中等严重，可以进行心理教育、讲道理，告诉他爸爸妈妈要上班、要工作。让父母鼓励孩子如何面对新环境，不要过分责怪困境，要通过行动来解除分离焦虑。告诉患儿在学校需要团结合作，大家要相互帮助。一旦他同意到学校去，帮他把可能遇到的困境降低到最低程度。

可以对患儿采用音乐治疗，无论是国外还是国内的儿童音乐治疗研究，也无论是针对“智障儿童”还是“自闭症儿童”音乐治疗的研究，都表明了音乐治疗对于儿童建立合理的生活常规，增强适当的社会适应性行为具有重要作用。而实际上，儿童从家庭走入社会，最重要的就是建立能够被社会和他人接受的社会行为模式，从而增强自身对新环境的应对能力。音乐治疗对于分离焦虑行为中不遵守秩序、随意活动更具有针对性。对于不遵守秩序、随意活动等不适当行为，有组织的音乐活动，如歌唱、节奏运动等可以提供一个学习社会行为的环境。因为对于大多数人而言，参与音乐是一种快乐的活动，那些不当行为在活动中通常都会明显减少，甚至完全消失。集体的音乐治疗过程可以增强他们的合作、分享、遵守秩序、正确的礼貌行为等，而合作、分享、遵守秩序等正是幼儿在幼儿园的集体生活中最重要的行为规范。

（三）家庭治疗

对一些分离焦虑的儿童有时需要进行家庭治疗，因为家长的知识水平、教育方法，直接影响孩子心理素质的发展，且父母的焦虑情绪和态度对孩子有暗示作用。父母与孩子交流他们的安全和自理，教孩子如何克服分离焦虑、按时上学的方法，培养孩子的顽强意志和良好的性格，锻炼适应新环境的能力。家庭治疗的核心应该放在调整父母与儿童的关系上，母亲和儿童有较强的亲和力，往往和爸爸有排斥力。

（四）行为治疗

行为治疗主要是针对儿童的异常行为和内心矛盾冲突而进行的。以此为基础，采用系统脱敏疗法、情境再现和处理意外事件等方法。Blagg 和 Yule 对 30 例拒绝上学的儿童进行行为治疗，另外两组分别采用住院和靠家庭辅导师进行个别心理治疗。结果 1 年后行为治疗组 83% 的患儿能去上学了，另外两组分别为 31% 和 0。行为消退法，即对患儿不适当的情绪、行为反应不予注意，不予强化，使之渐趋减弱以致消失。例如，患儿常以哭闹的方式来引起别人的注意，若对此不予理会，患儿慢慢就会自行停止此行为。对于一些过分依赖、任性的患儿，就可以采取这种方法。

（五）药物治疗

当心理干预和行为治疗效果不理想时，药物治疗可以作为辅助手段。SSRIs 类药物疗效肯定，被认为是治疗儿童分离性焦虑症的首选药物。

Susan 等在 128 例 6 ～ 17 岁社交恐惧、分离性焦虑和广泛性焦虑障碍患儿中，与安慰剂随机双盲对照研究显示，氟伏沙明在小于 12 岁的儿童逐渐加量至每天 150mg，在 12 ～ 17 岁青少年逐渐加量至每天 200mg，儿童焦虑量表平均减分率达到 52%，而安慰剂仅有 16%。从每天 25mg 睡前顿服开始，根据患者的耐受情况每 4 ～ 7 天加量 25mg，直到最大有效治疗量。剂量达到或超过 50mg 时，药物要分 2 次服用。如果 2 次剂量不同，剂量大的一次放在睡前服。11 岁前最大剂量每天不要超过 200mg，女孩剂量一般小于男孩。在青少年每天剂量可以达到 200mg。在 6 ～ 17 岁社交恐惧、分离性焦虑和广泛性焦虑患儿中，氟伏沙明每天 50 ～ 200mg，无论在短程或长程治疗中都可以耐受。

氟伏沙明和其他 SSRIs 一样容易引起食欲下降和体重变化。常见的不良反应有腹部不适、头痛、运动性兴奋、嗜睡和镇静、入睡困难、恶心、流行性感冒或上呼吸道症状、口中异味、鼻部充血、疲倦、肌肉或关节疼痛、咽喉疼痛、腹泻、咳嗽、皮肤瘙痒等。

氟伏沙明不能与 MAOIs 合用，停用 MAOIs 2 周后才能用氟伏沙明，停用氟伏沙明 2 周后才能用 MAOIs。

当 SSRIs 类药物疗效不理想时，可以应用 TCAs 类药物治疗。可给予多虑平每天 0.5mg/kg，分 3 次服，待临床症状明显改善后，即逐渐减量至停药。疗程最长 6 周，最短 2 周。

由于 SSRIs 类药物和 TCAs 类药物需要数周时间才能见效，所以早期可以合并服用苯二氮䓬类药物，以尽快缓解症状，阿普唑仑每天 0.2mg，睡前顿服。要注意其成瘾性和避免滥用。对伴有心动过速、双手震颤、多汗的部分病例加服普萘洛尔 5 ～ 10mg，每天 3 次；谷维素 10mg，每天 3 次，用药时间为 1 ～ 2 周。

（六）生物反馈治疗

此方法适合于年龄偏大的患儿，通过记录肌电、皮电、皮温、呼吸、心率、脑电等指标，通过反馈的方法改变这些指标，对患儿进行放松训练，可以缓解分离性焦虑情绪。

（王怀志）

参考文献

［1］梁武龙．采用重复经颅磁刺激联合坦度螺酮治疗广泛性焦虑障碍患者的随机对照研究 [J]. 现代医学与健康研究电子杂志，2022，6（16）：35-38.

［2］倪波，肖绪武，孙瑾，等．家庭沙盘游戏治疗儿童分离性焦虑障碍的效果分析 [J]. 中国儿童保健杂志，2022，30（8）：924-928.

［3］谷景阳，史利静，冀紫阳，等．认知应对疗法联合帕罗西汀治疗广泛性焦虑障碍的随机对照试验 [J]. 中国心理卫生杂志，2022，36（8）：633-638.

[4] Strawn J R, Geracioti L, Rajdev N, et al. Pharmacotherapy for generalized anxiety disorder in adult and pediatric patients:an evidence-based treatment review[J]. Expert opinion on pharmacotherapy, 2018, 19(10): 1057-1070.

第四章　强迫症

强迫症（OCD）是一组以强迫思维和强迫行为为主要临床表现的神经精神疾病，其特点为有意识的强迫和反强迫并存，一些毫无意义，甚至违背自己意愿的想法或冲动反反复复侵入患者的日常生活。患者虽体验到这些想法或冲动是源于自身，极力抵抗，但始终无法控制，二者强烈的冲突使其感到巨大的焦虑和痛苦，影响学习工作、人际交往，甚至生活起居。

第一节　强迫症的评估与诊断

一、分型

（1）依据强迫症状分型：根据临床表现以强迫思维还是强迫行为为主，将强迫症简单地分为以下 4 种类型：强迫思维或者强迫性穷思竭虑为主型，强迫行为动作为主型，强迫思维与强迫行为混合型，以及未定型。临床发现强迫性穷思竭虑为主型往往伴有对日常生活中的细节无法作出必要的决断，与抑郁症关系密切。强迫思维型和强迫行为型治疗方法不同，因此这种分型是有必要的。但实际上强迫症患者以两种症状同时存在者居多，而单纯强迫思维者较少，单纯强迫行为者更少。

（2）按照强迫症状内容分型：强迫思维的内容繁杂，多种多样，常见的有怕脏、怕污染，身体被伤害，有关伦理道德、宗教、性的问题，准确性等，有的毫无意义而难以归类。强迫行为也是千变万化，患者可能采取各种各样的强迫行为动作来抵抗或中和其强迫思维，如洗涤、核对、检查、整理和不外显的强迫行为（默默沉思、计数等）。各种动作组合让人难以理解，有时患者自己也说不清楚这样做的理由，回避行为也很常见。

（3）根据自知力分型：传统认为，强迫症患者的自知力应该是保持良好的，并常将自知力不良者排除在强迫症诊断之外，而误诊断为精神分裂症，但是实际上不少强迫症患者对症状认识不良，有的几乎没有自知力。国内虽然未见到相关研究报道，但是对强迫症患者自知力的临床认识状况也大致如此。有报道自知力不良的强迫症患者有更多的强迫症状，病情更严重，治疗效果差。对自知力不良的原因尚未深入研究，有研究发现自知力差与重症抑郁有关，并认为严重抑郁将强迫观念转变成超价观念从而使自知力下降。同时也发现这种强迫症患者与分裂型人格障碍有关。目前，DSM-5 直接将自知力的情况作了标注，也更提醒医师对自知力的关注。总之，因患者临床症状种类繁多且复杂，部分症状难以归类。有的患者各种类型的症状交替出现，更重要的是不同的症状主题可能反映不同的病理机制，因而以症状分型的意义有限，把自知力差的强迫症独立出来是一个重要的进步，对病因与临床研究很有价值。

（4）按照有无抽动障碍分型：抽动障碍和强迫症共病的情况非常多见，并且目前状态下是否还在伴有抽动障碍，以及是否还同时需要治疗抽动障碍，都需要关注。并且一些资料表明，共患有抽动障碍的强迫症，可能对抗精神病药物治疗更为有效，所以值得去关注。DSM-5 专门把抽动作为标注的一个特点，更是希望临床医师引起重视。

二、临床表现

（一）强迫症的亚型

目前的强迫症是按症状学分类，但很多现象表明强迫症是一组异源性综合征。如不同的强迫症对 SSRI 的疗效明显不同，表明其可能有不同的生物学病因基础。

1. 急性与慢性强迫症

证据显示成年强迫症患者病程多为慢性，发作性病程也可能为强迫症的一个亚型。

2. 早发性强迫症与晚发性强迫症

首次强迫症发病年龄小于 10 岁者称为早发性强迫症，首次发病年龄大于 10 岁者称为晚发性强迫症。研究发现，早发性强迫症右侧丘脑、左侧前扣带回的局部脑血流（rCBF）减少，双侧下前额皮质与晚发性强迫症有关。与正常对照组比较，早发性强迫症左侧前扣带回、前眶下缘的 rCBF 减少，右侧小脑的 rCBF 增加；而晚发性强迫症右侧前眶下缘的 rCBF 减少，右侧楔前叶的 rCBF 增加。而严重的早发性强迫症与左侧楔前叶的 rCBF 相关。故早发性强迫症和晚发性强迫症可能存在不同的脑机制。

3. 伴抽动症与不伴抽动症的强迫症

另外一个假说认为共患慢性抽动症的强迫症是强迫症的一个亚型，可能与风湿热有关。

4. 存在自知力与缺乏自知力的强迫症

Marazz W 等的研究发现，50% 的强迫症自知力完整，15% 的强迫症缺乏或仅存少部分自知力，自知力有无与临床症状无关。自知力与药物疗效及病程有关。无自知力的强迫症病情严重，且对五羟色胺重摄取抑制剂（SSRI）治疗效果差；自知力完整的患者对 SSRI 治疗效果好。儿童没有自知力，在反复发作的疾病期间，大部分时间患者并不能认识到强迫观念或强迫行为是过分或不合理的。目前，有学者提出有无自知力的强迫症可能有神经生理学及认知特点的差异。

5. 难治性强迫症与非难治性强迫症

多数学者目前把难治性强迫症定义为符合如下条件。

（1）经过至少两种有效剂量的口服药物治疗无效，其中一种为氯米帕明（＞150mg/d）治疗，另一种为 SSRI 类药物治疗：氟西汀（＞20mg/d）、氟伏沙明（＞200mg/d）、舍曲林（＞150mg/d），或帕罗西汀（＞40mg/d）。

（2）每种药物疗程至少 12 周。

（3）把无效定义为经治疗后 YBOCS 分下降至少 35% 以下。

6. 从严重程度上分类

Yale-Brown 强迫症量表（YBOCS）评分低于 16 分为轻度强迫症；16 ～ 23 分为中度强迫症；评分大于 31 分为重度强迫症。强迫症平均 YBOCS 分为 23 ～ 25 分。

（二）强迫症的临床表现

1. 强迫观念

强迫观念是强迫症的原发症状和核心症状。常表现为不必要的思想、想象和冲动等反复侵入性地进入患者的思维之中。患者至少在早期阶段努力抵抗，企图减少这些思想出现的强度和频度，并为此而感到非常痛苦。强迫观念的内容常常使患者感到不愉快，经常纠缠在一些缺乏实际意义的问题上不能摆脱。强迫观念的临床特征是害怕和不确定的痛苦体验，或者有不正确或不完美感。

（1）强迫性穷思竭虑：患者对日常生活的一些事情或自然现象，寻根究底，反复思索，明知缺乏现实意义，毫无必要，但又不能摆脱。如反复思索 1 加 1 为什么等于 2 而不等于 3？水为什么是由氢氧两种元素组成？有时达到欲罢不能，卧不安眠，无法解脱。有时患者表现与自己的头脑在欲罢不能地进行无休止的争辩，分不清谁是谁非，是一种没有强迫行为的强迫观念。

（2）强迫联想：见到一个字或一句话，或脑海出现一个观念，就不由自主地想到另一个字句或观念，但联想的字句或观念不一定与原来意义相反。如想起生病，就会马上联想到细菌等。

（3）强迫性对立思维：见到一个字或一句话，或脑海出现一个观念，就不由自主地想到另一个字句或观念，且联想的字句或观念与原来意义相反。如想起漂亮，立即联想到丑陋等。由于对立观念的出现违背患者的主观意志，常使患者感到苦恼。

（4）强迫性回忆：患者意识中不由自主地反复呈现出经历过的事情，无法摆脱，感到苦恼。如在吃饭时，反复出现一些见过的、令人恶心的肮脏场面。

（5）强迫性表象：在头脑反复出现生动的形象性视觉体验（表象），常具有令人厌恶的性质，无法摆脱。

（6）强迫性怀疑：患者对自己言行的正确性反复产生怀疑。明知毫无必要，但又不能摆脱、如出门时怀疑门窗是否关好了，反复检查多遍还不放心等。伴随怀疑的同时，常伴焦虑与不安，因而促使患者对自己的言行反复检查。

2. 强迫性情绪

强迫性情绪又称强迫性恐怖。患者害怕丧失自我控制能力，害怕发疯，害怕得病，害怕违法或做有悖道德之事等，明知毫无必要或不合理，但又不能摆脱，这种意向很少会付诸行动。与强迫意向区别在于没有要行动的内在驱使或冲动。

3. 强迫意向

强迫意向又称强迫冲动。患者反复体验到，想要做某种违反自己意愿的动作或行为的强烈内心冲动或内在驱使感。患者明知这样做是荒谬的、不合理的，努力控制自己不去做，但却无法摆脱这种内心冲动。如走到高处，有一种想跳下去的内心冲动；看到异性有一种想要拥抱、亲吻的冲动。尽管当时这种内心冲动十分强烈，但却从不会付诸行动。

4. 强迫动作和强迫行为

强迫动作和强迫行为是指反复出现的、刻板的仪式动作；患者明知不合理，但又不得不做。通常继发于强迫观念，可以是外显的行为或隐蔽的对抗思想，这样是为了减少强迫观念引起焦虑的各种活动。但强迫症患者也可以没有强迫观念而单独存在强迫行为。少部分患者由于慢性的强迫症病程，强迫行为前的强迫性解释可能在病程发展中消失，而强迫行为成为一种习惯方式，因而丧失自知力，无焦虑和苦恼，不再要求治疗。

（1）强迫性缓慢：此类患者相对少见。患者过分强调事情的精确性和完美性，从而导致强迫性缓慢。如起床要花 2 ～ 3 小时等。而患者否认有任何导致这种行为的强迫性观念。可因仪式化动作而导致行动缓慢。但也可以是原发的。例如，看书时目光常停顿在第一行第一个字，不能顺利阅读以下内容。这种现象可能源于患者不能肯定自己是否已经看清或看懂了这一行字，因而停滞不前。这类患者往往并不感到焦虑。

（2）强迫检查：为强迫症状最为常见的症状之一。患者为减轻强迫性怀疑引起的焦虑，采取的措施。如出门时反复检查门窗是否关好了等。

（3）强迫清洗：为强迫症状最为常见的症状之一。患者为了消除对受到脏物、毒物或细菌污染的担心和怀疑，常反复洗手、洗澡或洗衣服。

（4）强迫询问：强迫症患者常不相信自己，为了消除疑虑或穷思竭虑给患者带来的焦虑，常反复要求他人不厌其详地给予解释或保证。有的患者可表现为在自己的头脑里，自问自答，反复进行，以增强自信心。

（5）强迫性仪式动作：这是一些重复出现的动作，他人看来是不合理的或荒谬可笑的，但却可以减轻或防止强迫观念引起的紧张不安。如出门时要先向前走两步再后退一步才敢出门等。

（6）强迫计数：也属于仪式动作。计数台阶、计数窗格等本身并无现实意义，患者完成计数，只是为了解除某种担心或避免焦虑出现。有的患者只在自己的头脑里计数，或重复某些语句，以解除焦虑，是一种精神性强迫行为。

强迫动作还可分为屈从性强迫动作（如强迫性怀疑引起的反复检查或核对）及对抗性强迫动作（如患者为了对抗纠缠的强迫观念而反复背诵道德箴言等）。

强迫症患者对强迫症状的态度一般表现为：①患者自感不合理，无意义，力图摆脱，有求治愿望；②由于这种病态精神活动难以摆脱，常继发抑郁、焦虑和紧张情绪；③患者体会到症状是属于自己病态的精神活动，而非外力所致。患者的自我强迫和反强迫是同时发生的，两者构成强迫现象的两个侧面。但 50% 的强迫症自知力完整，15% 的强迫症在反复发作的疾病期间缺乏或仅存少部分自知力。

此外，有时患者（特别是儿童强迫症）要求，自己的父母也参与到自己的动作中来，如要父母回答同样的问题或做同样的强迫动作，若父母不同意这样做，则患者会变得十分焦虑，甚至冲动。

（三）强迫症的认知功能损害

强迫症存在不同程度的认知功能损害。强迫症的认知功能损害程度与病程、严重程度、起病速度、合并症状及强迫症状类型，是强迫观念还是强迫行为有关。慢性病程病情严重，强迫观念者则认知功能受损明显、合并慢性抽动症和 Tourette 综合征患者存在更多的注意障碍。强迫症的认知功能损害表现在下述方面。

（1）记忆障碍：强迫症患者存在视觉记忆、空间再认、工作记忆、非言语性记忆和数字瞬时再认的损害。强迫症患者可能更多注意事件的细节而影响其记忆功能。有学者认为瞬间记忆是继发于执行功能障碍，是由于记忆的编码的损害。

（2）注意障碍：强迫症存在视空间注意损害，其转换能力受损，患者把注意力过于集中于不相关的刺激，而对相关任务的选择性注意减退。

（3）执行功能障碍：强迫症患者在作神经心理学测验时，由于对测验正确的过分关注和强迫思维插入的扰乱，使之进行缓慢，此可能与前额下皮质系统有关。强迫症患者的威斯康星卡片分类测验（WCST）中错误次数、持续性错误、完成分类数明显较正常对照组差。当其出现错误时，患者在变换解决问题方法和检查下次是否正确的问题上需花费更多时间。

三、临床评估

评估的内容包括症状学、严重程度、人格、家庭与社会、文化等因素、社会功能以及预后等。因此，临床评估必须贯穿整个诊断、治疗和康复的全过程，它涉及症状的识别与诊断、治疗决定和效果评价、康复等方面。另外，需要评估患者对治疗的要求、依从性、是否适合某治疗、治疗是否有效、是否需要调整治疗、某种治疗可能带来的不良反应和影响及患者可能的预后等。

临床评估的频率要根据诊断和治疗的需要而确定。一般而言，评估需包括治疗前的基线评估、治疗过程中每 2 周的评估，治疗结束后的评估。如果急性期治疗效果良好和病情稳定，则维持治疗期的评估间隙期可适当延长，每 1 ～ 3 个月评估 1 次。需要指出的是，评估不是简单的问卷或量表使用，应该包括临床症状、治疗耐受性与不良反应、社会功能和生活质量等。

（一）症状筛选和症状记录

强迫症的症状多种多样，并且不同时间段的表现会有所不同。因此，要详细地询问并记录现在和过去症状表现，记录患者症状的多样性和综合征。每个症状都要记录患者每天花费的时间和设法摆脱强迫的努力程度及抵抗行为及最终的效果等。还需要记录患者因强迫症状而主动回避的问题或情境。同时记录患者在工作、家庭和社会关系方面的影响以及对情绪的影响等。

为了能够更多地询问症状，必要时可以使用以下的筛选问题帮助识别强迫：是否有一些想法一直在困扰你，但又摆脱不了？你是否要花很长时间才能完成日常工作？你是否担心自己会冲动地伤害他人？你是否需要一遍遍地数数、洗手或检查物品？你是否担心自己的某些关于宗教的想法是不正确或是不道德的？你是否在一些关于性的想法方面有困扰？你是否需要做事情强调对称或严格的次序？你是否对脏乱特别痛苦？这些忧虑和行为是否已经干扰到工作、家庭或社会活动？

（二）病史采集

需要对患者强迫症状的发生、发展、既往治疗过程以及人格基础、家庭和社会环境因素等进行全面的评估，包括以下方面。

（1）现病史：现病史包括发病年龄，发病诱因（了解患者当时的个人背景、心理和社会因素等），不同阶段的症状内容，严重程度，症状的演变等，病程变化等。也需要向家属和不同知情人询问病史，因为症状会在不同环境中表现不同，每个人的理解和评价也不同。

（2）治疗史：治疗史包括门诊和住院治疗、既往和当前药物治疗（详细剂量、疗程、疗效和不良反应）以及心理治疗（包括治疗方法、次数、干预程度和效果）。预测潜在的药物相互作用风险。

（3）既往史：目前躯体状况、相关住院治疗史、头部创伤史、意识丧失、癫痫发作史等；并记录躯体或精神症状的发作和严重程度，因为可能会和药物治疗的不良反应混淆。

（4）其他疾病史：有无抑郁症及家族史，了解与自杀观念、行为之间的联系。双相情感障碍及家族史判定，是否有诱发轻躁狂或躁狂的风险十分重要。惊恐障碍、抽动障碍、冲动控制障碍、进食障碍、物质相关及成瘾障碍病史、注意缺陷多动障碍会使治疗方案变得复杂。

（5）心理—社会因素：个人史、社会心理支持资源、潜在心理压力源、受教育和工作情况，症状对学术和职业成就、家庭关系、社会关系、性关系的影响：医患关系、社会或自然环境及其对既往治疗的影响。

（6）其他：治疗费用、保险范围和交通等实际问题。

（三）精神检查

全面、仔细的精神检查对于强迫症的诊断与鉴别诊断至关重要，除了常规强调的意识、一般状况、感知、思维、情感、意志行为、记忆与认知、自知力等方面外，特别需要注意下述4个方面的检查。

（1）强迫症状清单和强迫症状的严重度，对自我影响和外界干扰的评估：包括各类的强迫症状，让患者估计每天花几个小时在强迫思维和强迫行为上、设法摆脱强迫的努力程度（采取分散注意力或接受被动的认知，而非重复争论）及抵抗行为的程度、因强迫症状而主动回避的问题或情境。

（2）安全性评估：患者及他人的安全性，即患者潜在的自伤或自杀及攻击他人的行为。尽管患者极少对干扰到其进行强迫性仪式动作的人使用暴力，但是暴力行为还是存在于一定的案例，需要引起关注。

（3）自我认识水平评估：患者对自我病情的自知力和判断力、治疗动力和配合能力。对疾病病因、影响和病理机制的理解；症状对家庭生活的影响等。

（4）相关问卷或量表评估：如耶鲁－布朗强迫量表（Y-BOCS）、焦虑、抑郁量表，生活质量量表等。

（四）量表评估

1. 强迫症状评估

目前国内最常用的是Y-BOCS；美国DSM-Ⅴ推荐用重复想法与行为严重程度量表—成人用，它来自于Florida强迫问卷。本指南仅介绍Y-BOCS，它是由Goodman编制的针对强迫症各种症状表现和严重性的临床评估、半结构化、他评量表。有10个条目，包括症状检查表和严重性量表2个部分。严重性量表中，强迫思维（5项）和强迫行为（5项）的严重性通过痛苦、频率、冲突、抵抗等维度来评估。每个条目都是0～4分，所有的条目合成总分（范围为0～40分）。症状检查表包括62种强迫思维和强迫行为，患者根据目前症状的有无进行选择。

（1）亚临床为1～7分。

（2）轻度为8～15分。其症状已经对患者的生活、学习或职业造成一定程度的影响。

（3）中度为16～23分。表示症状的频率或程度已经对生活、学习或工作造成显著影响，导致患者可能无法有效完成原本的角色功能。

（4）重度为 24 ～ 31 分。症状非常严重，无法完成大部分原有的角色功能。

（5）极重度为 32 ～ 40 分。患者完全无法完成原有的角色功能，无法胜任生活自理。

治疗有效的定义是依据 Y-BOCS 总分与基线比较的减分率多 25% 或 35%（不同研究标准不同，临床总体印象—改善量表（CGI-I）评定为 1（极其显著改善）或 2（显著改善）。治疗痊愈为 Y-BOCS 8 分以下，症状不再满足疾病的诊断标准，功能完整，没有或较少焦虑和抑郁症状。

2. 评估焦虑、抑郁

绝大多数强迫症患者存在焦虑、抑郁等相关情绪问题，因此评估抑郁和焦虑的严重程度非常重要相关的量表包括焦虑和抑郁自评量表（SAS 和 SDS），汉密尔顿焦虑和抑郁量表（HAMA 和 HAMD）等。

3. 评估生活质量和社会功能

评价社会功能的有社会功能损害量表（SDSS）；评价生活质量的有简明生活质量幸福与满意度问卷（Q-LES-Q-SF）和健康调查简表（SF-36）。

四、诊断

强迫症的诊断主要是根据病史和精神检查，特别强调强迫思维或强迫行为必须是耗时的（每日至少要占用 1 小时或 1 小时以上），给患者带来巨大痛苦或功能损害。

诊断主要依据 ICD-10 诊断标准，其中规定了病程标准（至少持续 2 周）；而 DSM-Ⅳ和 DSM-Ⅴ则不强调病程标准。这主要是因为这类患者实际就诊时症状往往都至少持续存在数月，甚至数年之久。

在具体的临床诊断过程中需要强调的是：①强迫思维可以是突然出现的、非自我意愿的；②思维的内容可以达到妄想的程度，但相对固定，通常不泛化；③患者可以无自知力；④强迫思维和强迫行为可以同时存在，也可以只有其中之一；⑤患者因强迫症状而导致显著的痛苦或社会功能与生活质量的显著影响；⑥注意与其他强迫相关障碍（如躯体变形障碍、拔毛症等）、其他精神障碍（如抽动症、焦虑症、精神分裂症、物质相关及成瘾障碍等）的共病与鉴别，与躯体疾病或药物所致强迫症状的鉴别。

（一）DSM-Ⅴ诊断标准变化的临床意义

2013 年 5 月出版的 DSM-Ⅴ中，变化最大的内容是“强迫症的分类及诊断标准”。DSM-Ⅴ将强迫症从“焦虑障碍”中移出来，作为一个独立分类，与“躯体变形障碍、拔毛症、抓痕障碍、囤积障碍、物质 / 药物所致强迫及相关障碍、由于其他医学状况导致的强迫及相关障碍、其他特定的强迫及相关障碍”一起，被命名为“强迫及相关障碍”。这一改变的初衷，是希望尽可能根据个体间行为表型与病理生理基础的相似性，来最大程度地提高诊断标准在临床实践中的诊断效度和临床实用性，同样地，这一变化也有助于临床实践中对这些疾病进行更有针对性的评估与干预。已有系统综述发现，强迫症和强迫相关障碍与其他焦虑障碍在病程、共患疾病、家族聚集性、遗传风险因素和生物标志物、人格特征、认知—情绪加工、治疗反应上均有所不同。例如，焦虑障碍以精神（恐惧、焦虑）和躯体（惊恐、躯体症状）焦虑为明确特征。而在强迫及相关障碍中，焦虑症状虽然经常出现，但是存在容易变化和异质性的特点，是一个不稳定的特征。当然，这种分类方法，可能会削弱强迫及相关障碍和焦虑障碍之间的重要联系。为了强调焦虑障碍与强迫及相关障碍之间的重要关系，DSM-Ⅴ有意将强迫及相关障碍放在紧邻焦虑障碍的后面。其次，除了焦虑症状特征的差异，两类疾病对药物治疗的反应也存在明显不同。焦虑障碍患者对多种药物治疗有效，如 SSRIs、5- 羟色胺 / 去甲肾上腺素再摄取抑制药（SNRIs）、普瑞巴林（社交焦虑障碍、广泛性焦虑障碍）或阿戈美拉汀（广泛性焦虑障碍），而强迫症患者对非 5-HT 效能药物缺乏疗效；另外，两类疾病对一线的心理治疗反应也存在差异，例如一系列认知行为治疗对焦虑障碍患者有效，而暴露反应预防（ERP）是强迫症患者心理治疗的基础。

此外，DSM-Ⅴ中强迫症的诊断标准也进行了相应的变化。首先，将诊断条目中一些关键的描述性词语进行了以下调整：①将“突如其来的念头、冲动”改为“强烈要求、冲动”，以区别于冲动控制障碍；将“不恰当”改为“不必要”，因为在一种文化背景被认为是不恰当的表现，可能在另一种文化背景下是恰当的；②不再去判断患者的强迫表现为“过度”还是“不合理”，这个信息可通过评估患者的自知力程度来收集；③最具有临床意义的两处改变为自知力和抽动相关的标准，这 2 条对治疗有明显影响。以前在 DSM-Ⅳ中，经常不清楚应将自知力差的患者分类为强迫症还是精神病性障碍。DSM-Ⅴ中强迫症患者自知力的判断扩大到更宽的自知力评估范围，包括强迫症妄想性观念，这在以前是被诊断为精神病性障碍。按照 DSM-Ⅴ，为了作出诊断，医师必须判断患者自知力为好、差或者为缺乏自知力 / 伴有妄想观念。然而，自知力是一个多维度概念，在对强迫症患者的研究中发现，2% ～ 4% 的患者缺乏自知力，而且自知力差的患者往往病情更重、与抑郁症共病更多、病程更长、对心理治疗和药物治疗的效果更差。此外，流行病学研究发现，强迫症共患抽动秽语综合征、抽动障碍的概率较高，而且伴发的抽动障碍对患者的药物治疗有明显影响，伴有抽动的儿童和成人强迫症患者经 SSRIs 治疗后效果较差。因此，评估强迫症患者的自知力水平、是否伴有抽动，对于患者治疗策略的选择有重要意义。

（二）诊断评估工具

诊断评估工具因配套的诊断系统不同而有差异。目前，常用的有与 DSM-Ⅳ-TR 配套的《DSM-Ⅳ-TR 轴Ⅰ障碍用临床定式检查》（SCID-I/P），与 ICD-10 和 DSM-Ⅳ-TR 均能配套的复合性国际诊断问卷（CIDI）和神经精神临床评定量表（SCAN）。这些诊断工具均为定式访谈，费时较长，需经过专门培训后才能使用，更多用于研究。DSM-Ⅴ颁布后，这些诊断标准化工具还未能及时进行更新。

简明国际神经精神访谈（MINI）是由 Sheehan 和 Lecrubier 开发的一个简单、有效和可靠的定式访谈工具，主要用于筛查 DSM-Ⅳ和 ICD-10 中 16 种轴Ⅰ精神疾病和一种人格障碍，共含 130 个问题，每种诊断为一题组，其中 H 题组为强迫症诊断模块，第一个问题为排除诊断的筛查问题。已经有研究比较了 MINI 与 SCID-P 和 CIDI 之间的信度和效度。结果显示，MINI 有可接受的信度和效度，访谈过程简短，问题简洁，平均耗时 10 ～ 15 分钟，更易于在临床实践中推广。

（程　畅）

参考文献

[1] 冯斌 . 强迫症的诊断和治疗 [J]. 浙江医学，2020，42(2):101–104.
[2] 孙凌，王建平 . 强迫症诊断研究的新变化 [J]. 心理科学进展，2013，21(6):1041–1047.
[3] 陈光敏 . 强迫症的鉴别诊断模式 [J]. 中医学报，2013，28(6):904–906.
[4] Yazici K U, Yazici I P. Decreased theory of mind skills, increased emotion dysregulation and insight levels in adolescents diagnosed with obsessive compulsive disorder[J]. Nordic Journal of Psychiatry, 2019, 73(7): 462–469.

第二节　强迫症的药物治疗

一、抗抑郁药物

药物治疗的方便性表现在不需要患者的个人努力，使用相对方便的药物可比较快捷地改善患者的症状和减少痛苦。而药物治疗的不利方面就是可能存在药物的不良反应，使部分症状存在残留的可能性，40% ～ 60% 的患者可能没有改善，并且患者终究要面临停药的问题，其中最为烦琐的是在停药后，患者可能有撤药反应，甚至部分症状可能会很快复发。一部分研究认为氯米帕明比其他 SSRI 药物治疗的效果要好，但是 SSRI 之间的效果没有明显的差异。也有研究认为在氯米帕明和 SSRI 之间没有更多的疗效差异，可能更主要的是药物不良反应的区别。Kozak（2000）研究认为，ERP 的有效率是 85%，比药物有效率为 50% 要高很多。而药物和 ERP 的合并治疗有效率是 71%。但也并不尽然，Balkom（2012）研究了 118 例 ERP 治疗无效的强迫症患者，随机分到氟伏沙明药物治疗组和认知治疗组，12 周对照研究结果表明接受氟伏沙明药物治疗的患者有效率显著高于认知治疗组，故建议如果 ERP 治疗无效的强迫症患者应换药物治疗，而不是认知治疗，在临床实践中，鼓励这样的患者接受药物治疗非常重要，这会显著改善他们的预后。

目前强迫症的一线治疗药物是 5– 羟色胺再摄取抑制剂（SRI）。SRI 类药物包括氯米帕明及选择性 5– 羟色胺再摄取抑制剂（SSRI），如氟西汀、舍曲林、帕罗西汀、西酞普兰及氟伏沙明。美国食品和药物管理局已批准这 6 种 SRI 治疗成年强迫症，其中 3 种（氯米帕明、氟伏沙明和舍曲林）治疗儿童和青少年强迫症。另外，欧盟等国家已批准艾司西酞普兰治疗成年强迫症。SSRI 治疗强迫症的有效率为 65% ～ 70%，但症状仅改善 30% ～ 60%，且有明显的残留症状。而抑制去甲肾上腺素再摄取的药物，如阿米替林并无治疗效果，并可能与 SRI 相互作用或减弱其疗效。大量文献报道证明，无论是急性期治疗还是长期维持治疗，SSRI 药物对强迫症均效果良好且不良反应很小。此类药物目前已经作为治疗强迫症的首选药物。如果患者在治疗 8 周后对现行药物无效，应该考虑换用另一种 SRI，这其中包括氯米帕明。

（一）三环类抗抑郁剂

氯米帕明对强迫症状和伴随的抑郁症状都有治疗作用。一般氯米帕明首次治疗剂量可以从 25mg 睡前服开始，以后逐日增加 25mg，一周内日剂量达 150mg，可分 2 ～ 3 次服。而对抗胆碱能不良反应明显的患者，治疗日剂量可稳定在 150 ～ 200mg。对氯米帕明的不良反应能耐受者，治疗日剂量可增加到 250 ～ 300mg。一般在达到治疗剂量 2 ～ 3 周之后开始显现疗效。在达到最高剂量之后 3 ～ 4 周仍无效果者，可考虑改用或合用其他药物。有的患者显效较慢，直到治疗开始后 8 ～ 12 周才达到最大效果。治疗有效的病例，整个治疗时间不宜短于 6 个月。过早减药或停药常导致复发。部分患者需长期服药才能控制症状。氯米帕明常见的不良反应有口干、震颤、镇静、恶心、便秘、排尿困难和男性射精不能。日剂量达 250mg 以上的少数患者，可引起全身抽搐发作，此时宜减低剂量或加用抗抽搐药物，以预防抽搐发作。部分氯米帕明和氟西汀的对照研究表明，氯米帕明在减低强迫症状方面优于氟西汀，但氟西汀的不良反应较少，适应性强。对氯米帕明和其他药物的疗效一直有争议，有的学者认为氯米帕明的疗效要突出一些，而有的学者认为没有差异。但是一直被公认的是氯米帕明的不良反应是不能够让临床医师乐观对待的。因为氯米帕明的不良反应，使患者的治疗依从性降低，患者中断治疗的比例升高。目前，也有研究证实了氯米帕明 300mg 左右剂量的安全性和耐受性。但是超过剂量用药的风险还是存在的，专家建议可以改变用药途径来进行尝试。如静脉点滴氯米帕明能够起效更快，比口服药物不良反应要小，对于口服药物没有反应的患者可以使用。研究表明，4 ～ 5 天之后患者可以出现明显的疗效，此方法在美国已经受到重视。操作方法，初始剂量 25mg，第 10 天增至 250mg，维持这个剂量到第 14 天。

（二）单胺氧化酶抑制剂

单胺氧化酶抑制剂（MAOI）无论从抑郁症的治疗角度，还是从强迫症的治疗角度，都在淡出临床医师的选择视野。原因之一是更多的治疗有效而且不良反应少的药物出现，使医师优选其他药物治疗。原因之二是 MAOI 药物本身的不良反应和相对使用的禁忌比较多，应用不方便。但是对于一部分伴有惊恐和恐怖症状、比较难治的强迫症患者仍然可考虑 MAOI 治疗。

（三）SSRI 类药物

这类药物能减少症状的 20% ～ 40%。一般来说，这类药物的抗胆碱能不良反应较小，其治疗日剂量较用于治疗抑郁症时为高；宜晨间给药。

（1）氟西汀：治疗日剂量为 40 ～ 80mg。常从每日 10 ～ 20mg 开始，2 周内达到每日 60mg。

（2）氟伏沙明：治疗日剂量为 100 ～ 300mg，可从每日 50mg 开始。

（3）帕罗西汀：治疗日剂量为 40 ～ 80mg，可从每日 20mg 开始。

（4）舍曲林：治疗日剂量为 100 ～ 300mg，可从每日 50mg 开始。

（5）西酞普兰：治疗日剂量为 40 ～ 80mg，可从每日 20mg 开始。

（6）艾司西酞普兰：治疗日剂量为 20 ～ 60mg，可从每日 10mg 开始。

治疗剂量上，研究表明高剂量（如氟西汀 60mg，舍曲林 200mg）可以产生更好的抗强迫效果。一些对照研究也证实了氟西汀高至 80mg 的疗效和耐受性。但是一般还是应该使用中等剂量，只有在治疗一段时间后方可逐渐增加至最大剂量。临床医师增加剂量的原则是重视疗效、不良反应之间的平衡，目标是患者能耐受的治疗剂量下，给予患者最合适的治疗。专家一般建议，以平均剂量水平持续治疗 4 ～ 8 周，如果还是没有什么改善，可以加到批准的最大剂量。在部分出现改善的病例建议在逐渐加量之前可以继续等待 5 ～ 9 周观察疗效。当加到最大剂量的时候，最好维持治疗至少 3 个月（有的需要更长的时间）。研究也提示长期药物治疗可以有效预防强迫症复发。

（四）5–HT/NE 再摄取抑制剂

5–HT/NE 再摄取抑制剂（SNRI）代表药物是文拉法辛。因为地昔帕明在强迫症的治疗中没有什么效果，而氯米帕明的治疗效果十分优越，所以 NE 再摄取抑制剂的效果一直被否认。但是目前有很多 Meta 分析表明文拉法辛的治疗效果好，可能归功于它的 5–HT 和 NE 作用，并且没有抗胆碱和抗组胺的作用，所以推测它的不良反应会更少。另外，文拉法辛在低剂量的时候主要是 5–HT 的作用，而高剂量的时候兼有 5–HT 和 NE 的双重作用。国外一项单盲研究报道 65 例 Y–BOCS 评分＞ 16 的强迫症患者被随机分配到两组，12 周后，接受 225 ～ 350mg/d 文拉法辛的 25 例患者中 9 例有效，接受 150 ～ 225mg/d 氯米帕明的 40 例患者中 20 例有效，临床发现文拉法辛与氯米帕明治疗效果相当。另外，一项研究中，28 例难治性强迫症患者随机分配到 3 组，治疗 12 周后，发现文拉法辛组有效率为 42%，氯米帕明组有效率为 37%，舍曲林组有效率为 49%。其他还有一项研究表明，150 例患者被随机分配到 12 周的双盲治疗中，分别接受 300mg 的文拉法辛和 60mg 的帕罗西汀，两组中接近 40% 的患者获得比较好的疗效，两组的治疗好转效果没有明显的差别，提示文拉法辛可能是有效的治疗，但是并不能超越帕罗西汀。对它的长期疗效和耐受性还需要进一步探讨。另外，一项研究将至少使用两种 SSRI 足量、足疗程治疗但无效的 28 例患者随机分为 3 组，分别服文拉法辛 225 ～ 350mg/d、氯米帕明 150 ～ 225mg/d 或西酞普兰 40 ～ 60mg/d 治疗 12 周，除脱落患者外，文拉法辛的有效率为 42.8%，氯米帕明为 37.5%，西酞普兰为 14.3%，提示经两种 SSRI 治疗强迫症无效后，可换用文拉法辛或者氯米帕明。

（五）米氮平

有个别研究表明，SSRI 合并米氮平的治疗能够短期地增加疗效，但是没有长期的效果，其机制的推测是米氮平的 5–HT 细胞的快速点燃机制，不受受体的延迟限制。事实上在抑郁症的患者中，这个观点已经得到一些证实。但是目前的研究还是单盲的研究，需要进一步证实。

（六）其他抗抑郁药物治疗

目前，临床中其他抗抑郁药物治疗对强迫症疗效的研究仅限于很少的单个病案的报道，还不足以形成可信的证据。在医师的临床实践中还需要更多证据。

二、抗精神病药物

所有以单一抗精神病药物治疗强迫症获得肯定效果的研究均达不到现在的标准，所以现在公认的单一抗精神病药物治疗强迫症是无效的。但是对于难治性强迫症，许多学者认为在使用 SSRI 的同时辅助一些抗精神病药物可以改善强迫症状，疗程应达到 4 ～ 6 周。一般使用的是高效价抗精神病药物，这类药物包括利培酮、奥氮平、阿立哌唑、氟哌啶醇等。这类药物可以用于增强 SSRI 的疗效，特别是对伴有抽动障碍及有冲动障碍或分裂样人格障碍的患者尤为适用。

（一）氟哌啶醇

Mc Dougle 等将 34 例接受氟伏沙明 8 周无效的患者随机分配到两组，其中 17 例加用氟哌啶醇，该组有 7 例伴有抽动障碍；另外 17 例继续接受氟伏沙明单独治疗，其中 8 例伴有抽动障碍。4 周后，氟哌啶醇组有 11 例 Y-BOCS 评分明显改善，而对照组无一例改善，而且氟哌啶醇组所有伴有抽动障碍的患者抽动症状均明显改善。该学者分析伴有抽动障碍的强迫症患者有可能是强迫症的一个特殊亚型，这些患者需要合用抗精神病药物治疗。

（二）氯氮平

许多文献报道，当该药用于治疗精神分裂症时，25% 的患者出现强迫症状；而用于治疗强迫症时，根据强迫症的受体超敏假说，可出现一过性的强迫症状恶化，但长期联合 SSRI 治疗可减少强迫症状。但是 Mc Dougle 等所做的一项研究中没有得到上述效果。目前，不主张合用此药。

（三）利培酮和帕利哌酮

利培酮是一种强的 $5\text{-}HT_{2A}$ 和相对弱的 D_2 受体拮抗剂，用于精神分裂症和双相情感障碍的治疗。目前，已经有不少开放性研究证实利培酮治疗难治性强迫症具有良好的疗效和耐受性。近年来，Hollander 等对利培酮治疗难治性强迫症进行了双盲、安慰剂对照研究，对经过两种 SSRI 治疗无效的 16 例难治性强迫症，继续使用原来的 SSRI 药物，10 例合用利培酮 0.5 ～ 3.0mg/d，6 例合用安慰剂，观察 8 周，结果利培酮组 4 例 Y-BOCS 减分率＞ 25%，CGI 评分为 1 分或 2 分，安慰剂组没有 1 例达到这个效果。利培酮组脱落 1 例（10%），安慰剂组脱落 2 例（33%），安慰剂组脱落率明显高于利培酮组。进一步说明利培酮治疗难治性强迫症有效，无明显不良反应。双盲研究证实，利培酮（1 ～ 2mg，2 次 / 日）能强化 SSRI 治疗难治性强迫症。利培酮治疗难治性强迫症在一项双盲研究和 3 项开放性研究中得到验证，推荐剂量为 2 ～ 4mg。

（四）奥氮平

奥氮平是一种具有多受体作用（DA、5-HT、M_1、H_1 等）的非典型抗精神病药物，被美国食品和药物管理局批准用于精神分裂症，作为情感稳定剂用于双相情感障碍的治疗。既然奥氮平具有与利培酮相同的 5-HT 和 DA 受体阻滞效应，就应该能治疗难治性强迫症。Koran 等对符合病程 1 年以上、Y-BOCS ＞ 18 分、经氟西汀＞ 60mg/d 治疗 10 周以上无明显效果的强迫症，继续使用原来剂量的氟西汀治疗，联合奥氮平 2.5 ～ 10mg/d 治疗 6 周，共有 9 例完成观察，Y-BOCS 减分率平均下降 16%，其中 3 例减分率分别为 68%、30%、29%。随访 6 个月发现 60% 的患者体重增加。研究认为奥氮平强化治疗难治性强迫症有 2/3 患者有效，在常规治疗无效时加用奥氮平治疗是一种有效的选择。当奥氮平（平均剂量为 11.2mg/d）强化 SSRI 治疗难治性强迫症时，46% 的患者症状改善＞ 25%（1/4），38% 的患者症状改善＞ 33.3%（1/3）；奥氮平（平均剂量为 6.5mg/d）用于治疗精神分裂症的强迫症状 8 周，9 例患者中 6 例有效，3 例无效。还有研究表明，D_2 受体阻断剂联合 SSRI 的疗效好，但单用 D_2 受体阻断剂对强迫症的核心症状无效。

（五）喹硫平

喹硫平是一种二苯二氮䓬类衍生物，化学结构类似于氯氮平和奥氮平，对多个脑受体有亲和力，并且有很强的肾上腺素 α_1 受体阻滞作用，对 5-HT_2 受体亲和力大于 D_2 受体亲和力。Mohr 等对 8 例难治性强迫症患者给予喹硫平合并 SSRI 治疗 8 周，有 4 例症状改善，CGI 评分为 1 或 2 分，尽管缺乏对照，也得出 1/2 难治性强迫症可能对抗精神病药合并 SSRI 治疗有效的结论。进一步证明喹硫平治疗难治性强迫症的疗效。

三、抗焦虑药物

（1）氯硝西泮：有癫痫史、脑电图异常或可疑部分癫痫发作的强迫症可以考虑氯硝西泮治疗。1990 年 Hewlett 等报道 3 例对 SRI 无效的患者换用氯硝西泮治疗后效果明显。Hewlett 在 1990 年随后的一项结论性的研究中证实，氯硝西泮与氯米帕明治疗强迫症的双盲对照研究得出相似的结果。

（2）丁螺环酮：丁螺环酮是一种 5-HT_{1A} 受体激动剂。开放研究提示，当该药用到 10 ～ 20mg/d、3 次 / 日时，可强化氟西汀的疗效；安慰剂对照研究却并非如此。丁螺环酮对于睡眠状况、焦虑均有明显改善。但本研究尚需大样本，对难治性强迫症的疗效也存在争议。

四、情感稳定剂类药物

（一）碳酸锂

作为一种心境稳定剂，有文献报道其与 SSRI 合用对难治性强迫症有一定的治疗效果，目前为止还存在许多争议。Gordon 等报道碳酸锂与 SSRI 合用对强迫症有效。但是，唯一的一项双盲、安慰剂对照临床试验发现，碳酸锂对难治性强迫症的治疗效果与安慰剂比较差异无显著性。

（二）抗惊厥药

临床上发现对于难治性强迫症患者加用丙戊酸盐类抗惊厥药物有一定的疗效，20 世纪 90 年代有个案报道了丙戊酸钠治疗难治性强迫症，以及丙戊酸钠单药治疗不能耐受 SSRI 治疗的强迫症有效，抗惊厥药对强迫症治疗有效的可能机制是什么呢？2013 年有学者进行小鼠试验，评估丙戊酸钠、卡马西平、碳酸锂、拉莫三嗪、蝇蕈醇（muscimol）、巴鲁芬改善大鼠的强迫行为的疗效，并且评估 GABA 受体在强迫症中发挥的作用。啮齿类动物有一种将危险物品埋起来的天性，把一定数量的玻璃珠放到笼子里，动物会把珠子埋起来，过一段时间后，通过对比试验组和对照组的动物没有埋起来的珠子的数量，评价动物的焦虑倾向。小鼠埋玻璃珠的行为模型可以用来作为研究强迫的药理学模型。研究结果显示丙戊酸钠和卡马西平能显著减少小鼠埋玻璃珠的行为，但不影响总体的运动行为。拉莫三嗪也能显著减少小鼠埋玻璃珠的行为。而碳酸锂能减少总体运动行为，但对埋玻璃珠的行为没有影响。选择性 GABA（A）受体激动剂蝇蕈醇能够显著减少小鼠埋玻璃珠的行为，但不影响总体的运动行为。而选择性 GABA（B）受体激动剂巴鲁芬能减少总体运动行为，但对埋玻璃珠的行为没有影响。另外，选择性 GABA（A）受体拮抗剂荷包牡丹碱能够显著反转由蝇蕈醇和丙戊酸钠减少的小鼠埋玻璃珠行为。这提示 GABA 参与了小鼠埋玻璃珠行为，丙戊酸钠、卡马西平、拉莫三嗪可以减少这些行为。丙戊酸钠减少强迫行为，与 GABA（A）受体有关。

临床还需要开展随机双盲对照研究，进一步评估丙戊酸钠治疗强迫症的疗效。

另外研究提示，强迫症患者的脑内谷氨酸浓度异常升高，而 SSRI 治疗有效的患者尾状核的谷氨酸浓度下降，强迫症状减轻。而某些新型的抗癫痫药物如托吡酯能抑制谷氨酸能神经的传导。曾有开放性研究报道，12 名对两种 SSRI 治疗无效的患者，加用托吡酯治疗 16 周，剂量从 25mg/d 开始，每周增加 50mg，直到第 3 周末加到 100mg/d，以后每周适量增加，到第 9 周可达 400mg/d，治疗平均起效时间是从第 9 周开始。托吡酯对难治性强迫症有一定的治疗效果。这一结果在后续两项双盲对照研究中得到证实。Berlin（2011）研究了 24 例强迫症患者随机分为托吡酯组和安慰剂组，同时患者服用能够耐受的最高剂量的 SSRI 药物治疗至少 12 周，且最大剂量至少维持在 6 周以上，评估 Y-BOCS 总分、强迫行为总分和强迫思维总分。托吡酯 12 周末的平均剂量为（177.8 ± 134.2）mg/d（50 ～ 400mg/d）；强迫行为总分降低 5.38 分，而安慰剂组强迫行为总分仅降低 0.6 分。这提示托吡酯对强迫行为有效，但对强迫思维无效。但托吡酯的耐受性受到质疑，28% 的受试者因为药物不良反应而退出研究，39% 的受试者因此原因而减少治疗剂量。

另外，抗惊厥药物奥卡西平和其单羟基衍生物主要是阻断了脑的电压依赖性钠离子通道，发挥抗惊厥作用。有研究发现奥卡西平能提高海马的 5- 羟色胺水平。但还需要临床研究来进一步验证奥卡西平能否发挥治疗强迫症的疗效。

五、治疗方案

（一）急性期治疗

认知行为治疗（CBT）和 SSRI 类药物治疗被推荐为治疗强迫症的安全和有效的一线治疗。

（1）对于不愿意使用药物治疗的患者，可考虑单独使用 CBT。

（2）对于愿意使用药物治疗、既往药物治疗效果较好、严重的强迫症、不愿意采用 CBT 或无法获得 CBT 资源的患者，可单独使用 SSRI 类药物治疗。

（3）对于单一治疗效果不好、有共患精神障碍而 SSRI 类药物对此有效、严重强迫症以及对治疗期限有要求的患者，建议采用一种 SSRI 类药物和 CBT 联合治疗。

（4）如果一种 SSRI 类药物治疗 12 周仍无明显效果，可换用不同的 SSRI 类药物或者使用氯米帕明。一般来讲，第一种 SSRI 类药物没有效果，第二种 SSRI 类药物治疗的有效率接近 50%。

（5）如果患者对至少一种 SSRI 类药物足量足疗程治疗、足疗程的一种 SSRI 类药物和 CBT 联合治疗、足疗程氯米帕明单药治疗无效时，可考虑在原药治疗的基础上采用联合治疗方案。当患者对初始治疗部分有效，推荐联合治疗方案而不是更换治疗方案。可以考虑 SSRI 类药物联合抗精神病药物，由于典型的抗精神病药不良反应较多，目前倾向联合非典型抗精神病药。如果上述方案仍无效，可考虑联合其他治疗，如氯米帕明、丁螺环酮、锂盐、苯二氮䓬类药物、普萘洛尔、抗癫痫药等。需要注意的是氟西汀、帕罗西汀、氟伏沙明会增加氯米帕明的血药浓度，对于有心脏疾病或年龄大于 40 岁的患者，需要做心电图筛查。在联合治疗过程中随着氯米帕明剂量的增加，应监测患者的脉搏和血压。

（6）如果完成了上述所有的治疗方案效果仍不好，要重新确定诊断和再次评估后考虑难治性治疗方案和尝试某些新进展，但是要注意风险和效益的评估以及合法性。

（7）在开始治疗的 4 ～ 6 周大多数患者的症状没有明显改善，有些患者到治疗的 10 ～ 12 周才体验到症状的改善。如果经过有效剂量治疗 10 ～ 12 周无效的患者，可以考虑将药物适当加量，根据患者的耐受性情况将药物增加到最大推荐剂量。

（二）长期治疗

在急性期治疗后要进行至少 6 个月的长期治疗，最好维持 1 ～ 2 年，很多患者可能需要更长期的治疗。对于病情缓解之后又坚持服药 1 年的患者，要评估继续治疗的必要性。评估应考虑疾病的严重程度、持续时间、发作次数、残余症状、社会心理状况和社会功能恢复情况等因素。经过评估后考虑减药的患者，要逐渐减少剂量，一般每 1 ～ 2 个月减少 10% ～ 25% 的剂量，避免突然停药出现的撤药综合征。减药或停药时应密切监测复发的早期征象，必要时增加剂量或恢复治疗。

六、强迫症特殊人群的治疗

（一）强迫症患者孕期的治疗

对于想要妊娠和正在孕期的患者，应该考虑单一 CBT 治疗。在妊娠决定开始或终止精神药物治疗需要做完全信息的风险—受益评估。当胎儿、婴儿和母亲发生危险时，需要评估药物治疗是否要开始或终止，因为母亲的健康将影响妊娠预后和产后婴儿的看护。在这种情况下，有学者提出整合和权衡决定要素的模式。由于强迫症患者常常十分焦虑、感到怀疑和因要求完美或需要确定而痛苦，因此帮助患者及其亲属达成知情决定可能需要几次会谈，记录提供的信息和临床合理选择治疗方法是可取的。

据报道在已妊娠的强迫症妇女中有 13% ～ 39% 出现强迫症症状。妊娠前存在的强迫症的严重程度不受妊娠的影响，但有报道强迫症患者在妊娠期症状有 8% ～ 17% 恶化和 14% 改善。

有关整个妊娠期使用三环类抗抑郁药（TCA）或 SSRI 的长期影响的资料很有限，资料也有互相矛盾的地方。所以需要医师和患者、亲属一同商议和应对。在妊娠头 3 个月暴露于 SRI 的新生儿可能出现新生儿行为综合征，包括中枢神经系统、运动、呼吸以及胃肠道症状。虽然要保证监测暴露于药物的新生儿，但行为综合征通常是轻度的，并且可以使用支持性照料而得到控制，一般在出生 2 周内消失。

（二）强迫症患者哺乳期的治疗

关于在哺乳期母亲摄入 SRI 对婴儿的影响，现有资料非常有限，并且药物暴露的长期不良影响尚无报道，并缺乏大样本对照试验或观察研究，对此应予以适当注意。建议告知哺乳的母亲其婴儿可能暴露于母体的药物。最好的可以避免的方式是不哺乳，这样可以专心开始患者的治疗。

（三）老年强迫症患者的治疗

SSRI 类药物是老年期强迫症患者治疗的一线药物。因为其特殊的身体状况，医师要调整药物的剂量和注意药物的选择，例如有帕金森症的老年患者，SSRI 类药物会恶化其运动不能和临床症状。另外，药物的选择还要结合患者以前的用药情况和药物的不良反应。在用药剂量方面，要考虑与患者肝肾功能相关的药物动力学因素。肝肾功能和患者年龄有关，影响着血浆中药物浓度。由于老年患者更有可能正在服用治疗躯体疾病的药物。因此，医师在处方药物时通常更加需要考虑这些患者潜在性药物代谢动力学与药效动力学的相互作用。

（四）儿童青少年强迫症患者的治疗

对于儿童与青少年，通常应该以 CBT 治疗或心理治疗和 SRI 的联合疗法。药物说明书黑框警告，SSRI 类药物在治疗的第 1 个月，能增加共病重度抑郁症和其他精神障碍的儿童青少年及年轻患者自杀的风险。所以应该监测患者的症状恶化情况、自杀倾向和不寻常的行为改变。使用黑框警告的药物时，对患者应该有更多的关怀照料，记录药物的评估和随访也很重要。不过，应用 SRI 治疗患强迫症或重度抑郁症的儿童和青少年可能是必要的，并且在有临床适应证时不应回避使用。

目前，很多药物还没有被 FDA 批准用于儿童强迫症的治疗。氟伏沙明、舍曲林、氯米帕明被美国和中国的食品和药物管理局批准用于治疗儿童 OCD。

儿童青少年患者进行 SSRI 与包括家庭或照顾者在内的认知行为治疗。儿童和青少年患者开始使用 SSRI 治疗时应该经常仔细地监测和适当规律地进行复诊。这些必须经过患者、其家人或者照顾者以及医疗专业人员的同意，并记录在案。初始药物剂量应该从小剂量开始，特别是在年龄比较小的儿童中。第 1 周时可以考虑给予正常初始剂量的一半或 1/4。加量应缓慢并且要考虑到治疗反应的延迟（长达 12 周）以及患者的年龄。儿童和青少年患者的最高剂量建议不要超过推荐的高限。在儿童和青少年 OCD 或 BDD 患者药物减停过程中应该继续心理治疗，因为心理治疗可能会降低复发的风险。儿童和青少年患者的常规治疗中不应该单独使用抗精神病药治疗，但是可以考虑作为增效策略。

（五）难治性强迫症患者的治疗

难治性病例应该评估与躯体疾病和精神疾病共病的状况（如甲状腺功能低下、甲状腺功能亢进、隐蔽的物质滥用、双相情感障碍），这类情况可能会影响治疗效果。如果患者对一种首选的一线、二线单独或合并用药的足量、足疗程治疗没有效果时，三线药物可能有效。艾司西酞普兰没有获得适应证，但是已经有相当的文献证实有效。对于使用 SRI 部分缓解的患者，可以快速转为强化治疗。然而，因为换药和强化治疗在强迫症治疗中没有直接作过比较，因此在作此类决定的时候向精神科医师咨询是很重要的。

已有一些研究是关于 SSRI 强化治疗方案的。最强有力的研究支持要使用低剂量的非典型的抗精神病药（第二代抗精神病药）作为强化治疗方案，例如使用奥氮平、喹硫平、利培酮、阿立哌唑在一些研究中已经证实有一些效果，可以考虑为强迫症的增效治疗。在短期疗程中患者对非典型的抗精神病药耐受性较好，虽然这类药物往往带来长期的不良反应，包括综合征。早期有资料表明，这些药物对于共患抽动障碍的患者有特异性的疗效。现在这些药物在治疗强迫性障碍上的应用都已得到认可，也能用于除共病抽动障碍的患者。不过，Meta 分析结果表明，只有大概 1/3 到一半的患者受益于抗精神病药作为增效剂的治疗方案。那些对于增效剂方案没有反应的患者，应该停止使用抗精神病类药物，以减少服药风险。

CBT 也可以作为一种强化治疗的方案，也可以增加 SSRI 的剂量，这种方案是被广泛接受的。

（关　明）

参考文献

[1] 战玉华，王旭梅 . 谷氨酸系统相关药物在难治性强迫症治疗中的应用进展 [J]. 医学综述，2019，25(14):2872-2878.

[2] 宋辉，吴俊林 .SSRIs 类药物联合暴露反应 / 仪式阻断治疗技术对强迫症的效果 [J]. 四川精神卫生，2018，31(5):436–439.
[3] 司天梅 . 中国强迫症防治指南 2016 解读 : 药物治疗 [J]. 中华精神科杂志，2017，50(4):249–252.
[4] Rao S, Raveendranathan D,Shivakumar V, et al.Hippocampus volume alterations and the clinical correlates in medication naïve obsessive compulsive disorder[J]. Journal of Affective Disorders, 2018, 236: 1–5.

第三节　强迫症的心理治疗

一、森田疗法

森田心理疗法是日本学者森田正马教授于 1920 年创立的心理疗法。森田疗法是对神经症治疗效果较好的一种心理疗法。森田认为，神经症患者的所有不适都是一种自我感受而不是真正的病。因此，只有“保持原状，顺其自然”，不为其所扰，才能使各种不良感受自消自灭。

森田疗法分为住院治疗、门诊治疗、团体治疗及生活发现会等多种形式。根据患者的症状轻重，以及社会功能影响大小，选择适当的方法。无论是哪种治疗形式，指导思想是一致的，都是通过森田理论学习及治疗者的指导帮助，改变患者的性格特点，阻断精神交互作用，把患者生的欲望引导到建设性生活的行动中，以达到使患者获得对生活的体验和自信。

（一）门诊治疗

门诊治疗强迫症仍须遵循森田心理疗法的基本原则，但由于门诊治疗没有住院治疗所具有的特定环境，不能采用卧床及逐级进行劳动作业的方式进行治疗，因此具有与住院疗法的不同特点。

门诊治疗主要通过施治者与患者一对一的交谈方式进行，一般 1 或 2 周一次。施治者应注意对患者的共情并建立良好的治疗关系，施治者应在掌握患者生活史的基础上，尽可能理解患者的现实情况，不以症状作为讨论的重点内容，鼓励患者放弃排斥和抵抗症状的态度，而是采取接受症状、放下消除症状的想法和行动。面对现实生活承担自己生活中应承担的责任，做力所能及的事情。在治疗中，施治者应尽可能用提问的方式启发患者对问题的理解，而不是过多地采用说教的方式。治疗的关键是帮助患者理解对待症状应采取顺其自然、为所当为的原理，教导患者具体可行的行动方案，使患者在建设性行动中，把注意力逐渐转向这些行动中来，这样可以打破患者注意固着于症状的状态，从而打破被束缚状态，改善强迫症状。

（1）进行详细的体格检查：开始治疗之前进行详细查体及必要的实验室检查、影像学检查和心理测验，以排除躯体疾病的可能，消除患者的顾虑，了解患者的精神状态。

（2）接受并放下症状，而非排斥它：事实上做到这一点就要设法找到合适的理由，让患者觉得有比急于排除眼前的强迫症症状更加重要的事情要做，做了这件事再来排除眼前的症状不迟，这样更容易使患者暂时放弃与症状斗争，例如被胡思乱想的症状所束缚，拼命地想排除，无论怎样努力也无济于事，却仍然千方百计地设法排除，这样做的结果只能使症状更加严重。既然排除不了，那就不如先把症状放在一边，不去理它，该干什么就干什么，或者做自己喜欢的事，最好多进行身体活动，例如跑步、散步、打球、唱歌等。在指挥手脚活动、指挥嘴唱歌的过程中，精神能量被带到这些方面来，慢慢胡思乱想失去了精神能量的支持，就会渐渐减少，乃至引不起患者的注意了。

（3）巧用不问技巧：森田疗法有一条治疗原则，即不问症状，注重现实生活。其实这是翻译过来的句子，意思并不是一点也不要问患者的症状，而是让患者不刻意关注症状，不经常讨论症状或到网上检索症状、图书馆查询症状、时时刻刻想着症状，而去重点改善现实生活中的问题。如果患者整天诉说症状、讨论症状、关注症状则实际上是在强化症状，使自己的注意力专注于症状而产生恶性循环。但医师在运用这条不问症状的原则时经常会造成患者的误解。患者是由于症状痛苦而来找医师的，想治愈症状、消除症状，如果医师一开始就“不问症状”，容易造成患者的反感和不信任而形成对治疗的阻抗。所以初诊的倾听，理解患者的痛苦，分析症状形成的机制是必要的。在治疗当中告诉患者不要整天诉说症状、到处询问关于症状的问题，不要无休止地网上搜索关于症状的信息，这样可以减轻由于关注症状导致的注意固着。

很多情况下患者明白了不必关注症状的道理，但是却仍不由自主地关注症状，因此需要引导患者去关注和纠正自己的不良生活习惯，例如，纠正经常大量喝酒、长时间上网玩游戏、早睡、暴饮暴食等。关注树立良好的生活习惯、人格品质、人际关系、兴趣爱好等，纠正不良生活习惯方面关注多了，自然关注症状的时间就会减少。

要求患者将生活中的体验写在每天的日记上，分别使用两个日记本，施治者在复诊时针对患者上次日记中暴露出来的问题进行批注，在此基础上对其进行指导，提出对今后的要求，与此同时，要求患者阅读森田理论的有关材料。专家们认为，由于门诊治疗中医师不能亲自观察到患者的日常生活和行为。因此，让患者记日记，通过日记来了解患者的日常生活情况，用批注来对患者进行指导，是治疗的重要环节。治疗特别要注意：第一，治疗始终要针对纠正患者的人格问题、生活习惯等问题，不能被其症状所纠缠。第二，在患者对治疗要点理解的条件下，着重要求其在生活中自觉地去实践。让他们知道我们的快乐是通过一个又一个有意义的行动或者一件又一件有意义的事情得来的，例如今天学到了新知识、结识了新朋友、做了一件好事、完成了一项工作等，通过这些活动取得的成果，自然会给我们带来快乐；人生的意义也是通过一个个有意义的行动来体现，你可以上班挣钱养活自己、养活家人了，你可以孝敬父母了，你可以指导别人了，你可以下地种田了，你可以做饭了，你可以生孩子、教育孩子了等。患者的人生意义都体现在些活动之中。

（4）患者行动方案的可操作性：无论是医师、心理咨询师还是教师、家长，学习森田疗法的理论，用森田疗法理论指导患者以期达到治疗目的是对的，但是在心理治疗开始阶段，忌讳只注重理论说教，而不注重实际操作，相反要把重点放到指导患者具体的行动方案。例如，不要只是说，去运动就好了，而是具体做哪些活动，什么时候去做，做多少活动量，多长时间等。否则会由于指导不具体、没有操作性而使患者有理由拒绝执行医师的治疗意见。

（5）指导语简明、易懂：一部分强迫症患者会经常由于文化水平低、理解力差、对疾病有错误理解而对医师的指导不理解，或误解，另外由于被束缚状态，导致注意固着于强迫症状，而对其他事物注意涣散，因此很容易出现听不进去医师的话，或者好像听到了医师的意见，但是没有往心里去，结果是患者不能按照医师的指导去行动，仍然按照自己的行为模式去生活，所以医师如果用比较简明、易懂的指导语，打比方，帮助患者理解，会收到更好的效果。

（6）对患者提出要求时给出理由：在森田疗法中医师经常给患者提出要求，让患者去运动、去做家务、去与人为善、去做好事等，但是不说出理由，而是提出要求，往往患者不能按照医嘱去做，如果患者不去做，那么就不容易达到预期效果。所以简明、扼要的一个理由对指导患者的行动在森田疗法治疗中十分需要，什么样的理由最好，不能一概而论，理由充分，患者容易接受的为最好。例如，胆小者、肥胖者、体弱者、怕得病者，需要锻炼和强壮身体；怕被别人瞧不起者需要好好工作、好好学习、与人为善，只有这样做才容易获得别人尊重，让患者知道面子是靠赚出来的。你通过努力升官、发财了，自然会被别人尊重；你对周围人友善，周围人自然对你友好、尊重。有人对治疗特别迫切，那么告诉患者，想治好病不仅仅是只知道治病，而且要治人，就像想治庄稼生的病，一定同时要治理好土地一样，治理好了土地，就便于治好庄稼的毛病，治病需要吃药，那么治人怎么治呢？身上的坏习惯、坏毛病需要改，人际关系不好需要纠正，不孝敬父母需要改正等。

（7）患者对医师的指导应有反馈：医师每次患者的指导，都应要求其反馈，口头、书面都可。通过反馈才会发现患者对医师的指导理解了多少，实施了多少；通过患者的反馈，强化患者对医师的心理指导的理解和实施；通过反馈，使患者用精力去思索医师提出的问题和解决方法。在学校老师讲课，学生好像都听懂了，可是一考试就会发现有些人真正懂了，而有些人没懂，因为一考试就不会了，所以医师给患者苦口婆心地讲，觉得患者应该懂了，其实不一定，还要通过反复反馈（就像复习考试）来强化理解才能达到预期目标。

（8）巧用逆向思维法：逆向思维法是指为实现某一创新或解决某一常规思路难以解决的问题时，而采取逆向思维寻求解决问题的方法。顺向和逆向思维是指思考问题的方向性，人们解决问题时，习惯于按照熟悉的常规的思维路径去思考，即采用顺向思维，例如“战争时打不过就跑”“怕见某人就躲起来”“怕自己的财产很快被花光就处处节约”；然而现实生活中也有很多事例，利用顺向思维是找不到正确解决方法的，但是运用逆向思维却常常会取得意想不到的功效。如学生考试，常规的想法是不能丢掉任何题，但是事实上有的题就是一时想不起来该怎么做，而硬做不会做的题就会把时间耽误了，影响其他题目回答，那么不如一反常规，丢掉 1 ～ 2 个不会做的难题，省下时间把其他的题都答对，反而会得相对高分，因为很多人在难题上费了很多时间，反而减少了回答其他题的时间，结果难题没有解决，会做的题也没有足够的时间思考和答对。有些症状例如经常胡思乱想很难靠自己的意志去排除，既然排除不了，你还非要排除不可，那结果肯定是越搞越糟。所以森田疗法的一些治疗思想是运用逆向思维模式。不问疗法、患神经症不休息反而去劳动，对症状不直接消除，而是原封不动地放置那里（接受症状、接受烦恼），让其顺其自然，而你去为所当为等治疗思想都是逆向思维的产物，也是森田疗法的特征之一。

（二）住院式森田疗法

住院式森田疗法是森田疗法的经典形式，一般适用于症状较重，正常生活、工作受到较明显影响的患者。住院为患者提供了一个新的环境，杜绝其与外界的联系，使其专心致志地接受治疗。住院式治疗需要 3 ～ 6 个月，新森田疗法也有仅仅 1 个月的，分为 5 个阶段。

（1）治疗准备期：治疗者要向患者说明其病是心理疾病，可以用森田疗法治疗，并讲清治疗的原理及过程，介绍已取得的疗效。征得患者同意后，要求患者配合。

（2）绝对卧床期：需要 4 ～ 7 天。患者进入一个封闭的单人病室，除进食、洗漱、排便之外，安静地躺着，禁止会客、读书、谈话、抽烟等活动，并由护士监护。主管医师每天查房一次，不过问症状，只了解躯体状况，要求患者忍受并坚持。

绝对卧床的目的是消除心身疲劳；养成对焦虑、烦恼等症状的容忍和接受态度；激发生的欲望，体验烦恼即解脱。患者卧床期间经历了从安静到无聊、烦躁不安，解脱、强烈地想起床干事的心理过程。一般情况下，最初情绪可暂时安定，随着绝对卧床时间的拉长，会出现各种想法，产生静卧难以忍受的状态。继而患者还会出现一种无聊的感觉，总想起来干点什么的愿望。这就是无聊期。

静卧期间，当痛苦达到极点时，在极短暂的时间内，会迅速消失，精神立即感到爽快起来。这就是森田先生所说的“烦闷即解脱”的意思。这是一种情感上的自然变化的结果。这种变化有助于患者认识情感是不能由意志去排除的。患者想起床做些事情，正是精神能量从内开始朝向外部世界，显示患者此时已是病情好转的开端。

（3）轻作业期：约 7 天。此阶段仍禁止交际、谈话、外出，卧床时间限制在 7 ～ 8 小时。白天到户外接触新鲜空气和阳光，晚上写日记。晨起及入睡前朗读古诗词等读物。患者从无聊到自发地想活动、作业，逐渐减少对其工作的限制，允许劳作。此时，患者从无聊中解放出来，症状消失，体验到劳作的愉快，并越来越渴望参加较重的劳动。与此同时，主管医师指导并批改患者日记。

（4）重作业期：需要 1 ～ 2 个月。此时，患者转入开放病房，参加森田小组活动。此期劳动强度、作业量均已增加。每天参加劳动，打扫卫生、浇花、手工操作、文体活动。通过努力工作，使患者体验完成工作后的喜悦，培养忍耐力。学会对症状置之不理，进一步将精神能量转向外部世界。在强化外在行为的同时理解人类心理的自然状态。每天晚上记日记并交医师批阅。医师不过问患者症状和情绪，只让患者努力工作、读书。此阶段患者通过行动，体验带着症状参与现实生活的可能性和成功感，学会接受症状，并逐渐养成按目的去行动的习惯。

（5）生活准备期：约 30 天。此阶段患者进行适应外界变化的训练，为回到实际生活中做好准备。治疗者每周与患者谈话 1 ～ 2 次，并继续批阅日记，给予评语。允许患者离开医院进行复杂的实际生活练习，为出院做好准备。出院后的患者为巩固疗效，定期回医院参加集体心理治疗，继续康复。

由于社会的发展，生活节奏加快，以及典型的森田神经质性格的人群减少，医师和患者的耐性变差，传统的住院疗法越来越少，而生活发现会形式的集团疗法越来越显示生命力。

（三）生活发现会

（1）集体座谈会：是以区域为中心开设学习森田疗法理论的一种学习方式。会员每月出席一次，抱有同样烦恼的人们在此相聚，相互讲座学习森田疗法。在学习的过程中，前辈会员的支持和鼓励作为有力的支柱，使烦恼不断地得到克服。接着恢复了健康的人们又接替前辈的使命，给新的后辈予以帮助。

（2）学习会：是以系统学习森田疗法理论为目的，学习时间为每周一次 2 小时，3 个月为一个阶段。有时也以 4 天 3 夜集中的形式进行。学习内容主要由森田正马、高良武久的森田疗法理论基础的 7 个单元组成，加上概论即神经症体验的讲解。

7 个学习单元包括：①神经症的本质（为什么会成为神经质）；②欲望和焦虑；③感情与行动的法则；④神经质的性格特征；⑤关于“顺应自然”；⑥所谓神经症治愈的实质；⑦行动的原则（积极生活态度的要点）。7 个学习单元都结束后，为了使自我观察能力与日常生活的实践活动结合起来，最后讲解“神经症的概论”。

（四）国内专家和患者运用森田疗法治疗强迫症的经验

1. 运用森田疗法不能拘泥于任何形式和理论

（1）森田疗法是目前中国心理疗法中适用性较强的一种心理疗法。它融合了精神分析、认知疗法、行为疗法、作业疗法及中国传统文化、佛教、禅的思想内容。它操作性强，对强迫症、对人恐怖症、焦虑症、抑郁症、适应性障碍、失眠等多种心理障碍有独特的疗效。

（2）森田疗法不是万能的，对器质性精神障碍、没有反省能力、忍耐性差、生的欲望不强的患者，很难有好的效果。换言之，也就是对具有典型的森田神经质的患者效果好。

（3）森田疗法的运用有很多的技巧，不能拘泥于任何形式，稍微用不好，患者就产生阻抗。例如，对一个强迫症患者，你一开始就告诉他要“忍受痛苦，为所当为”，患者可能会误解你的意思，产生愤怒的情绪，说：“医师，我实在是不能忍受了，我太痛苦了。”不论你用什么方法，只要让患者领悟到：他的痛苦并不是什么特别的东西，是因为自己的过分关注而越来越重，如果能主动地做些事，它就会自然地减轻，不管你相信不相信，先试一试。

（4）森田疗法的精髓是顺其自然，为所当为，目的本位，纯洁的心。这些理论是很抽象的，难以理解，必须身体力行体验它才能真正领悟。日本的田代信维教授认为，许多心理障碍患者的一个要因是自卑，没有自信心，在社会工作中遇到各种困难的时候，表现出各种症状。只有树立小的目标、做小事，得到小的快乐，在实际的工作学习中得到成就感，逐步恢复自信心，才能真正地治愈。最高的境界是完善人格，对待任何事抱有一种宽容的态度。这涉及很多哲学、世界观和信仰问题，是很复杂的。

（5）学习森田疗法的人，需要较高的文化素养，较好的耐力，善于思考，并有一颗谦虚的心，多和别人交流。可以说，一辈子也学不完。对医师，对患者，每一次交流都是一次学习。对于那些急功近利的人，很难领悟它；对于那些爱夸大的人、浮躁的人，可能没有什么大作用，甚至起反作用。森田疗法比精神分析、行为疗法、认知疗法等其他疗法更符合中国国情。

2. 运用森田疗法时必须吸取其他疗法的特长

孟某曾是一位强迫症患者，他巧妙地将森田疗法和精神分析疗法融合，成功地治愈了自己的强迫症。现将他的论点摘要如下。

在我长达十几年的自救经历中，虽然我没有机会接触森田疗法，但毫无疑问，森田精神一直对我施加有益的影响，我不断摸索，最后终于彻悟，发现并无条件接纳了真实我，从此症状消失，自我发生蜕变。

森田疗法的精髓是顺其自然，为所当为。森田告诫患者，要承认症状是自我的一部分，要接纳它，该干什么就干什么，为所当为。可是，患者如何才能做到这一点呢？往往道理很清楚，可就是做不到，因为患者认为强迫症状是极其荒唐可笑的，毫无道理。看来，我们只有为强迫症状找到某种意义或合理性，才能使患者真正接纳它，进而做到顺其自然。

我整合森田疗法、精神分析疗法、认知疗法、行为疗法、人本主义疗法，从自身实践中悟出了 3 个自我的理论，以及自我心理疗法。我认为，对 3 个自我理论的阐述和理解，也有助于实践森田疗法。

自我心理疗法的原理：认知、接纳、不怕、行动——改变。即认识症状形成的原因，发现自己的真实我，并无条件接纳，树立信心和勇气，勇敢面对现实的困扰，为自己定好位，树立生活目标，在有意义的行动中，使症状的表达失去意义，自然地发生蜕变。

我的强迫症自我治愈的过程，前面已经作了介绍，其中森田疗法则是帮了大忙的，尽管当时我还不知道有个森田疗法。

二、认知治疗

强迫症的认知假说认为，强迫想法本应视为一种正常现象，在人类进行创造性活动与解决问题时，同个体意图有关的强迫想法是适应性的。只有对强迫想法赋予负性评价，激发个体的情绪焦虑或烦恼，强迫想法具有了情绪的内涵时，患者才会出现一系列缓和焦虑或避免焦虑的行为反应和认知仪式。通常先是抵抗强迫想法，如果不行，就试图抵消或中和恐惧的强迫想法，结果令人苦恼的强迫想法一再出现，继以一连串的行为反应与仪式，使强迫症维持并不断加剧。

（一）认知治疗技术

（1）抗衡强迫思维法：有许多方法用于克服强迫思维（包括那些同伤害、攻击、污染等有关的思维）。典型的方法包括自律训练（SIT）和合理情绪疗法（RET）。自律训练方法训练患者学会控制自己的焦虑程度，让他们观察和记录自己的强迫思维，并用建设性自我评价去取代强迫思维。合理情绪疗法则致力于通过合理的辩论去攻克强迫思维中的信念。

（2）思维阻断疗法：通过使用一个提示词，如“停”来破坏强迫思维的进程，标准的做法是教患者使用一个提示词，当他们开始思考并感到焦虑时就使用这个提示词，然后让患者有意识地想象一些愉快的情景。

（3）抗衡消极的下意识联想法：同前两种方法不同，这种方法针对强迫思维伴随的消极的下意识联想而不是强迫思维。患者消极的下意识联想常常导致各种不愉快的想象，使其情绪低落。认知疗法技术使用典型的贝克原理去克服这种联想。

（二）认知治疗的临床运用

认知治疗在强迫症中的实施，可分为几个阶段进行。首先治疗者要向患者说明一个人的看法与态度如何会影响其心情和行为。然后帮助患者去检讨他所持有的对己、对人或对环境事物的看法，从中发现跟患者所主诉的问题有密切关系的一些“看法”或“态度”，并与患者协商检讨这些看法或态度与现实的差距，指出其非功能性和病态性。接着督促患者练习更换这些看法或态度，建立更为功能性的、健康的看法与态度，并用此新的看法与态度来促成健康的心情和适应性行为。

为了达到这些治疗步骤，可采用一些治疗上的技巧。例如使用“积极工作计划”，治疗者列出一套日常生活的工作表，订立实际且容易做到的生活活动，如定时整理房间等，这样可在无形中改变患者的生活态度。配合这些技巧，也可采用“逐步递增指定工作”，指定患者去做一些动作，从最简单的逐渐增加到较难的，如指令患者每天打扫房间一次，看一页书，等患者完成以后，治疗者给予夸奖，并鼓励患者更进一步，做些较难的工作，如烧一样菜，到图书馆借一本书，或与配偶外出游玩等。这种技巧的目的在于打破患者总认为自己什么事都做不成而毫无信心的态度，通过实际行动证实自己不能做事的想法是因为没有去做或因为顾虑而不敢去做所致，从而坚定其积极生活的行动准则。

（三）对于有外显强迫行为的强迫症常用的治疗方法

最常用的方法是暴露和反应预防，这是被证明为有效的行为技术。从认知观点来看，行为技术是检验和改变认知最有效的手段，是认知行为治疗的重要环节。治疗步骤包括：①仔细考虑对以往回避情境的暴露；②对恐惧的刺激和想法的暴露进行指导；③反应预防，即预防仪式行为和具有抵消、中和作用的强迫行为（包括隐匿的仪式行为）。具体实施的时候，医师要和患者一起设计治疗计划，早期任务的选择和对付问题的次序决定于患者的信心和执行治疗的准备程度。对暴露的好处要充分讨论，正是对焦虑情境的暴露促进了焦虑的消退，它使人认识到所焦虑害怕的事情并未发生，也使日常生活情境变得容易对付。暴露宜从容易做的任务开始，还可用想象或示范的方式促进暴露实施。对任何回避与中和的仪式行为进行反应预防是治疗成功的重要关键。当患者的强迫想法具有危险和伤害成分的时候，患者就急于排除或产生中和、抵消的行为反应，结果由于不能排除，自信降低，由于中和的仪式行为，强迫想法更多。医师可用患者的经验说明仪式行为只会使情况更糟，指出停止中和的行为反应主要阻力在于其想法，即认为不中和的话将毁灭其“良心”。然后鼓励患者尝试停止仪式或中和的行为反应 2 ～ 3 个月，审视自己的想法和记录发生的事件和感受，患者最终将发现原先恐惧的想法并未成为事实，焦虑随之消退。

一切暴露和反应预防任务都要制订实施细则，取得一致协议后按规定实施，结合适当的家庭作业和自我监测记录，推动治疗较快地达到目标。例如，对强迫洗涤者进行污染的暴露可先采取想象法，逐级暴露。一位女患者怕灰尘、怕化妆品伤害皮肤、怕与人接触传染，她除了过度洗手外，还有洗手时的仪式性言语。治疗时一起讨论了正常洗手的时间和次数，要求她停止仪式行为，然后想象手接触灰尘、泥土，落在地上的化妆品，门把手等情景，想象得了肝炎或其他严重疾病。为了促进暴露，会谈时医师示范接触脏物，如触摸门把手，推动患者暴露。再用家庭作业，布置患者每天接触地面灰尘

10 次。2 周后强迫症状迅速减轻。

医师要注意的是治疗策略因人而异，有不同的促进暴露和反应预防的技术，医患协作、患者的积极参与和自助练习有重要作用，幽默感在实施治疗时很有帮助。

（四）没有外显强迫行为的强迫症常用的治疗方法

1. 习惯化训练

在原理说明时，要说明强迫想法激发焦虑是不随意的，但要同随意的、有中和作用的认知仪式区分开来，还要注意隐匿的回避行为。通过讨论让患者考虑“习惯于使人不安的想法而不作回避、中和反应”这种治疗方式的可接受性。取得一致协议后实施。方法为：①记录引起焦虑的强迫想法；②重复写下强迫想法，剔除能减轻焦虑的中和性想法；③用患者自己的声音把强迫想法录成磁带（30 秒），重复播放给患者听。如磁带上有一女患者的强迫想法是：“我可能伤害儿子。我可能拿刀时不小心割伤他。他会出血，发生生命危险。”磁带上不可有中和想法，听磁带时患者也不可有任何中和反应。连放 10 次，每次评定焦虑程度和中和的欲望，可按 0 ～ 100 分评估。如有回避或中和反应，均应讨论，并协商预防方法。每天听磁带 2 次，每次 1 小时，直到焦虑减轻 50% 以上且无中和仪式出现。

2. 思维停止法

这种方法旨在提供一种停止强迫想法的策略。强迫想法因为回避和中和的精神仪式、寻求保证的行为而增强，所以，思维停止法的步骤里要注意停止中和、寻求保证和回避的行为。治疗开始时，要说明强迫想法和正常人的反复思考有很多相似，如果不给予负性评价以致急于排除或中和，就不会持续发展。由此取得协议：尝试缩短强迫想法而不予中和，不采取有抵消作用的精神仪式。同时告诉患者，思维停止法是要他学习一种技能，在学会之前不要急于在日常生活中应用。在对强迫症状进行分析和评估之后，请患者列出几种强迫想法和促发的情境，再请他列出几种可替代的轻松有趣的想法，如想起一次愉快的散步、一次文娱活动等。很重要的是强迫想法的清单里不应有中和的、抵消性的想法。

第一次治疗时医师要让患者知道，迅速停止强迫想法是可能的。医师说：“请你放松坐好，闭上眼睛。我将向你描绘一个情景，并描绘你的强迫想法，我要你在开始出现强迫想法时立即举手，不要等到强迫想法的细节时才举手。非常重要的是一有强迫想法就马上举手。好，请坐好，闭上你的眼睛。”然后，医师描绘一个典型的促发其强迫想法的情景，接着可描绘其强迫想法。患者一举手，医师就大声喊“停”，然后问患者此时强迫想法如何了，是不是消失了。医师重复地描绘诱发情景和接着出现的强迫想法，当患者举手时，医师就大声说“停”。然后鼓励患者去想象一个医师描绘的替代性情景，尽量清晰具体。治疗过程中有关强迫想法的不适感和清晰性请患者作出评分（0 ～ 100 分）。医师要强调反应预防的重要性，要患者不要有中和的精神仪式。

上述思维停止法练习 10 分钟后，请患者想象轻松的替代情景 1 分钟。在放松 30 秒后，请患者评定强迫想法的不适感与清晰性。然后，医师再描绘诱发情景和强迫想法，请患者说“停”，再请患者详细描绘一个替代性情景，约 5 分钟。再改变程序，对患者说：“这一次，我描绘情景，你一有强迫想法就举手并命令‘停’，不过是在心里对自己说，不要发出声音。对替代性情景也是你自己在心里描绘，当你得到清晰的替代性情景图像时，请把手举起来。好，我们来做一遍。”这一程序也是 5 分钟。

家庭作业是每天在情绪较好时练习思维停止法 20 分钟，并练习记日记，评定强迫想法引起的不适感和清晰性。至少在认真练习 1 周后，请患者试用这种方法对付轻度或中度苦恼的想法，再逐步对付较难的想法。可尝试进入原先回避的情境，有强迫想法出现时就用这种方法对付。告诉患者最初的进步很有限，强迫想法还会重复出现，但随着练习的增加，控制感将增强，与想法有关的痛苦将减轻。练习不足，急于求成，可能效果不佳。效果不佳的原因也可能是由于隐匿的中和反应、精神仪式或寻求保证的问题未能识别与处理。认知治疗引入对强迫症的治疗时间尚短，已经证明，改变强迫症患者的认知是有效的治疗途径。

三、行为治疗

行为治疗是 20 世纪初期在进行实验心理学研究的基础上，帮助患者消除或建立某种行为模式，从而达到治疗目的的一种心理治疗技术。行为疗法关于强迫症的几种理论假说中，最被人们承认的是焦虑减低假说，即认为强迫症状可减轻焦虑而使得强迫症症状强化和持续，焦虑也由于引起强迫症状得不到清除的机会而得以继续，因此使患者发生强迫观念和行为，中断习惯化过程成为治疗的必要阶段。巴甫洛夫学说认为强迫症是在强烈情感体验影响下，大脑皮质兴奋或抑制过程过度紧张，相互冲突，形成了孤立的病理惰性兴奋灶而发生；当情绪极度紧张激动、注意力高度集中于某一事物上，由于大脑皮质兴奋性增高，引起负诱导也较强，可减弱或抑制原来的病理兴奋灶，强迫症状可得以暂时减轻或消失。以上两种假说均是行为治疗发生疗效的机制。行为疗法的技术包括反应防止法、冲击疗法、示范法、系统脱敏法等。根据患者的具体情况可选择不同的治疗方法，如暴露法可用于焦虑感强者，反应防止法可用于强迫行为强者，系统脱敏法可用于躯体反应强者。

在过去的行为疗法治疗强迫症的临床实践中，许多学者提出了暴露和反应预防结合法技术，是对强迫症疗效较好的行为技术之一，80% 的患者可获得好转。强迫行为用行为治疗比强迫思维更为有效，治疗动机差、行为资料不全或不可靠以及合并抑郁者，行为治疗效果不佳，多见于强迫思维为主者，对这种患者可配合用氯米帕明或其他抗抑郁药治疗。

暴露和反应预防结合疗法包含两个部分：一是暴露法，鼓励患者暴露于引起焦虑的情境之下，直至焦虑近乎消失为止，类似于恐怖症的暴露治疗。根据不同情况可用系统脱敏法缓慢暴露，也可采用快速暴露法。二是防止接着出现的强迫行为即反应预防。举例说明：某女士，23 岁，职员，2 年来每日洗手用掉 3 块肥皂，多达百余次，因为她听说接触有癌症的患者能被传染上癌症，所以她产生了害怕把癌症传到家里的想法，为了减少这种可能性，她开始过度洗涤，觉得这样似乎能够消除传染癌症的“细菌”，她说：“当我洗得满意时，我就觉得很轻松。”既往用氯米帕明治疗过，疗效欠佳。患者是一种常见的强迫症，有大量的强迫性洗手的仪式性动作，这些动作因可减轻焦虑而被不断强化。经过行为分析找出行为治疗目标为：①没有仪式性动作的洗手；②接触癌症患者的患病部位；③为家人准备饭菜。治疗从仪式性动作先开始，为了控制环境因素，将她收住医院。开始时医师要她洗手时将水池塞住，只许每日用一块肥皂，不许在水龙头下冲洗。同时在洗手时进行监督。这样洗手次数和时间慢慢减少，接着，医师用一些她认为可能有害的东西去“污染”她，说服她去碰碰大多数人接触过的东西，如门的把手，并要她不要马上洗手。其时，恰巧病房里有一位护士因患乳腺癌做手术，征得护士同意，术后医师让患者看她如何接触手术切口，再碰碰自己身体和周围东西，然后要患者跟着做，并且不要马上洗手。最后，要她准备饭菜与医师、护士共餐。经过 40 多次暴露和反应预防治疗，强迫症症状好转，恢复工作，每 2 周只用 1 块肥皂，1 年后随访效果仍佳，假日外出也无污染恐惧，在家中准备饭菜也没有害怕传癌的困惑了。

在这个病例中，强迫洗手以避免污染可以看成类似恐怖症患者的回避行为。患者的求治动机和良好的医患关系都是极为重要的，并且示范法对于强迫症也有促进暴露的作用。对于强迫思维，则需要不同的方法。思维停顿法已证实对某些病例有效，其中包含了想象暴露，在此举例说明。某男士，27 岁，教师，诉说 10 年来对自己做过的小动作反复思虑，像水龙头开关、电灯开关等，考虑是否做得正确，有没有关好，近 2 年来症状加重，不能停止，以致工作时经常不能集中注意力，工作效率显著下降。治疗开始时，医师要患者将他的强迫性忧虑列一清单，作为治疗前的基线，以引起焦虑最小的项目首先着手处理。每次治疗时首先做放松训练，以便其后患者能集中注意于认知训练任务。当放松已达到时，要患者想象他做的一个小动作，如开水龙头。当他想象开了水龙头时，要他考虑这个动作 5 ～ 15 秒。如引起强烈恐惧时则举起右手作为报告，这时治疗者制造一个尖锐声音（如拍桌子）并大声喊“停”！以后要他跟着拍桌声音一起大声叫“停”。向他说明，当他喊停时强迫思虑就会消失。事实也确实如此。一个项目解决后，再选其他项目继续训练。此后，患者只要对自己无声地叫“停”，症状就得到控制。想象暴露完成后，再到实际情景中进行训练，直到他已掌握了这项技术。放松训练本身并不会改变强迫症状，单用是无效的，这里放松是为了使患者能集中注意于学习训练。思维停顿法中大声喊“停”、拍桌子是打断患者思虑的重要刺激。其他做法还有手腕部套上一个弹力圈带，用另一手拉起抽打以产生轻度厌恶刺激，同时要患者大声喊“停”。随着训练次数增加，叫“停”的声音也逐渐减轻，直至无声地自我命令“停”时思维能够自控为止。

四、认知行为治疗

事实上，认知治疗离不开行为治疗，行为治疗也离不开认知的要素，因而，近年来两者统称为认知行为疗法。在临床实践中，认知、行为治疗多是联合应用，已形成了系统的认知行为治疗模式和治疗技术，经统计发现，临床上治疗强迫症应用最多的也是认知行为治疗，并且其疗效较为满意。

（一）暴露疗法和行为阻滞疗法

基于以上认知行为模式，国外学者提出了颇具疗效的强化式认知行为治疗，其中包括对强迫症患者的暴露疗法和行为阻滞疗法（EX/RP）。

1. 临床上常用的评定量表

（1）耶鲁—布朗强迫症量表（Y-BOCS）：是标准化的半结构式临床会谈表，完成大概需要 30 分钟。量表一共包括 10 个项目（5 个评估强迫思维，5 个评估强迫动作），每个项目采用从 0（表示没有症状）到 4（表示症状非常严重）5 点评分。临床心理学家评估强迫思维和强迫动作的保持时间，生活受这些症状的影响程度，抵制这些症状所付出的努力大小、痛苦程度，以及对症状的控制程度。

（2）里克特（Likert）量表：是对患者的 3 个方面进行评估，这 3 个方面分别是焦虑、痛苦、回避和仪式行为。在初次会谈的基础上，临床心理学家确定这 3 个方面的问题，并评估这 3 个方面问题的严重性。在评估患者的焦虑、痛苦时，要考虑当患者面对他恐惧的情景时，他有多痛苦，他感到痛苦的频率是多少，他对他所害怕的负性后果会发生的确信程度是多少。

（3）强迫活动检查表（CAC）：是以强迫症访谈表为基础的，是临床心理学家用来每日检测患者强迫症状的量表。其简单的版本包括 37 个项目。CAC 自评量表版本包括 38 个项目。这个版本在统计学上具有很好的信效度，对治疗改善非常敏感。

2. 暴露和仪式阻止法的实施程序

（1）收集信息阶段：收集信息的第一步是通过全面而深入的诊断，确定患者的主要心理障碍是否为强迫症。第二步是评估被诊断为强迫症的患者是否适合 EX/RP 疗法。一旦确定患者适合 EX/RP 治疗，就要进一步收集信息，制订治疗计划。这个过程一般是花 4 ～ 6 个小时同患者会谈，在 2 ～ 3 天完成。这个阶段治疗师收集患者的强迫症状、患病史、以往的治疗史，而且在这个阶段要向患者介绍 EX/RP 的治疗原则，治疗的具体过程，指导患者识别和监测他的仪式行为，制订切合患者实际的治疗计划。

向患者介绍治疗原理和治疗的具体过程是一件非常重要的事情。治疗程序要求患者放弃他的强迫习惯，肯定会引起患者暂时的不适。如果患者不知道为什么要经受这样的痛苦，或者不确信治疗的效果，他们可能不会配合治疗，不会按照治疗的要求进行。临床一般会这样向患者介绍治疗原理：“你有很多的行为思维习惯，像挥之不去的阴影，时时困扰着你，正如你已经知道的，这些行为叫作强迫思维或者强迫动作，是强迫症症状。这些思维的、感受的或者是行为的习惯，让你非常不快，并浪费你的时间和精力，而且以你个人的力量难以去除它们。通常这些习惯包括想法、景象或者是冲动，它们习惯性地进入你的脑海，即便是你并不想要它们出现。与它们相伴随的是，你感觉到极端的痛苦或者是焦虑，强烈地想做些什么事情来减少痛苦。”为了去掉这些焦虑，人们采取一些行为，包括外在的可见行动或者是内在的思维活动，并养成习惯，我们把这些行为叫作仪式行为。

正如你所知道的，很不幸的是，这些仪式行为并不是很管用，虽然能够短期降低痛苦，但是这些痛苦很快又会回来。最后你发现你需要越来越多地进行仪式行为以缓解你的痛苦，但是即便是那时候，痛苦的减轻也只是暂时的，你还需要更多地重复那种动作。慢慢地，虽然这些行为也不是很管用，你会发现你每次都要花大量的时间和精力来做仪式行为，以至于它们严重地干扰了你生活的其他方面。

临床将要进行的治疗叫作暴露和仪式行为阻止法，它分为两个部分：第一部分是打破痛苦或者焦虑的物体、情景及想法与这些痛苦感觉之间的联系（例如每次你接触到与尿有关的东西，你就会感到焦虑和痛苦，觉得弄得你也很脏）。第二部分要打破仪式行为与焦虑和痛苦缓解之间的联系。换句话说，仪式行为（具体的行为）暂时帮助缓解了焦虑。但是，你因此必须经常而且反复做那些动作。我们的治疗就是要打破仪式行为与你的焦虑或者是痛苦的感受之间的联系，这种方法还会帮助你学会在你焦虑的时候，不采用仪式行为。在给出治疗原理之后，治疗师要开始收集患者强迫症状方面的信息。对于收集信息的解释和对于治疗的过程介绍如下。

向患者提出一些问题，让患者产生不适和焦虑的情景和想法，依据它们对患者的困扰程度，按照一定的顺序把它们排列起来。对每一个情景和想法进行评估，评分为0～100，其中0表示没有一点焦虑和痛苦，100表示最大的焦虑和痛苦。暴露治疗中是要让患者面对那些导致其痛苦并进一步引发仪式行为的情景。为什么要把患者放在感觉不舒服的情景之中，虽然这些情景在以前是患者花很多力气想回避的，因为如果把一个人暴露于他所恐惧的情景中，他的焦虑会逐步下降。通过暴露，焦虑与某个强迫思维之间的联系会逐渐被打破，如果反反复复暴露于这样的情景中，随着时间的推移，患者的焦虑就必然会下降。

很多强迫症患者，其强迫思维是出现在他们头脑中的想法或者景象，这些想法和景象在现实生活中很少出现。这使得我们难以将这样的患者放在真实存在的情景中进行暴露治疗。例如，一个害怕家里房子着火的患者，我们不可能让他（她）的房子着火，这样来进行暴露练习。与这个一样，对于害怕跑步会躺在地上的患者，不可能让他暴露在这个真实的情景中。

如果直接面对真实的情景是减少强迫思维所必要的，那么当情景并非真实存在的时候，如何才能得到治疗的成功呢？可以通过面对想象的景象来做到这一点，在此之中，想象那些害怕的情景在发生。在想象暴露练习中，想象出所最恐惧的后果，想象这些情景的细节，而且不采取仪式行为。随着暴露时间的延长，焦虑和痛苦也会逐渐减少。

当强迫症患者遇到他们所害怕的情景或者是他们所害怕的想法进入脑海时，他们就会变得非常紧张和痛苦，强烈希望采取仪式行为来减少痛苦。暴露练习同样能够引发相似的痛苦，而且引发进行仪式行为的渴望。禁止仪式行为就是为了打破这个习惯。在治疗中，要求停止仪式行动，即便是特别想做。通过面对恐惧而且不求助于强迫动作，焦虑会逐步缓解。行为治疗师把这个过程叫作习惯化。因此，在3周的强化治疗中，焦虑的缓解与仪式行为的直接联系会逐渐削弱，因为患者将不被允许做那些动作了。因此，患者将会发现，不需要借助任何仪式行为，焦虑也同样能够缓解。

在最初的信息收集阶段，要训练患者准确地监测仪式行为。准确的仪式行为频率和时间信息可以反映治疗的进程，也可以让患者看到其改变的真实性。在某些情况下，监测本身就有治疗意义。患者可以发现，仪式行为并不像他们想象的那样持续一整天，而且监测行为本身就可以减少仪式行为的频率和次数。

对于治疗来讲，准确掌握患者的强迫思维和强迫动作的严重程度是非常重要的。对于这些情况的掌握有助于我们对治疗程序作出必要的安排和调整。因此，在收集信息制订治疗计划的同时，希望患者能够每天记录自己的强迫症状。要想准确报告到底在强迫思维和强迫动作中花了多长时间，这并不是一件很容易的事。因此，下一次会专门花时间讨论作记录和监测需要注意的原则。这里有一些症状记录的形式，患者可以参考着记录自己的想法和仪式行为。

治疗师要指出具体记录哪些仪式行为；与患者一起仔细地研究指导语，解决患者的疑问；同患者一起预演一下以后每天要做的事情，想象一天将怎样进行。以下是帮助患者监测仪式行为的原则。①用表记录下来你花在仪式行为上的时间。②不要估计仪式行为花了多长时间，一定要准确。③立刻在记录表上记录下你监测到的时间。④直到一天的结束前，或者是第二天的开始前，不要把你的记录放进抽屉。⑤用一小句话记录引发仪式行为的原因。

在治疗以前，患者要确定一个在强化治疗程序中能够提供支持的人（如父母、伴侣或者是好朋友）。患者可以依靠这个人的支持和鼓励完成暴露练习，另外要让支持者监测患者是否按照治疗要求制止自己的仪式行为。如果患者进行仪式行为的渴望非常强烈，阻止仪式行为有困难的时候，支持者这时候要提供支持和帮助。因为支持者会参与治疗，所以治疗师要专门花时间与支持者讨论治疗原理和治疗过程。

支持者对患者要提供有建设性的批评和观察，在这些方面，支持者与患者在治疗前就需要达成一致的意见，治疗师要确保他们能够达成一致。在给双方提供建议的时候，治疗师要特别注意患者过去所遇到的任何困难。患者的支持者要定时与治疗师取得联系（每周至少 2 次），以便于及时掌握患者在治疗以外需要完成的暴露练习，更好地支持和监督患者完成作业。而且，如果出现违背治疗进程的事情（如拒绝做家庭作业，或者进行仪式行为），在患者同意的情况下，支持者要与治疗师取得联系。

信息收集的第二阶段：治疗师要注意检查患者的自我监测表，包括检查引发患者仪式行为的情境，如果需要的话，提供建设性意见。患者要学会用简短的语言描述引发仪式行为的情境或者刺激。治疗师评估患者时间估计的正确性，并提醒患者准确记录的重要性。

（2）治疗计划阶段：第二阶段收集信息的主要任务完成以后，还要详细收集患者强迫症状的细节，并在此基础上，制订治疗计划。这里有一个关键之处在于，要向患者强调暴露治疗是有效缓解其强迫症状的重要方法。例如一个强迫思维是自己在地狱里被火烧油炸的患者，治疗师可以告诉他，想象暴露在这样的情景中，而且如果情境的细节都很清楚，那么以后想到同样的细节，就不会带来这么多的痛苦。对于患者来讲，最重要的一点，要理解 EX/RP 治疗的原理，就是忍受暂时的痛苦，带来长远的解放。我们通常会告诉患者，第一周治疗中的焦虑和痛苦，随着治疗的进行，将逐步缓解消退。

介绍家庭作业。在本阶段的最后，向患者介绍治疗过程中需要完成的家庭作业。每天除了治疗的 2 小时以外，家庭作业一般需要花 2 ～ 3 个小时。家庭作业是在两次治疗之间进行的暴露练习，可以是在家里或者是其他什么地方完成（如商店的走廊、亲戚家等）。我们建议患者每隔 10 分钟记录一次主观不适感（SUDS）。在有些场合中，患者要进行 45 ～ 60 分钟的暴露不太容易。对这些情况，治疗师要帮助患者作出更加详细具体的计划，延长暴露的时间。例如，让患者在公共厕所里坐 45 分钟不太合理，但是可以让患者用手绢擦公厕的椅子，并把这个被污染了的手绢放在自己的口袋里带走，就可以延长暴露的时间。

（3）强化 EX/RP 治疗阶段：采用 EX/RP，在 3 周时间进行 15 次治疗，每周 5 次，每次两小时。根据我们的临床经验，进行强化集中的治疗比长期分散治疗效果更好一些，所以我们建议每周至少进行 3 次治疗。在每次治疗开始前 10 ～ 15 分钟，讨论家庭作业和患者自我监测的仪式行为。随后的 90 分钟分成 2 个部分，前 45 分钟进行想象暴露，后 45 分钟进行现场暴露，每次治疗的最后 15 分钟讨论家庭作业。治疗师可以根据需要调整该治疗形式。例如，如果现场暴露任务是到人多的商场接触别人的脏衣服，而且去商场需要花一些时间坐车，那么做这样的现场暴露就需要完整的一次治疗时间。有些患者在想象暴露中，情绪难以唤起（例如想到景象并不能激发患者的痛苦），对这种情况的治疗，要以现场暴露为主。

每次治疗开始的时候，建议治疗师和患者讨论本次治疗的计划，先期排除任何的异常情况（例如患者提出不愿意继续按照治疗计划进行），对这个方面的讨论一定不要超过 15 分钟。强迫症患者对于参加暴露治疗本身就非常害怕，讨论得越多只能让患者更加回避。在讨论中，患者最关注的一般是暴露治疗是否安全，是否有保障（例如患者询问治疗师是否能够确信暴露治疗是安全的）。对于这样的提问，治疗师要小心回答，既不要一遍一遍强迫式地对患者保证治疗是安全的，也不要强调暴露治疗是有危险性的。

想象暴露练习通常作为现场暴露练习的前奏，在现场暴露之前进行。想象暴露时，患者坐在舒服的椅子上，治疗师提供以下的指导。

“今天你要想象（描述情境和景象）。为了尽可能避免干扰，我希望你闭上眼睛，尽最大可能，全面、生动地想象这个景象，注意不是在说故事，而是你正在感觉它、体验它，一切就在这里。每隔几分钟，我会让你从 0 ～ 100 评定你的感受。请你尽快回答并且不要离开那个情境。”

想象暴露治疗过程会被录音机录下来，回家以后，患者当天的作业之一是听这盘磁带。

各个患者的现场暴露情境很不相同（特别是强迫检查患者）。下面是在给某些患者做现场暴露的指导语，供大家参考。

对于强迫洗浴的患者：“今天你将要接触（特定的物体）。这意味着今天你要用整个的手，而不是手指来接触它，让它来接触你的脸，你的头发，你的衣服，总之接触全部的你，这样你感到你身上没有任何一个部位没有被它弄脏。然后在这个过程中，我会让你坐着，拿着它，一遍一遍地接触你的脸、你的头发、你的衣服。我知道，这可能会让你感到不舒服，但是记住，焦虑和痛苦感受最终会减少。我还希望你放开自己，让自己担心那些自己最害怕的事情，例如生病，因为暴露治疗之后，你不能把自己弄干净，也不会洗浴。这个治疗是非常困难的，也会使你感到难受，对此我很抱歉，但是我确信你可以完成。随着暴露的进行，你会发现这个事情对你来说越来越容易。好，就到这里。现在开始。”治疗师然后把这个物体给患者拿着，让他（她）握着这个“脏”东西，并用握过脏东西的手触摸自己的脸、头发和衣服，弄“脏”它们。每隔 10 分钟问一次患者：“你现在在接触这个东西的时候，你的焦虑水平，或者是不舒服的水平是多少，从 0 ～ 100？”如果患者理解这个问题的话，也可以是更短的一些句子：“你的主观不适感水平是多少？”

对于强迫检查患者的指导语：“现在我希望你……（例如，写出支票付你每月的账单，在你写完之后不去检查它，把它放在信封里并把它寄出去，一次都不要检查；再如，在颠簸的路上，不检查后视镜）。因为你没有检查你的支票，没有看后视镜，你可能会担心发生什么糟糕的事情，不要回避去想这些事情，让自己充分地担心，只是不要让你的担心干扰你正在做的事情就可以了。”

从第一天的治疗开始，治疗师对于仪式行为阻止方面要给予患者专门的一些指导，而且在以后的治疗过程中，必要的时候还要提醒患者。我们发现，给患者一份打印的仪式行为阻止规则，有助于患者理解并记住这些规则。如果这些规则中没有完全涵盖患者仪式行为类型，治疗师要把那些没有涵盖的内容写上去。在最后的几次治疗中，给患者介绍“正常的”洗手、清洁和检查规则。干预之后，需要放宽要求，让患者回到正常范围之内。

（4）家访阶段：确保患者在治疗过程中所获得的疗效能够应用于家庭，是一件非常重要的事情。通常要求患者完成家庭作业也是为了达到这个目的，但是我们还是发现，治疗师对患者的家访，特别是对于那些在强化治疗中不能够及时回家的患者（例如来自其他城市的住院患者）来说，进一步扩大疗效范围，巩固已取得的疗效，是特别有帮助的。家访还提供了一个机会，治疗师和患者能够在一起讨论正常的行为范围。在治疗结束以后，治疗师要和患者及其家庭讨论家访的计划，为此作好安排。另外，还有一点也非常重要，有时大多数的治疗要在患者家里进行，例如这个患者有储藏的仪式行为。治疗过程中的家访频率决定于患者的强迫症状是普遍化的，还是特异性的、只在家中出现这些症状。对于强迫清洗的患者，有些患者在自己家中有一个安全的房间或者是区域，对于这些患者，弄脏这些地方是势在必行的，但有时也是非常困难的。如果患者自己在家庭作业中，难以弄脏他们最后的“防线”，我们建议治疗师直接帮助他们进行家庭的暴露治疗。

通常，在治疗快要结束的时候，一般 2 次家访，每次 4 小时。计划这么多时间是为了帮助患者在家里或者是在工作的地方，针对一些引发强迫症状的刺激进行暴露治疗。例如，治疗师可以陪着患者接触患者以前认为脏的房子周围的东西，接触超市里面的东西。与之相似，让患者开关煤气，然后不检查就和治疗师离开房子。对于那些在治疗过程中能够回家的很多患者来说，做到这些并不困难，因为他们在家庭作业中反复做过了。但有时，治疗师可能会发现，患者在家里还有一小块地方没有被污染，或者是尽管做了这么多的暴露，家里的某个地方还能让患者难受。家访的重点就要集中在那些仍然可能有问题的地方。

（5）巩固疗效，防止复发阶段：治疗结束以后，为了巩固治疗效果，患者除了继续坚持暴露以外，治疗师还要帮助制订一个巩固疗效计划。这个计划中包括增加暴露练习，建立正常行为的指导原则，讨论患者在没有强迫症之后对生活适应等方面的问题。

有证据表明，强化 EX/RP 治疗之后，患者能够从与治疗师继续保持接触之中获益。一项研究发现，经过强化 EX/RP 治疗以后的患者，继续参加 12 周的支持性治疗（每周 1 次，没有暴露练习），可以减少患者症状的复发率。另外，一项研究将患者分成 2 个组，两组都进行强化 EX/RP 治疗，之后一组进行 1 周的认知行为疗法，随后 8 周中，每周进行 1 次简短的电话联系（10 分钟左右）；另外一组是进行 1 周的自由联想。结果发现，前一组的治疗效果得到更为有效的巩固。

治疗设置：我们建议患者在进行强化 EX/RP 治疗时，尽可能继续正常生活。特别那些害怕的刺激本身就存在于患者家中时，对于这样的患者，坚持正常生活尤为重要。医院是一个人为的具有保护性的地方，尤其是对于强迫检查的患者来说，在医院里，他们不需要承担什么责任，相对来说，也就没有反复检查的冲动。如果患者居住太远，不能够每天过来参加治疗，我们建议他们租一个离治疗中心不远的公寓或者是旅馆住下。对于那些有自杀危险或者处于精神崩溃边缘的患者，或者是在强迫症治疗中，需要接受监督而患者自己又没有一个足够的支持系统提供支持和监督，对于这样的患者，建议他们住院治疗。

如果患者在职，而且强迫症状与工作有关，建议患者继续上班，这样可以进行相关的暴露。但是，因为 EX/RP 治疗每天要花 5 ～ 6 个小时，治疗期间患者每天只能工作半天。

对于那些症状与工作无关的患者，他们可以决定在强化 EX/RP 治疗期间，继续或者不继续工作。因为治疗非常耗时，我们通常建议患者要从工作中拿出相当一部分时间来。如果对于患者来讲，难以做到拿出整整 3 个星期进行治疗而不工作，治疗师可以建议患者工作半天或者只是在治疗的第 1 周或第 2 周不工作。

（二）国内学者提出的心理模式

国内学者认为强迫症的心理模式有三点：第一，强迫思维是一种能引发焦虑的思想，但焦虑的产生需要某些“附加条件”，如果缺乏这些条件，在强迫思想重复产生时焦虑常会自动减轻；而在强迫思维的患者中，由于强迫行为这样一个附加条件的作用，焦虑不可能减轻；第二，强迫行为是一种自发的行为（公开的动作或隐藏的思想活动）。这些行为使得强迫思维不暴露且使焦虑和不适感有所减轻，即强迫行为可使应急状况得到短暂缓解；但焦虑的减轻很可能会进一步强化强迫行为，从而导致强迫思维和强迫行为之间的恶性循环；第三，患者习得的回避行为也会阻止思维（或焦虑）的产生。这样，强迫思维就不容易暴露出来。强迫症的心理学模式是认知行为评估和治疗的基础。

所以，治疗过程应包括将患者暴露到他们所害怕的刺激中去，鼓励他们停止任何阻拦或终止这种暴露的行为，还要鼓励患者重新评价他的恐惧从而使他发觉自己所害怕的事实际上不会发生。据此，提出了有强迫动作的强迫症的治疗和无明显强迫动作的强迫症治疗方法。

1. 对强迫动作的治疗

（1）提出一些合理的建议：在治疗初期，医师和患者要对暴露和反应预防的合理性进行深入讨论。要让患者认识到，将自身暴露于困难的情境可提高勇气和信心来应付每天的不良刺激。鼓励患者面对焦虑，而不是用仪式动作来消除焦虑。但患者常会担心，在暴露时焦虑会严重发作而不是像医师预期的那样减少。此时，医师笼统的保证无济于事。医师应表示同意：“的确，开始时焦虑不会马上减轻。”当患者问：“假如不做强迫动作，焦虑会持续多久呢？”医师可告诉患者：“如能坚持不做中和行为，焦虑一般在 1 ～ 2 小时消失。”

（2）与患者一起制订治疗计划：治疗计划要与患者一起协商。对短期、中期、长期目标达成一致意见。开始布置的家庭作业不要太难，让患者产生中等程度的不舒适感。处理的靶问题应是与患者生活有关的问题且患者能依靠自己的力量来获得成功。对于患者无法处理的问题，可记下来并在下次会谈时讨论解决。

（3）对暴露的说明：暴露会使患者感到很痛苦，但当患者对治疗有信心时，常能忍受较高程度的痛苦。医师对患者的痛苦表示深切的关注和理解有助于建立一种真诚和信任的医患关系。医师可对暴露作这样的说明：“一般来说，在你开始暴露时会产生一定的焦虑。人们常认为焦虑会持续下去并逐渐加重无法忍受。但经过这一阶段的治疗你会发现，焦虑不会增加到无法忍受的程度，并比你估计的更快减退。持续时间一般是半小时到 1 小时。在你经过 2 ～ 3 次暴露后，不舒服和痛苦感会逐渐减轻。”

（4）示范：有时在患者去完成指定的任务之前，医师可先做示范。假如治疗者暴露于患者所害怕的刺激的程度比要求患者做得更多，患者的顺从性会增加。例如有个患者因害怕洗发剂会致癌而反复洗手。医师先介绍暴露的方法，然而在自己手上和脸上抹了大量洗发剂，再要求患者在手上抹一点并同意 3 小时内不洗手，同时评定患者所产生的不适感和洗手冲动的程度和次数。在会谈期间，患者发现焦虑程度在减轻，强迫洗手的冲动也逐渐减退了。

2. 对无明显强迫动作的强迫症的治疗

（1）习惯性训练。

1）故意地激发强迫思维。

2）反复写下这些强迫想法。

3）要求患者将强迫想法讲出来，录在磁带上，再反复听录音带。例如，一位患者记录了这样的强迫思维：“我可能会伤害我的儿子，可能会用厨房的刀刺伤他，使他流血而死。”可用录音机重复录下患者陈述的这段插入性思维，持续 30 秒，再要求患者集中注意倾听这个录音带，不允许有任何中和的想法。听 10 遍，每听一遍后，按 0 ～ 100 分来评定焦虑和不舒服感的程度。听完磁带，再进行讨论，观察是否有中和以及回避的想法。要求患者用磁带联系至少每天 2 次，每次 1 小时，直到焦虑程度比最重时下降 50%。一旦患者能在听到录音后不出现中和想法并仅有轻度焦虑，就可换上新的强迫思维来重复这个程序。一旦患者习惯了 1 ～ 2 种想法，对其他强迫想法就能逐渐认识并适应，且较少出现焦虑情绪和痛苦感觉。

（2）想法停止：想法停止的目的在于提供一种策略来消除强迫思维、缩短它的持续过程，从而可增强患者的自我控制力，减少痛苦。正如认知行为模式所描述的，强迫思维由于中和及回避而持续下去。想法停止能有效地消除中和与回避。开始时，治疗者与患者一起列出 4 条强迫思维以及一些激发强迫思维的情境。治疗者随后对患者说：“我希望你坐在椅子上，闭上双眼，让自己放松。我将对你描述一种激发性情境，然后再描述你列出的一种强迫思维，一旦在你头脑中出现一种强迫想法时，请马上举手，现在开始。”治疗者然后描述一种典型的能激发强迫思维的情境，必要时继续描述一种强迫想法。一旦患者举起手，治疗者就大声喊“停”，此时，患者会说，强迫想法确实消除了。接着，治疗者还要指导患者将想法转换到一种轻松愉快的情境中，鼓励患者尽可能地对这种愉快情境的细节进行想象，当患者在脑海中对此情境有了一个清晰的画面时，要患者再次举手。此时让患者对强迫思维所产生的焦虑和不愉快感进行评定。通过反复训练，患者能自己应用这种技巧。当他头脑中产生强迫思维时，可以自己默念“停”并将想法转到轻松愉快的意象上来。随着患者自我控制能力的增强，强迫思维就会变得不那么痛苦和强烈，直到患者对它们不再引起注意。

五、内观疗法

“内观”指“观内”“了解自己”“凝视内心中的自我”之意。借用佛学“观察自我内心”的方法，设置特定的程序进行“集中内省”，以达自我精神修养或者治疗精神障碍的目的。内观疗法可以称作“观察自己法”“洞察自我法”。

内观疗法是日本吉本伊信先生于 1937 年提出的一种源于东方文化的独特心理疗法。内观疗法的 3 个主题是“他人为我所做的”“我给他人的回报”和“我给他人带来的麻烦”。内观者围绕这 3 个主题，把自己的一生分成若干年龄段进行回顾。

（一）内观疗法的治疗范围

按照内观治疗的程序，回顾对方给自己的关照，使内观者重温被爱的感情体验，唤起内观者的自信、责任感、受恩要报的义务感。回顾自己给对方添的麻烦会唤起羞愧感、非病理性罪感（在日本这种罪感体验和认识是针对自己侵害了人们之间已经确立的关系准则和秩序）。以上两类感情互成表里，加剧了内观者的情感活动，从而为破坏原来的认知框架创造了基础。通过内观，内观者爱他人的社会性意向、重建自我形象的意向、改进人际协调的意向均会提高，这对革新自我有重大意义。把遗忘的、混乱的、杂乱无章的经历，按照题目回忆整理，达到自我洞察和对人理解，建立新的关系和新的生活。通过内观过程，可以重新了解自己、减轻烦恼、提高自信、振作人生。

内观的对象可以是精神健康的人，如学生、护士、医师、教师、职员、家庭主妇等，尤其是对独生子女的自我中心问题，效果显著。内观疗法作为心理疗法应用则对象是精神不健康的人，如夫妇关系不洽、非社会行为、逃学、强迫症、焦虑症、恐怖症等神经症、乙醇依赖、抑郁症、心身疾病等。

（二）内观疗法的实施方法

1. 集中内观

（1）保持放松的姿势，坐下。为了做到心理上和视觉上的隔离，往往在屋里的一个角落，用屏风围起来，坐在中间。内观者可以躺着，可以闭眼睛也可以睁着眼睛。设定孤独地、自己静静地面对自己的情境。

（2）要反省自己和重要情感联系人的关系事实。从最亲近的人开始（多为母亲），包括 3 点具体的事实：①母亲为我做过哪些事情（20%）；②我为母亲报答过哪些事情（20%）；③我带给母亲的困扰有哪些（60%）。括号内为内观时间的分配比率。

（3）调查的次序是按年代顺序，从幼年到现在。

（4）依次进行父亲、（外）祖父母、兄弟、姐妹、配偶、子女、公司同事等，针对身边的每一个人进行调查。一个循环后又回到自己对于母亲的主题，时间切割得更细。

（5）每 1.5 ～ 2 小时有 3 ～ 5 分钟的晤谈，晤谈者打开屏风，互相敬礼之后，内观治疗师按照当事人所反省的各方向加以询问，每天晤谈七次。

（6）内观的主题包括生活费的计算、撒谎、偷窃等。每一个主题都要严格站在对方的立场去看，自己有没有过失。

（7）上午 6 时起床，从 6 时 30 分至下午 10 时就寝为止，全部为内观时间（洗澡、上厕所以外的全部时间）。严禁收听收音机、看电视、读书、与别人交谈。除非紧急事件不能打电话。三餐送到内观处，边内观边用餐。

2. 日常内观

（1）每日定时实施，像集中内观时针对特定人物做一定时间的内观。

（2）针对昨天和今天的人际关系进行内观。

（3）若靠自己难以维持日常内观，可以设法由有内观经验者集合做日常内观，或每周写一封信给内观治疗师，报告内观的结果，也可以写内观日记，接受检查。

3. 渐进内观

医院实施内观疗法，拘束性的强弱对于治疗效果有影响，因为吉本模式的内观疗法拘束性太强，医院实施起来较感困难，于是有“渐进内观”的产生。所谓“渐进内观”

是随着内观的过程逐渐增加每天的内观时间，增强整体的拘束性，这种改良式内观疗法不但容易导入，治疗效果也相当。

（三）内观疗法的生活应用

1. 感化教育

最早把内观法带入感化教育的是柏木幸雄，而后久保田秀夫、广中博等进行实验研究。其结论是受试者对于不完整、不稳定的自己有了新的认识，并且更具有弹性的看法和想法。

2. 医院

内观疗法在医疗上的应用，可以适用于不同年龄、不同性别、不同问题、不同症状的案例。医院导入内观疗法有以下 8 个趋势。

（1）在设备方面，由团体房间到个别房间，再进到专用个别房间，目前已有内观疗法病区。

（2）在时间方面，由短时间的治疗趋于长时间的治疗。

（3）在增强动机方面，已渐趋于系统化。

（4）在内观治疗师方面，由原来的 1 ～ 2 人到多数化，再发展为团体化，目前已有专职者。

（5）在指导内容方面，不断有辅导员的研习、研究会以提高其专业技能。

（6）内观疗法一旦成为医院心理治疗的制度之后，整个医院的治疗结构也发生改变。

（7）对于治疗效果的提升成为医疗小组的共同愿望。

（8）有关内观疗法的治疗效果的研究、调查受到重视。

六、心理动力学派的治疗方法

心理动力学派的治疗，目的在于通过精神分析技术帮助患者理解症状产生的原因，如家庭关系、教育背景、生活方式、个性形成等。强调通过顿悟、改变情绪体验以及强化自我人格力量的方法去分析和解释各种强迫症状之间的矛盾冲突，以此达到治疗的目的。在治疗过程中大量地运用阐释、移情分析、自由联想以及自我重建技术。经由分析来了解患者潜意识的欲望与动机，认识对挫折、冲突或应激的反应方式，体会病理与症状的心理意义，并经指示与解释，让患者获得对问题之领悟；经过长期的治疗，基于患者与治疗者所产生的转移关系，来改善患者对人的关系，调整心理结构，消除内心之情感症结，以促进人格之成熟及适应能力。

随着社会工业化进程的加速，竞争意识的增强，人的思维模式、行为模式不断改变，各种冲突不断增加，人们的精神不断受到社会文化背景和环境因素的影响。显然 100 年前的经典精神分析法所针对的心理疾病与现今心理疾病致病条件和原因不同，其理论原则和治疗的形式当然也要随之改变，所以精神分析学说，随着人类发展和社会变化，不断修正是必然的。不论用什么方式，找出引起精神病理症状的潜意识原因，把患者意识不到的心理活动意识化，这并非易事。施治医师要把患者早年心理创伤的经历与日后生活态度结合起来进行分析，整个分析过程耗时、费钱，患者和医师都要投入精力，只有良好的医患配对关系，治疗才能有效。强迫症是一种典型冲突疾病。患者内心忧郁苦思，自觉痛苦万分，不可名状，但医者检查无客观体征，病症顽固、反复，病程较长，缠绵难愈。强迫症患者在被潜在的无意识动机驱使着，自我不能察觉，不能意识到他们的病和心理冲突的关系。人的现实情感被破坏，主观意志无法解决它，为了保护自己，以症状为代价来缓和内在冲突。患者担心万一出差错，并且认为所恐惧和担心万一的理由是对的，就应该加以对抗和预防。通过自由联想、释梦和解释移情，扩通和破除患者的阻抗，让患者体验和感受症状的幼稚、可笑、愚蠢性，真正情感上感悟，症状就失去存在的意义而消除，从而调整精神活动，新的行为模式逐渐建立。

七、家庭治疗

家庭治疗是把家庭看成一个群体，需以组织结构、交流、扮演角色、联盟与关心等观点来了解；并依“系统论”的观点来体会此家庭系统内所发生的各种现象。即系统内任何成员所表现的行为，都受系统内其他成员的影响；个人的行为影响系统，而系统也影响成员。这种紧紧相关的连锁反应，可导致许多所谓病态的家庭现象；而一个人的病态行为，也常因配合其他成员的心理需要而被维持。

家庭治疗的模式包括：①系统式家庭治疗；②结构性家庭治疗；③行为家庭治疗；④策略性家庭治疗；⑤分析性家庭治疗；⑥综合性家庭治疗。

家庭治疗的各种模式中最常用的是系统式家庭治疗。系统式家庭治疗是以整体观或系统观看待个体的心理行为障碍。该理论以为，家庭中每个成员都有自己认识事物的内在解释，这个认识决定着个体一贯的行为模式，反过来也受自己行为效果的制约和影响；同时每个成员的内在解释与外在行为也会在影响家庭其他成员的同时，反过来接受其他成员的影响。个体的正常行为或病态行为都是这种连环套式的循环反馈关系层层作用的结果，治疗的要点在于通过引入新的观点和做法，来改变与病态行为相互关联的反馈环，着眼点在于改造家庭内各成员的相互作用模式，包括各个成员的内在解释及行为模式、家庭意识形态。治疗的具体步骤包括治疗性会谈和两次会谈之间的作业安排。在会谈中医师通过循环性提问、反馈性提问、差异性提问等来了解情况与传递信息。会谈结束后，治疗医师要对会谈作总结，表明对家庭问题的看法与建议，布置相应的作业让家庭去做。有时治疗师会布置一些令人不解、违反常情的作业，称为“又悖论处方”。如要求怀疑患癌的疑病症患者，当着家人的面诉说自己患了癌症，并要表现出恐惧和焦虑，家人要同意患者的说法，家人可说：“是啊，确实是患了癌症啊，病得很重啊。”如果患者不能表现出恐惧和焦虑，家人要用小水枪或弹橡皮筋惩罚他。对吵架的夫妻，要求他们定期主动吵架，或让他们在 4 周之内，每个人记录对方 20 条好的行为等。系统式家庭治疗的对象一般是全家。每次会谈持续 1.5 ～ 2 小时，整个疗程 1 ～ 10 次。

八、支持性心理治疗

支持性心理治疗是以指导、劝解、安慰、鼓励、支持、保证为主要内容，运用心理治疗的基本原则进行操作，目的是支持患者应付感情上的困难和心理上的问题。在临床上它是最普通的、最被广泛应用的心理治疗方法。Leigh 等指出，支持性心理治疗的目的是加强精神活动的防御能力，控制和恢复对环境的适应。

应用支持性心理治疗治疗强迫症常用以下方法。

（1）细心倾听：强迫症患者的强迫观念主要是以刻板形式反复进入患者意识领域的思想、表象或意向。这些思想、表象或意向对患者来说，是没有现实意义的、不必要的或多余的；患者意识到这些都是他自己的思想，很想摆脱，但又无能为力，因而感到十分苦恼。强迫动作是反复出现的刻板行为或仪式动作，是患者屈从于强迫观念力求减轻内心焦虑的结果。从支持性治疗的角度说来，治疗者要能以“同理心”的心态来听取并理解患者的处境，治疗者能让患者倾诉内心的痛苦与烦恼事，可发生情感的“宣泄作用”。细心倾听让强迫症患者感觉到医师在专心致志地倾听他的诉说，而且是十分认真地对待他的问题。

（2）解释指导：有许多强迫症患者焦虑、烦恼的产生多数来源于缺乏对强迫症的发病原因、性格特点及社会心理因素的正确认识。治疗者要根据强迫症的发病原因、机制、表现及治疗效果、预后情况，运用通俗的语言，按照患者的现实情况，把强迫症的性质讲清楚，借以改善患者的认识和观念，使其养成较合理的适应方式。解释和指导用语，必须简明扼要，并进行必要的重复。

（3）保证支持：强迫症患者处于焦虑和苦恼时给予保证、支持是十分必要的。但若对患者了解不够，过早的保证不能实现时，患者会感到受欺骗，使治疗前功尽弃。因此，治疗者提出保证要有足够的证据，使患者深信不疑。这种信任感是取得疗效的重要保证。当患者问及强迫症的预后时，治疗者如有点把握，尽可能向好的方面回答，但附上几条希望，如患者从哪些方面去努力，才能实现愿望。

（王晓红）

参考文献

[1] 邢丽博，傅璐，吕春明 . 心理治疗联合氯米帕明对强迫症患者的疗效 [J]. 心理月刊，2022，17（3）：23–25.

[2] 劳恩荣 . 心理治疗在强迫症治疗中应用进展分析 [J]. 中外医疗，2020，39（12）：187–189.

[3] 赵艳卓，韦卿 . 心理治疗在强迫症治疗中应用进展 [J]. 医学理论与实践，2016，29（14）：1856–1857.

[4] Kayser R R, Raskin M, Snorrason I, et al. Cannabinoid augmentation of exposure-based psychotherapy for obsessive-compulsive disorder[J]. Journal of clinical psychopharmacology, 2020, 40(2): 207.

第四节　强迫症的物理治疗

目前关于强迫症的治疗，一线药物为选择性 5- 羟色胺再摄取抑制剂（SSRIs），一线心理治疗为以暴露反应预防（ERP）为主的认知行为疗法，且两者联合优于单用药物治疗。但遗憾的是，以上干预方法对 40% ～ 60% 的强迫症患者无效。可见，常规治疗方法有其局限性，尤其是对难治性强迫症疗效不佳。因此，物理疗法在强迫症的治疗中逐渐得以发展。

一、重复经颅磁刺激

经颅磁刺激（TMS）是近些年发展出的一种无创、安全性好的神经调控技术。其作用原理是通电线圈快速变化的电流产生变化的磁场。作用于特定脑区，使其产生微弱电流，从而改变相关脑区的神经生理活动。重复经颅磁刺激（rTMS）采用固定的频率重复发送脉冲，是 TMS 的经典模式，多用于治疗中。低频 rTMS（≤ 1Hz；LF-rTMS）对大脑皮层起抑制作用，高频 rTMS（≥ 5Hz；HF-rTMS）对大脑皮层起兴奋作用。rTMS 具有良好的耐受性，不良反应主要包括一过性头痛、听力变化等，一般可自行缓解，极少数会诱发癫痫。自从 GREENBERG 等第一次用 rTMS 治疗强迫症以来，探索 rTMS 治疗强迫症的研究越来越多。

BERLIM 等对 rTMS 治疗强迫症的研究进行 Meta 分析。纳入 1995—2012 年的 10 个随机对照研究，共 282 例被试者，结果发现 rTMS 治疗强迫症有效，真、伪刺激组的应答率分别为 35% 和 13%。在治疗方案上，推荐频率为低频，推荐靶点为辅助运动区（SMA）和眶额回（OFC），不推荐背外侧前额叶（DLPFC）。SINGH 等对 SMA 和 OFC 哪个干预靶点效果更好的问题进行研究，结果发现两个脑区在治疗效果方面并无显著差异。辅助运动前区（pre-SMA）是辅助运动区的一部分，作为更精细的刺激靶点，近年来逐渐引起了学者们的兴趣。MANTOVANI 等首次选取 pre-SMA 作为靶点进行 LF-rTMS 干预强迫症的研究，发现在干预 4 周后，真、伪刺激组的耶鲁—布朗强迫症状量表（Y-BOCS）减分率分别为 25% 和 12%，而在干预 8 周后，真刺激组的减分率上升到 40% 以上，表明 pre-SMA 可能是一个有效的干预靶点。但 ARUMUGHAM 等的研究却得出相反结果。该研究同样使用 LF-rTMS 干预强迫症患者双侧 pre-SMA，真、伪刺激组各 20 例患者。干预 3 周后，两组 Y-BOCS 评分并无显著降低。

除了寻找更优的干预脑区外，rTMS 刺激模式也是一个探索的方向。近年来，在经典的 rTMS 基础上发展出爆发式刺激（TBS）。rTMS 模式是单个脉冲的重复，而 TBS 模式是脉冲串的重复。TBS 又分为连续性 TBS（cTBS）和间歇性 TBS（iTBS），其对大脑皮层分别起抑制和兴奋的作用。TBS 相较常规 rTMS 具有刺激强度更低、刺激时间更短、治疗效果更好的优点，完成一次 cTBS 治疗仅需 48 秒。如果能够应用于临床，将极大提高治疗效率，由此可见这一技术具有巨大的研究价值。但目前使用 TBS 治疗强迫症的研究十分缺乏，一项个案研究对 1 例强迫症患者的 DLPFC 给予 cTBS 刺激，在 10 次治疗后，患者强迫症状显著减少。Y-BOCS 评分从 19 分下降至 8 分。但个案研究循证级别较低，不具有说服力，所以急需开展设计更加完善的 TBS 干预强迫症研究。

同样，rTMS 治疗强迫症的疗程尚未有统一标准，目前研究多采用 2 ～ 6 周的干预时长。MANTOVANI 等的研究疗程为 2 周共 10 次。临床应答率为 42%；GOMES 等的研究疗程为 4 周共 20 次，临床应答率为 67%；最近的研究干预 6 周共 25 次，临床应答率为 80%。三项研究都使用 1Hz 的低频 rTMS，每次治疗时间 20 分钟。干预靶点都是双侧 SMA。这提示疗程越长，临床效果可能越好。

显然，使用 rTMS 干预强迫症的研究还存在很多不足，如参数尚未统一，对象只是针对难治性强迫症患者。相关研究也多是小样本研究。但 rTMS 作为干预强迫症的新兴手段，其发展十分迅速。值得一提的是，2018 年 8 月 17 日，TMS 获得美国食品和药物监督管理局（FDA）的批准。允许用于强迫症的治疗。

二、经颅直流电刺激

经颅直流电刺激（tDCS）和重复经颅磁刺激一样，都是非侵入性的经颅刺激技术，不同的是 tDCS 直接输出恒定、微弱的电流进而调节神经活动。tDCS 有阴、阳两个电极，阴极对脑区起抑制作用，阳极对脑区起兴奋作用。在治疗过程中，需要将一个电极放置在靶点脑区，另一个电极放置在对侧头部或颈部。tDCS 不会引起动作电位，具有良好的安全性。常见不良反应是治疗过程中轻微刺痛感。偶见头痛、恶心等，但一般可自行缓解。目前，使用 tDCS 治疗强迫症还处于初级探索阶段，这方面的研究十分缺乏，且现有的研究质量不高。

2018 年发表的系统综述回顾了使用 tDCS 治疗强迫症的 12 项研究，其中有 8 项案例研究，3 项开放式研究，1 项真刺激条件下的随机对照研究。共 72 例强迫症患者，结果表明使用 tDCS 治疗强迫症可能有效。电极刺激靶点主要是 DLPFC、OFC、SMA 或 pre-SMA，在治疗参数方面，电流强度多采用 2mA，治疗次数 10 ～ 20 次，每次的治疗时间 20 ～ 30 分钟，频率 1 天 1 次或 1 天 2 次，总之尚未有统一标准。

近期，GOWDA 等实施了第一个 tDCS 干预强迫症的 RCT 研究。该研究共招募 25 例难治性强迫症患者，真刺激组 12 例，伪刺激组 13 例。阳极置于左侧 pre-SMA，阴极置于右眶上区域，每次干预 20 分钟，每天 2 次，共 5 天。结果发现，真刺激组中 Y-BOCS 减分率≥ 35% 的被试者有 4 例，而伪刺激组中为 0 例。该结果表明 tDCS 干预难治性强迫症可能有效。

目前来说，tDCS 干预强迫症的研究多是案例研究和开放式研究，仅有一项小样本的伪刺激对照 RCT 研究，不能排除个体差异和安慰剂效应对研究结果的影响，所以需要大样本、多中心的 RCT 研究对疗效作进一步确认，对治疗的最优参数作进一步探索。

三、脑深部电刺激

不同于 rTMS 和 tDCS，脑深部电刺激（DBS）是一种侵入性的神经调控技术，需要通过外科手术，将毫米粗细的电极植入指定的深部脑区，利用电极发出的微弱、持续电脉冲，对神经核团或神经组织起到调节作用。DBS 具有可调控性，可通过外部设备不断调整刺激参数，以达到最佳的治疗效果。如果发生严重不良反应，也可以摘除设备。虽然 DBS 治疗精神障碍的机制还不清楚，但这并不影响它在临床上的应用。在 2009 年，美国 FDA 批准使用 DBS 治疗难治性强迫症。

NUTTIN 等报道了第一个用 DBS 治疗精神障碍的研究，被试者为 4 例难治性强迫症患者，电极植入内囊前肢，治疗结束后，有 3 例患者的临床症状得到显著改善。从此，使用 DBS 治疗难治性强迫症的研究越来越多。其中，具有里程碑意义的是 GREENBERG 等实施的多中心研究。该研究入组 26 例难治性强迫症患者，选取的刺激靶点为腹侧内囊 / 腹侧纹状体，在最后一次随访时（术后 24 ～ 36 个月）有 16 例患者 Y-BOCS 减分率达到 35% 以上。2015 年发表的 Meta 分析进一步证实了 DBS 干预难治性强迫症的有效性，该 Meta 分析共纳入 31 项研究，涉及 116 例被试，患者 Y-BOCS 的整体减分率为 45.1%，治疗的整体应答率达到 60%，证明 DBS 对难治性强迫症是有效的治疗方法。对于 DBS 来说，干预靶点的选择无疑非常关键。上述 Meta 分析中，有 83 例患者的干预靶点为纹状体区域（内囊前肢、腹侧内囊 / 腹侧纹状体、伏膈核、腹侧尾状核），27 例患者的干预靶点为丘脑底核。6 例患者的干预靶点为丘脑下脚，没有发现不同靶点在疗效上存在显著差异。

虽然 DBS 的有效性和安全性逐渐得到医学界认可，但它作为一种侵入性的技术，需要在颅骨上打开骨孔并穿刺大脑，存在颅内出血和感染等风险。治疗阶段常见的不良反应有头痛、躁狂、焦虑和抑郁等，在调整治疗参数后，一般都会很快消失。另外，2017 年发表在 *cell* 杂志上的一项研究成果引起大家瞩目，即不需要做手术的非侵入性脑深部刺激技术，它一方面能刺激深部脑区，另一方面又不会像 rTMS 干扰靶点外的神经组织。但目前这项技术还处于动物实验阶段，离临床应用还有一段距离，不过其未来的发展前景值得期待。

四、无抽搐电休克疗法

无抽搐电休克疗法（MECT）又称改良电休克疗法，治疗前先注射肌肉松弛剂和麻醉剂，然后通过给大脑施加短暂、适量的电流，引起大脑皮层神经细胞广泛放电，从而改变大脑活动，发挥治疗作用。改良后的电休克疗法避免了传统电休克疗法中因抽搐造成骨折的风险，是一种快速、安全、有效的治疗方法，是目前国内外精神科最常用的物理治疗手段之一。MECT 最常用于治疗抑郁症和精神分裂症。也可用于治疗难治性强迫症。

FONTENELLE 等对使用 ECT 治疗强迫症的研究进行系统综述，共筛选出 50 篇文献，包括 279 例强迫症患者，分析后发现 60% 患者对 ECT 有积极反应，但由于大部分是个案研究，且缺少随机对照研究，所以并不能据此认为 ECT 对强迫症有确切的疗效。

近期，AGRAWAL 等报道了 1 例只对 MECT 有反应的强迫症治疗案例，该患者为 18 岁男性，病程 6 年，入院时 Y-BOCS 评分 35 分，在经过充分的药物治疗之后。症状无改善，而且由于病理性迟缓，无法进行心理治疗。而在经过 8 次 MECT 治疗后，Y-BOCS 评分降至 12 分。暂停 MECT 5 天后，该患者的 Y-BOCS 评分又恢复到 35 分。继续实施 MECT 治疗，Y-BOCS 的评分在第 2、第 4、第 6 次分别下降到 16 分、6 分、6 分。由于其他原因，MECT 治疗暂停 1 周后，其 Y-BOCS 评分重新恢复到 35 分。在这个案例中，MECT 显示了有力的干预效果。所以，尽管使用 MECT 治疗强迫症有效的证据尚不充足，但对于难治性强迫症，仍不失为一个选择。

（刘　军）

参考文献

[1] 林冬梅，孙旭，郑蕾蕾，等 . 强迫症规范化治疗的研究进展 [J]. 中国当代医药，2021，28（36）：34-37.

[2] 潘锋 . 重复经颅磁刺激治疗难治性强迫症的研究进展 [J]. 名医，2019（7）：115.

[3] 王凯风，范青，宋立升 . 强迫症物理治疗进展 [J]. 中国神经精神疾病杂志，2019，45（5）：317-320.

[4] Fontenelle L F, Miguel E C.The impact of coronavirus(COVID - 19)in the diagnosis and treatment of obsessive-compulsive disorder[J]. Depression and anxiety, 2020, 37(6): 510.

第五章　双相情感障碍

双相情感障碍一般是指既有躁狂或轻躁狂发作，又有抑郁发作的一类心境障碍，包括至少一次轻躁狂、躁狂或混合发作。躁狂发作时，表现为情感高涨、思维奔逸、活动增多；而抑郁发作时，则表现为情绪低落、思维迟缓、活动减少等症状。病情严重在发作急性期可出现幻觉、妄想或紧张综合征等精神病性症状。双相情感障碍一般呈发作性病程，躁狂和抑郁常反复循环或交替出现，也可以混合方式存在，每次发作症状往往持续一段时间，并对患者的日常生活和社会功能等产生不良影响。

第一节　双相情感障碍的评估与诊断

一、双相情感障碍评估内容

（一）安全风险评估

（1）自杀风险评估（自杀风险及危险因素评估）：与抑郁症患者相比，双相情感障碍患者临床表现更复杂，预后更差，自杀风险更大。目前，尚无特异的指标预测双相情感障碍的自杀风险。但部分精神疾病自杀评估量表如自杀风险因素评估量表、Beck 自杀意念量表、自杀态度调查问卷、哥伦比亚—自杀严重程度评定量表用于双相情感障碍评估患者自杀风险，可起到临床预测作用。

（2）攻击风险评估（攻击风险及危险因素评估）：双相情感障碍患者存在持续的冲动控制和行为问题，当患者处于躁狂发作时，常常容易激惹、冲动，存在冒险行为，做事不顾后果；当患者处于抑郁发作时，有时也表现出焦虑、激越，并有可能出现冲动攻击行为。需要对患者攻击风险进行预先判断和评估。Barratt 冲动量表用于双相情感障碍评估患者攻击风险，并尽快采取有效的干预措施，防止患者出现自伤或伤人行为。

（二）躯体健康评估

双相情感障碍目前尚无特异的生物学指标，治疗前躯体健康评估包括病史资料、体格检查、实验室检查、电生理检查、超声等影像学检查，以排除躯体疾病或物质依赖所致的情绪症状。治疗开始后检测患者对药物治疗的反应，需进行体格检查监测、实验室检查监测、电生理监测、影像学监测，同时进行必要的血药浓度测定（如丙戊酸钠血药浓度，碳酸锂血药浓度等。

实验室检查包括血细胞分析、尿液检查、便常规、肝功能、肾功能、血脂、电解质、血糖、胰岛素释放、糖耐量试验、糖化血红蛋白、甲状腺功能系列、性激素系列、感染性疾病筛查（甲、乙、丙、戊肝，梅毒），人类免疫缺陷病毒（HIV）、凝血系列、心肌酶、钙蛋白、血氨等；电生理检查包括心电图、脑电图/脑电地形图、诱发电位等；影像学检查包括腹部B超、胸部正位片、头颅CT/MRI等。

（三）心理测量评估

1. 症状评估

（1）Young躁狂评定量表（YMRS）。

（2）Bech-Rafaelsen躁狂量表（BRMS）。

（3）躁狂或轻躁狂自评问卷/心境障碍问卷（MDQ）。

（4）轻躁狂症状清单（HCL-32）。

（5）双相谱系诊断量表（BSDS）。

（6）阳性与阴性症状量表（PANSS）。

（7）汉密尔顿抑郁量表（HAMD）。

（8）蒙哥马利抑郁量表（MADRS）。

（9）汉密尔顿焦虑量表（HAMA）。

（10）Zung抑郁自评量表（SDS）。

（11）Zung焦虑自评量表（SAS）。

2. 社会功能评估

（1）功能大体评定量表（GAF）。

（2）社会功能缺陷筛选量表（SDSS）。

（3）日常生活能力量表（ADL）。

3. 药物不良反应评估

（1）治疗时出现的症状量表（TESS）。

（2）UKU不良反应量表（UKU）。

（3）亚利桑那性体验量表（ASEX）。

4. 社会—心理因素评估

（1）生活事件量表（LES）。

（2）家庭环境量表（FES）。

（3）社会支持评定量表（SSRS）。

（4）防御方式问卷（DSQ）。

5. 认知评估

（1）RBANS测查表。

（2）Stroop测查表。

（3）威斯康星卡片分类测验表（WCST）。

（4）韦氏成人智力量表（WAIS）。

（5）韦氏记忆量表。

6. 自知力评估

（1）自知力与治疗态度问卷（ITAQ）。

（2）自知力评定量表（SAUND）。

7. 人格评估

艾森克人格问卷（EPQ）。

二、量表评定

除了病史收集和躯体、精神和实验室检查外，量化工具的应用是评估的重要辅助手段。量化工具主要有两大类：用于诊断和用于症状评估。诊断量表用于辅助疾病诊断，条目繁多，耗时较长；症状量表用于测量症状的严重程度，一般条目较少。此外，还有人格测定等心理测评量表，作为诊断辅助工具。

（一）诊断量表

根据不同的诊断体系，有多种配套的诊断工具，如与 DSM-Ⅳ配套的定式临床诊断检查提纲（SCID）；与 ICD-10 和 DSM-Ⅳ均能配套的复合性国际诊断检查问卷（CIDI）等；与 ICD-10 配套的神经精神病学临床评定量表（SCAN）。由于这些诊断工具多为定式或半定式，涉及各项可能的诊断，同时考虑了共病问题，需经过专门培训后才能使用，故较少作为临床常规应用，更多用于研究。

（二）症状量表

（1）Young 躁狂量表和 Bech-Rafaelsen 躁狂量表：Young 躁狂量表（YMRS）和 Bech-Rafaelsen 躁狂量表（BRMS）是用以评定躁狂症状严重程度的他评量表。量表分值越高表示躁狂症状越严重。两个量表有许多相似之处：均在 1978 年左右编制，均有 11 个条目，评定采用会谈与观察相结合的方式，由经过量表训练的精神科医师进行临床精神检查后，综合家属或病房工作人员提供的资料进行评定。一次评定需 10 ～ 20 分钟。评定的时间范围一般规定为最近一周。国际上的双相情感障碍研究及临床多采用 YMRS，但 BRMS 被广泛用于我国临床。

YMRS 共有 11 个条目，第 1 ～ 4、第 7、第 10 及第 11 条目是 0 ～ 4 分五级评分，第 5、第 6、第 8、第 9 条目是 0 ～ 8 分九级评分，目的在于区分兴奋不合作的患者；严格按照评分标准和指导语进行；评分依靠现场交谈检查，同时参考知情人信息；可以评定极限分；症状判定根据患者的平时情况作为参考；两个评分之间难于确定时的原则是 0 ～ 4 分的条目选高分，0 ～ 8 分的条目选中间分。YMRS 常以 20 分作为有无躁狂的分界值。

BRMS 有 11 个条目，0 ～ 4 分五级评分：0 分为无该项症状或与患者正常时的水平相仿，1 分为症状轻微，2 分为中度，3 分为较重，4 分为严重。每个条目都有工作用评分标准，结果主要看总分。BRMS 判断标准为 0 ～ 5 分为无明显躁狂症状；6 ～ 10 分为有肯定躁狂症状，22 分以上有严重躁狂症状。

（2）汉密尔顿抑郁量表：汉密尔顿抑郁量表（HDRS/HAMD）是目前最经典，也是目前临床上应用最普遍的抑郁症状他评量表，具有相当高的一致性，能较好地反映临床症状的严重程度，且条目数量适中，有明确的操作用评定标准，简便易行。HDRS 有 17 项、21 项和 24 项 3 种版本，应用较广的是 17 项和 24 项版本。

评定应由经过训练的专业人员进行，由评定员采用交谈与观察相结合的方式，按量表内容对患者进行检查后评分，个别项目尚需向家属或病房工作人员收集资料。做一次评定需 15 ～ 20 分钟，这主要取决于患者的病情严重程度及其合作情况，如严重阻滞时，所需时间更长。评定的时间范围一般为评定当时或 1 周内的情况。

评定结果主要看：①总分，一般的划分线为 HDRS 17 项版本总分≥ 24 分，可能有严重抑郁；≥ 17 分，可能有中度抑郁；＞ 8 分，可能是轻度抑郁；≤ 7 分，没有抑郁症状；②7个因子分，焦虑/躯体化、体重、认知障碍、日夜变化、迟滞、睡眠障碍和绝望感。

（3）蒙哥马利—艾森贝格抑郁量表（MADRS）：MADRS由于包含躯体症状的条目比HDRS少，在反映抑郁症状的变化方面更敏感，被认为是治疗学研究的最佳抑郁症状评定工具之一。

该量表共10项条目，采取0～6分的七级评分法。评分0、2、4、6分有具体的评分标准，介于0分与2分之间评1分，介于2分与4分之间评3分，介于4分与6分之间评5分。量表由有经验、经过培训的专科工作者任评分员。除第一项为观察项目外，其余均根据被试的自我报告评定。检查方法为开放式，与一般临床会谈相似，一次评定约为15分钟。目前，尚无公认的分界值和严重程度的划分标准。

原作者报道MADRS的评定者间信度在0.89～0.95，与HDRS的相关系数为0.94。国内有针对抑郁症患者的研究显示，评定者间信度为0.954，与HDRS总分校标关联效度分别为0.853。

（4）抑郁自评量表（SDS）：SDS是由Zung编制，应用广泛的抑郁症状自我测评工具之一，简便易用，主要用于抑郁症状的筛查。SDS有20个条目，按症状出现的频度分为1～4分四级评分。为了防止主观偏向，其中一半条目设置为反向提问，评定时间范围为最近1周内。总分的阳性分界值为41分。临床上多以公式法计算抑郁严重程度指数：抑郁严重程度指数=各条目累积分/80（最高总分）。指数范围为0.25～1.00，指数越高，抑郁程度越重。评分指数在0.50以下者为无抑郁；0.50～0.59为轻微或轻度抑郁；0.60～0.69为中至较重度抑郁；0.70以上为重度抑郁。

（三）轻躁狂症状筛查问卷

轻躁狂症状筛查问卷主要有32项轻躁狂症状清单（HCL-32）、心境障碍问卷（MDQ）以及双相谱系诊断量表（BSDS），均为自评式问卷，患者对于主要的症状条目仅需选择“是”或“否”即可。

上述问卷具有快速、客观的效果，可以排除外界、主观的因素干扰，具有极大的优越性。问卷仅作为诊断的辅助工具之一，不能作为诊断依据，对问卷结果阳性的患者需要全面系统地评估才能作出诊断。使用该类工具时除参考划界分等指标外，还可根据量表填写结果对问诊中有遗漏的作出补充或加强问诊。

（1）32项轻躁狂症状清单（HCL-32）：HCL-32有32项症状条目，由瑞士Jules Angst编制。国内12个中心的研究显示中文版HCL-32信效度较佳，对双相情感障碍与单相抑郁症区分的最佳划界分为14分，该划界分与HCL-32在欧洲多中心的精神科门诊研究结果一致。但上述国内研究在进行双相Ⅱ型障碍与单相抑郁症分析时发现，二者最佳划界分为12分。考虑到使用14分为划界分会导致部分双相Ⅱ障碍患者漏筛，因此推荐使用12分作为双相情感障碍与单相抑郁症的筛查划界分（对应敏感度及特异度分别为0.86、0.69）。

（2）心境障碍问卷（MDQ）：MDQ有13项症状条目，由美国Robert M Hirschfeld编制。国内12个中心的研究显示中文版MDQ信效度较佳，区分双相情感障碍与单相抑郁症的最佳划界分为7分，与MDQ在美国精神科门诊患者的研究一致。但上述国内研究在进行双相Ⅱ型障碍与单相抑郁症分析时发现，二者最佳划界分为6分。考虑到使用

7分为划界分可能会导致部分双相Ⅱ障碍患者漏筛，因此推荐使用6分作为双相情感障碍与单相抑郁症的筛查最佳划界分。

MDQ中除了13项轻躁狂症状条目的第一部分外，第二部分还询问上述13个症状中是否有2个或2个以上的症状同时发生，第三部分则询问对社会功能的影响。国外及国内多中心研究数据表明，使用MDQ对精神科临床患者筛查时，仅仅使用第一部分（即13项条目）即可，若同时考虑第二、第三部分则无法作为筛查问卷使用。原作者在对社区人群调查时使用了第二、第三部分。

（3）双相谱系诊断量表（BSDS）：BSDS编制理念与HCL-32、MDQ略有不同。BSDS包含19项双相情感障碍患者常有的特征的条目，另有一项是被试评估上述19项条目是否符合被试的实际情况以及符合的程度。BSDS中的19项症状条目中除了轻躁狂症状之外，还有部分是反映双相抑郁的非典型特征条目（如食欲增加、睡眠增多等）、反映双相情感障碍病程中心境波动或转换特点的条目。

BSDS没有HCL-32、MDQ影响大，但也有不少临床工作人员及学者利用BSDS编制特点与上述两个问卷不同，分别联合HCL-32或MDQ作为工具。

国内研究显示中文版BSDS区分双相情感障碍与单相抑郁症的最佳划界分13分（敏感度0.74、特异度0.54）。在美国，对临床样本的研究显示BSDS划界分为13分（敏感度及特异度分别为0.76、0.85）。

三、诊断

在双相情感障碍诊断部分，ICD-10与DSM-5有许多差异，以下仅列出部分区别。①ICD-10虽然在其他双相情感障碍（F31.8）中略提及双相Ⅱ型障碍，但是没有正式的双相情感障碍Ⅰ型、Ⅱ型的分型。②DSM-5把“心境障碍”分类单元取消，取而代之的是“双相及相关障碍”“抑郁症”并列；而ICD-10中“双相情感障碍”“抑郁症”属于“心境障碍（F30-F39）”的不同亚型。③DSM-5在躁狂发作中核心症状方面为“心境高涨或易激惹以及活动（或精力）增高”。ICD-10中躁狂发作的基本特征描述则为“心境高涨、身体和精神活动的量和速度均增多”。④DSM-5取消了“混合发作”的诊断，而增加了“混合特征”的描述。该“混合特征”可用于躁狂发作、轻躁狂发作以及抑郁发作（包括单相抑郁患者）。而ICD-10中有“双相情感障碍，目前为混合状态（F31.6）”诊断，该诊断与既往DSM-Ⅳ中的混合发作类似。⑤除了上述的“混合特征”，DSM-5中有许多对双相情感障碍患者临床特征的描述，如“伴焦虑性痛苦”“伴快速循环”“伴忧郁特征”“伴非典型特征”“伴与心境协调的精神病性症状特征”“伴与心境不协调的精神病性症状特征”“伴季节性模式”“伴紧张症状”“伴部分缓解”“伴完全缓解”“轻、中、重”等。而ICD-10中对特征的描述少，主要有“轻、中、重”、是否伴躯体症状、是否伴精神病性症状等。⑥“环性心境障碍”的归属：DSM-5中“环性心境障碍”归属“双相及相关障碍”，而ICD-10归属“持续性心境障碍（F34）”。⑦没有明显抑郁发作的躁狂患者：这类患者在DSM-5中诊断为双相Ⅰ型障碍。在ICD-10中，若患者仅1次发作，则诊断“躁狂发作”，若2次或2次以上发作，则诊断为“双相情感障碍，目前为躁狂发作”。⑧抗抑郁治疗所致转相：Akiskal等报道抗抑郁剂治疗引起转相对双相情感障碍诊断的特异度为100%，敏感度为32%，诊断价值达100%。ICD-10对抗抑郁剂治疗所致转相的诊断归属不明，不过

DSM-5 对此有明确描述。DSM-5 提出如果患者在抗抑郁剂治疗（包括 MECT/ECT）中出现转躁，患者符合躁狂或轻躁狂发作的症状学标准、严重标准、病程标准，而且症状持续时间超过了抗抑郁剂的药物效应持续时间，为躁狂或轻躁狂发作，即可诊断双相情感障碍。⑨ DSM-5 中有一个“其他特定的双相及相关障碍”分类，该分类对近年来研究的结果及相关的争议作了折衷。一定程度上，既尊重了研究结果，又照顾到了一些反对的意见。如有不少研究显示轻躁狂的病期为 2 天即可，但有的专家认为如果标准放得如此宽，会导致双相情感障碍过度诊断。该分类患者主要有以下 4 种情况：短病期（2 ～ 3 天）的“轻躁狂”以及一次或一次以上的典型抑郁发作；病期 4 天或 4 天以上，但症状学不足轻躁狂标准的“轻躁狂”以及一次或一次以上的典型抑郁发作；一次或一次以上的轻躁狂发作（症状及病期满足标准）而既往无典型抑郁发作；病期小于 24 个月的环性心境障碍（如果是儿童或青少年则小于 12 个月）。⑩ DSM-5 中双相情感障碍章节的正式名称是“双相及相关障碍”，这一点变化主要是 DSM-5 中将“物质所致双相情感障碍”“躯体疾病导致双相情感障碍”也列入该分类。这种分类思维与 ICD-10 不同，也与我国传统的诊断思路有较大不同。我国传统上将上述分别列入“使用精神活性物质所致的精神和行为障碍”“器质性精神障碍（包括症状性精神障碍）”。

（一）躁狂发作诊断要点

（1）情感症状：情感高涨可表现为轻松、愉快、热情、乐观和兴高采烈等，在他人看来愉快而有感染力。但当要求得不到满足时，患者的情绪可能会很快变为易激惹。也有部分患者以易激惹为主，表现为不能听取一点反对意见，因细小琐事而大发雷霆。

（2）认知症状：患者思维联想活跃，思维和观念难以约束，话多且语速快，滔滔不绝、难以打断，严重者出现思维奔逸，观念飘忽不定，有时容易被误解为思维散漫。患者通常显得过分自信、对外界事物的看法常有自己一套观点。患者自我评价过高和夸大，高谈阔论，如认为自己才华出众、出身名门、权位显赫、非常富有、神通广大等。他们的判断力受损，导致花钱大手大脚、挥霍、盲目投资。患者的注意力容易转移，严重者随境转移，难以集中注意于交谈。急性期躁狂患者常无自知力。

（3）意志行为症状：患者的计划、打算增多，并往往伴有夸大、盲目、不切实际的成分。患者可表现为爱好交际、外向、自信。他们常言语诙谐、满篇笑话，但常不合时宜。患者出现性欲亢进、性行为混乱、不加节制。也可能穿着色彩艳丽、修饰夸张，却失之恰当。随着病情发展，患者可能说话声更大、语速更快，伴命令口吻，并变得有攻击性和威胁性。患者活动过多，可能会导致虚脱、衰竭，尤其是年老、体弱及进食差的患者。

（4）生理症状：表现为睡眠减少或根本不睡觉，而患者仍然会感到已经休息好了。而睡眠少或不睡眠又可加重躁狂症状。睡眠减少有可能是躁狂发作的前兆。患者可有交感神经功能兴奋症状，如面色红润、双目有神、心率加快、瞳孔轻度扩大等。不过患者由于自我感觉良好而较少诉说躯体不适。

（5）精神病性症状：躁狂患者伴精神病性症状，常见的有夸大妄想、被害妄想及关系妄想等，幻觉相对少且短暂。患者精神病性症状内容常与心境高涨等躁狂症状有联系，如夸大基础上认为被他人嫉妒、谋财害命或夸奖等。除了幻觉、妄想、紧张性症状，在 ICD-10 中“广泛的兴奋和活动过多”“显著的精神运动性迟滞”也可被认为精神病性症状。极少数患者出现木僵症状，患者表现不语不动，他们面部表情却显得很高兴，缓解后，患者会述说思维联想加快等典型的躁狂思维。

（6）其他：少数严重患者可以出现定向障碍、视幻觉等意识障碍方面的表现，称为谵妄性躁狂。

诊断标准如下。①核心症状：ICD-10 中躁狂发作的基本特征描述则为“心境高涨、身体和精神活动的量和速度均增多”。DSM-5 在躁狂发作中核心症状方面为“心境高涨或易激惹以及活动（或精力）增高”。②症状标准及严重标准：ICD-10 与 DSM-5 接近。③病程标准：ICD-10 与 DSM-5 接近，均要求 1 周或 1 周以上的时间（DSM-5 中以补充的形式说明“若患者住院则不要求 1 周的病期”。由于多种疾病，如脑炎所致精神障碍均可出现急性精神运动性兴奋等类躁狂的表现，所以我们推荐以 ICD-10 标准为宜）。④排除标准：ICD-10 与 DSM-5 接近。

（二）轻躁狂发作诊断要点

轻躁狂症状与躁狂症状相似，只是在症状的严重程度和社会功能损害水平上未达到躁狂症状的程度（如患者的职业能力轻微受损或不受损）。患者存在持续的（至少 4 天）心境高涨、精力增强和活动增多，常有感觉良好，觉得身体和精神活动富有效率。社交活动增多，说话多，与人过分熟悉、性欲增强、睡眠需要减少等表现也常见，但其程度不至于造成社会功能严重受损或引起社会拒绝。有时易激惹、自负自傲、行为鲁莽的表现代替了上述较常见的症状。

患者可有注意集中的损害，从而降低从事工作、进行娱乐的能力，但并不妨碍其对全新的活动和冒险表现出兴趣和轻度挥霍表现。

多数轻躁狂患者不承认自己有病，尽量将自己的症状描述得很轻并拒绝治疗。但与患者接触较多的人，如亲属、同事常能够发现患者轻躁狂时期与平时不同。

轻躁狂发作的以下特点可有助于与躁狂发作区别：①病期 4 天即可；②没有精神病性症状；③对社会功能不造成严重损害；④一般不需要住院治疗。

诊断标准方面，ICD-10 与 DSM-5 接近。

（三）抑郁发作诊断要点

无论是 ICD-10，还是 DSM-5，均未强调双相情感障碍抑郁发作与单相抑郁症（典型抑郁症 / 抑郁症，MDD）抑郁发作的区别。但二者实际上有较多不同的临床特征。

具体诊断标准方面，ICD-10 与 DSM-5 接近。ICD-10 强调“抑郁发作”中有“轻度抑郁发作”“中度抑郁发作”及“重度抑郁发作”的区分。上述严重程度区分有赖于复杂临床判断，包括症状数量、类型以及严重度。ICD-10 认为日常工作和社交活动的表现通常是帮助了解严重程度的有用指标；但是，个人、社会、文化的影响使症状的严重程度与社会功能之间并不呈平行关系。

（卢 佳）

参考文献

[1] 孙晓敏 . 青少年双向情感障碍患者的特点和治疗 [J]. 智慧健康，2022，8（1）：191-193.

[2] 陈策，郑丽丹，谢作良，等 . 双相情感障碍住院患者的临床特征及用药情况的调查研究 [J]. 中国全科医学，2020，23（2）：245–250.
[3] 唐江丽 . 精神分裂症和双向情感障碍患者认知功能比较分析 [J]. 青岛医药卫生，2016，48（6）：449–451.
[4] O’Donovan C, Alda M. Depression preceding diagnosis of bipolar disorder[J]. Frontiers in psychiatry, 2020, 11: 500.

第二节　双相情感障碍的治疗

双相情感障碍治疗强调全病程管理的理念；参照国内外最新治疗指南建议；关注双相情感障碍抑郁发作的早期识别；重视双相情感障碍的复杂性与共病处理；强调非典型抗精神病药物的一线治疗地位；重视个体化治疗原则。

参照国内外双相情感障碍防治指南，包括美国精神病学协会 APA（2002）；国际双相情感障碍联盟 ISBD（2009）；世界生物精神病学学会联合会 WFSBP（2012）；加拿大心境和焦虑治疗指导组 / 国际双相情感障碍学会 CANMAT 指南（2013）；英国国家卫生与临床优化研究所 NICE（2014）；中国双相情感障碍防治指南（第 2 版）（2015）。

遵循个体化的原则，根据患者目前临床症状的发作特征、病程特征、神经心理学特征、患者起病形式、目前用药情况（品种、疗效、不良反应等）、家族史、人格特征、年龄、躯体状况、患者的耐受性及经济承受能力以及生物学指标（包括影像指标和基因指标），结合情感稳定剂、抗精神病药物的受体药理学、药代动力学和药效学特征及药物的安全性、耐受性、经济性和简易性制订治疗方案。

一、双相情感障碍个体化治疗依据

（一）基于临床精神病理学特征的个体化治疗（核心症状、伴随症状、躯体化症状、睡眠问题等药物选择）

1. 特殊类型特征

（1）具有兴奋、激惹、攻击或精神病性症状特征：改良电抽搐治疗（MECT）；可选非典型抗精神病药物、氯丙嗪、氟哌啶醇和心境稳定剂联合治疗；同时加用苯二氮䓬类药物。

对于具有精神病性症状的双相情感障碍：躁狂发作时，在心境稳定剂基础上，临时选择联用非典型性抗精神病药物是较好的选择，如联用利培酮、奥氮平、喹硫平、齐拉西酮和阿立哌唑；典型性抗精神病药物也可以作为早期阶段短期联用心境稳定剂的选择之一，但是由于其影响认知功能和容易诱发抑郁，不适合长期使用。对于具有精神病性症状的抑郁发作，可以考虑喹硫平联合治疗的方案。

（2）具有明显自杀症状特征：MECT，可首选联合使用锂盐。

（3）具有快速循环特征：治疗的关键在于阻断循环发作。

丙戊酸盐在开放性研究中显示有效，可作为首选心境稳定剂长期治疗。研究显示奥氮平治疗后效果优于安慰剂，但是需要注意其对血糖、血脂、体重等代谢方面的影响；

喹硫平治疗能同时改善患者的抑郁和焦虑，但是其体位性低血压、过度镇静、体重增加等不良反应也需引起注意。另外，甲状腺功能减退是快速循环的危险因素之一，使用甲状腺素对于快速循环的患者可能有效。患者疗效不佳时也可考虑应用 MECT 治疗改善病情。

（4）具有混合特征：首选丙戊酸盐、奥氮平。锂盐或者丙戊酸盐合并奥氮平对混合躁狂的治疗效果明显优于单用锂盐或丙戊酸盐的治疗效果。普遍认为，具有混合特征的双相情感障碍疗效不如单纯的抑郁或躁狂发作，常常需要联合用药，可以采用奥氮平联合丙戊酸钠的治疗方案。患者疗效不佳时也可考虑应用 MECT 治疗改善病情。

（5）具有焦虑特征：丙戊酸钠、喹硫平、奥氮平、奥氟合剂，氟西汀与锂盐合用，可与劳拉西泮短期合用。双盲对照研究显示氟西汀与锂盐合用或拉莫三嗪与锂盐合用有效，且前者的疗效更佳。需要注意的是，拉莫三嗪需滴定缓慢，减少过敏反应。心理治疗可以用于治疗伴有焦虑症状的双相情感障碍的非急性发作。

（6）具有环性心境障碍特征：在选择治疗方案前，应充分评估患者的精神和躯体情况，根据治疗目标，选择心理治疗和药物治疗。

心理治疗可以改善环性心境障碍的症状，可以帮助患者了解环性心境障碍的内涵及应对措施。

药物治疗可以控制环性心境障碍的症状，防止轻度躁狂和抑郁的发作。指南推荐环性心境障碍的药物有心境稳定剂和非经典抗精神病药。常用的心境稳定剂有锂盐（碳酸锂）、丙戊酸盐或双丙戊酸盐和拉莫三嗪等。常用的非典型抗精神病药物有奥氮平、喹硫平和氨磺必利等。小剂量喹硫平（25 ～ 75mg/d）可以显著而持续地改善环性心境障碍，而且可以单独用于环性心境障碍的维持治疗。

对于长期处于抑郁心境的环性心境障碍患者可选择转躁危险性小的抗抑郁剂，如安非他酮、SSRI 类药物或植物药进行治疗。但是同样不推荐单独使用抗抑郁剂，需要联合心境稳定剂或非经典抗精神病药。

（7）具有以抑郁症状为主特征：短期合并使用抗抑郁药物。抗抑郁推荐药物的使用原则须联合使用心境稳定剂（首选心境稳定剂为喹硫平、奥氮平、锂盐、拉莫三嗪），避免单独使用抗抑郁剂；停用抗抑郁剂后易复发的双相抑郁患者，可使用最低有效剂量维持治疗；一旦出现轻躁狂或躁狂症状，立刻停用抗抑郁剂。

2. 特殊人群

（1）过敏体质：用于过敏体质患者的药物，尤其是拉莫三嗪，一定详细询问患者过敏史及其既往史，如果没有特殊记录，所用药物起始剂量为成年人剂量的 1/3 ～ 1/2，缓慢增加药物剂量，密切观察患者不良反应。

（2）老年患者：对疑似老年期双相情感障碍躁狂发作患者需进行神经影像学检查以排除器质性疾病。所用药物包括心境稳定剂和非典型抗精神病药物两大类，心境稳定剂包括锂盐、丙戊酸盐和拉莫三嗪，非典型抗精神病药物包括奥氮平、利培酮、喹硫平、阿立哌唑。尽可能选择半衰期较短的药物，避免使用长效制剂。精神药物宜从较低剂量开始，治疗量一般为成年人剂量的 1/3 ～ 1/2；对于 80 岁以上患者，剂量宜更小；如有肝肾功能减退，则精神药物的剂量还要降低。一天的药量最好分次给予，一般不要一次服用。允许时应当定期测血药浓度。注意药物相互作用。

（3）儿童患者：用于儿童双相情感障碍躁狂发作药物包括心境稳定剂和非典型抗精神病药物两大类，心境稳定剂包括拉莫三嗪、丙戊酸盐，非典型抗精神病药物包括喹硫平、奥氮平、齐拉西酮、利培酮、阿立哌唑。上述药物中，仅阿立哌唑获得了美国和欧盟的认证。当作为维持期治疗时，无论是单药治疗还是辅助治疗，都需要使用与急性期相同的剂量。如有条件，应做血药浓度监测，确定最佳剂量和用药时期。以家庭为导向的认知行为治疗（CBT）、辨证行为疗法（DBT）及人际社会节奏治疗（IPSRT）有希望成为治疗儿童及青少年双相情感障碍的有效手段。

（4）孕期及哺乳期妇女：治疗双相情感障碍的药物有较高的出生缺陷，处于生育期的妇女在服药期间应该采取有效的避孕措施。在前 3 个月的妊娠期间使用锂盐、丙戊酸盐或卡马西平有较高出生缺陷。高效价的抗精神病药物由于其较少的抗胆碱作用、抗组织胺作用、低血压作用，在妊娠期使用相对安全。没有证据说明氟哌啶醇、奋乃静、三氟拉嗪的致畸作用。但在出生前使用，新生儿可能会出现较短时间的锥体外系反应。为避免此效应，不推荐使用长效抗精神病药物。对于新一代的抗精神病药物，如利培酮、奥氮平、氯氮平、喹硫平、齐拉西酮等，致畸作用与对新生儿的影响所知甚少。苯二氮䓬类药物的致畸风险也不甚清楚，Meta 分析显示，在随访研究中没有发现胎儿畸形与使用苯二氮䓬类药物有关，但病例对照研究发现苯二氮䓬类药物有致畸风险。此外研究发现，MECT 致畸的风险小于药物。

所有的药物都能不同程度地通过乳汁分泌。这些药物在乳汁中存在，服药后哺乳可能会影响婴儿的中枢神经系统功能。

（二）基于疾病阶段特征的个体化治疗

（1）疾病早期：患者疾病早期主要是让患者理解自己目前所处的状态，区分疾病与正常状态，在此状态大多患者症状不典型或是存在轻度的临床症状，因此此阶段主要治疗措施为心理治疗、心理教育，可针对患者临床症状给予药物治疗。

（2）疾病后期：患者经过急性期的治疗，患者临床症状逐渐恢复，在此期的治疗主要是要让患者回归社会、恢复社会功能，因此此阶段的治疗主要是认知和功能的恢复治疗，提供社会工作。

（三）基于生物内表型特征的个体化治疗

（1）影像学研究发现，边缘系统活动增强患者可使用抗抑郁药、深部脑刺激治疗；边缘系统活动减弱：早期可合并甲状腺激素，但是此研究受条件限制目前并不确定；脑白质高信号：锂盐为主治疗；灰质体积减小：锂盐为主治疗。

（2）基因研究发现，XBPI、rs2269577 携带 G 等位基因，以丙戊酸盐情感稳定剂为主治疗；BDNF、rs6265 携带 A 等位基因，以锂盐为主治疗；5-HTTPLR 携带 L 等位基因，可联合 SSRI 药物；HTR、rs6295，CC 基因型，可联合氟西汀治疗。

（四）基于共病的治疗方案

（1）共病人格或发育障碍：首选认知行为治疗或者人际关系治疗（IPT），药物可选择丙戊酸盐、卡马西平、奥氮平。

（2）共病物质滥用：首选认知行为治疗、动机增强治疗，合并酒滥用可用药物丙戊酸盐、锂盐、托吡酯；其他物质滥用可选用卡马西平、锂盐、非典型抗精神病药物、加巴喷丁。

（3）共病惊恐障碍：首选丙戊酸盐、加巴喷丁，也可选卡马西平、锂盐。

（4）共病强迫症：首选非典型抗精神病药物，也可选用丙戊酸盐、锂盐、拉莫三嗪、加巴喷丁。

（5）共病注意缺陷 / 多动障碍：心境稳定剂（丙戊酸盐、锂盐）基础上合并安非他酮、哌醋甲酯。

（6）共病代谢综合征：可选用托吡酯。也可选用部分非典型抗精神病药（如阿立哌唑及齐拉西酮），心境稳定剂拉莫三嗪和卡马西平。一般认为对代谢影响的非典型抗精神病药物顺序为氯氮平＞奥氮平＞利培酮＞喹硫平＞阿立哌唑＞齐拉西酮。

二、双相情感障碍的治疗技术

（一）药物治疗

药物治疗包括情感稳定剂、抗精神病药物，改善脑功能药物，增效剂及其他辅助药物4个方面。

1. 情感稳定剂、抗精神病药物

（1）急性躁狂发作药物选择。

1）A 级推荐药物。

单用：锂盐、丙戊酸盐、奥氮平、利培酮、喹硫平、阿立哌唑、齐拉西酮、阿塞那平、帕利哌酮、氟哌啶醇、氯内嗪、氯氮平。

合用：（在锂盐 / 丙戊酸盐基础上）：奥氮平、利培酮、喹硫平、阿立哌唑、阿塞那平、苯二氮䓬类；或锂盐＋丙戊酸盐。

2）B 级推荐药物单用：卡马西平。

合用：锂盐＋卡马西平；或上述基础上加用苯二氮䓬类。

（2）急性抑郁发作药物选择。

1）A 级推荐药物。

单用：喹硫平（双相Ⅱ型），奥氮平。

合用：锂盐＋拉莫三嗪。

2）B 级推荐药物。

单用：锂盐，拉莫三嗪，丙戊酸盐。

合用：奥氮平＋氟西汀，锂盐＋丙戊酸盐，锂盐 / 丙戊酸盐＋喹硫平，锂盐 / 丙戊酸盐＋安非他酮。

2. 改善脑功能药物

（1）使用原则：根据患者认知功能损害、体征、实验室及影像学检查结果等选择相应的改善脑功能药物治疗；可根据患者配合情况选择静脉滴注或口服治疗。

（2）常用药物：改善脑循环为主的药物；保护、营养及修复脑神经药物；改善自主神经功能、免疫调节药物。

3. 增效剂

难治性双相情感障碍患者，特别是难治性双相快速循环发作患者，可考虑增效剂：钙通道拮抗剂（如维拉帕米）、甲状腺素、5-HT_{1A} 受体拮抗剂（如丁螺环酮）等与心境稳定剂联用。

（1）钙通道拮抗剂：一项随机双盲试验显示，维拉帕米单药治疗并没有抗躁狂作用，而与锂盐联合可改善最初锂盐治疗无效的双相躁狂症状。有综述总结尼莫地平用于快速循环障碍治疗的有关研究后提出钙通道拮抗剂可以作为其他心境稳定剂的增效剂。

（2）甲状腺素：多中心、随机双盲研究显示左旋甲状腺素联合心境稳定剂和（或）抗抑郁剂在双相Ⅰ型和Ⅱ型抑郁治疗中的疗效和安全性均有优势，且左旋甲状腺素的增效作用存在性别差异，女性患者使用较男性会有更好改善。

（3）5-HT_{1A}受体拮抗剂：已有研究发现5-HT_{1A}受体拮抗剂如丁螺环酮和吲哚洛尔可以增强SSRIs的抗抑郁作用。另有随机双盲研究证实，帕罗西汀合并吲哚洛尔7.5mg/d治疗双相抑郁能够促使更多患者症状获得持续缓解。

4. 其他辅助药物

（1）伴易激惹症状、睡眠问题的患者，可加用苯二氮䓬类或其他镇静催眠药物（此类药物应在患者睡眠和焦虑等症状缓解后逐渐停用）。

（2）中药：根据患者伴发症状可酌情配合使用镇静安神等中药。

（3）其他药物：伴有肝损伤患者可合并使用保肝药物等。

（二）物理治疗

1. 改良电抽搐治疗（MECT）

（1）疗效：电抽搐治疗（ECT）是一种治疗急性躁狂发作非常有效的手段。有资料显示，ECT可使80%以上的急性躁狂发作患者症状显著改善。目前，国内许多精神科临床机构开展了MECT代替既往不良反应较大的ECT。MECT过程中，给患者使用肌松剂、短效麻醉药，患者不良反应、不舒适感均较小，也容易被患者、患者家属及医师所接受。早期的回顾性和前瞻性研究均证实了ECT治疗双相情感障碍躁狂发作的有效性和安全性，并认为患者基线抑郁症状、躁狂严重程度与疗效应答有关。ECT治疗的双相抑郁患者有效率为69.6%、痊愈率为26.1%，混合发作患者有效率为66%、痊愈率为30%。在治疗期间服用抗癫痫药物者需要更大的刺激强度。MECT作为快速循环型的维持治疗时，随访2年，58%无复发，42%的患者1年发作1次，安全性好。

儿童及青少年双相情感障碍研究认为，ECT治疗有效率为65%，ECT具有良好的疗效和可接受性，无认知功能损害，对学习和社会功能无影响。

老年患者常同时合并内科疾病，有效的精神科治疗能显著改善内科疾病转归并减少病死率。对老年患者做MECT前，更应权衡利弊，完善各项详细检查，正确识别相关内科疾病，评估治疗所产生的总体风险，拟出相应防范措施。

此外，APA提出MECT可作为妊娠期间双相情感障碍的主要治疗措施，这是妊娠前3个月及产后处理这些疾病高效低风险的治疗办法。Bulbul等认为双相情感障碍患者孕期ECT治疗安全有效，有效率为91.66%。但有回顾研究分析显示，妊娠期MECT胎儿病死率为7.1%，子宫挛缩、胎儿心率减慢、早产等发生率为29%。因此，妊娠期MECT治疗需权衡利弊，并应作盆腔详细检查，行子宫产力测定、体外胎儿心电监护，与产科医师共同制订治疗方案。

（2）适应证：双相情感障碍的严重抑郁；难治性双相情感障碍；无法阻断的快速循环发作；拒食、木僵；严重自伤或自杀危险；极度兴奋躁动、药物治疗无效或不能耐受的患者；躯体疾病不能接受药物治疗者。

2. 重复经颅磁刺激治疗

有关有重复经颅磁刺激治疗（rTMS）研究主要是针对双相情感障碍抑郁发作的治疗。Dell’Osso 的小样本开放研究认为低频率、右背外侧额前皮质重复经颅磁刺激治疗难治性双相情感障碍抑郁发作安全、有效。也有研究显示低频率、右背外侧额前皮质重复经颅磁刺激联合心境稳定剂对混合发作的抑郁症状和躁狂症状均有效。小样本研究显示发现 rTMS 急性干预期获得痊愈的双相情感障碍抑郁发作患者在 1 年内仍维持较好的治疗效果，部分研究认为 rTMS 作为双相情感障碍的维持治疗具有比较理想的疗效。

但是上述有关 rTMS 治疗双相情感障碍大多是 rTMS 联合抗抑郁剂治疗难治性双相情感障碍抑郁发作的个案报道或小样本开放性研究，故目前关于 rTMS 治疗双相情感障碍抑郁发作的研究大多作为药物的辅助治疗，rTMS 单一治疗双相情感障碍抑郁发作的疗效还缺乏数据支持。

（三）心理治疗

心理治疗的作用：①提高对药物治疗的依从性；②改变对应激的应对方式；③预防复发；④提高社会功能和生活质量。

综合相关研究结果，社会心理因素对双相情感障碍的影响主要有以下几方面：①高情感表达家庭中患者的复发率增高；②有负性生活事件经历的患者其恢复期延长；③有不良社会适应方式及遭受环境应激的患者发生严重情感症状或情感障碍的危险性增加；④生活缺乏规律的患者在面对负性生活事件或难以有效应对时病情容易发作。研究表明，躁狂发作在药物治疗的基础上辅助心理治疗优于单一药物治疗效果，对抑郁发作的治疗和预防效果优于躁狂发作。采用支持性心理治疗、认知行为治疗、人际关系治疗和短程精神分析治疗可提高患者的社会适应能力，使患者学会面对现实，改变人格结构，能应付现实中的各种问题。采用个别治疗、夫妻治疗、家庭治疗和小组治疗等治疗形式可提高服药的依从性，提高自知力的恢复，减慢抑郁—躁狂间的转化，使病情稳定，减少复发，降低再住院率，促进社会功能的恢复。

适用于双相情感障碍患者的有以下心理治疗方法。

（1）心理教育：①提高药物依从性；②了解复发的危险因素；③识别复发的预兆征象；④应对应激性生活事件；⑤保护性因素。

（2）家庭焦点治疗（FFT）：①家庭心理教育——这个阶段包括回顾有关疾病、症状、危险因素、保护因素、病因、药物及心理治疗、自身管理的教育材料；②沟通技能训练——帮助患者或家人学习有效的沟通技能来处理家庭问题；③问题解决技能训练——这是家庭焦点治疗的最后阶段，包括训练患者与家人学会识别、明确和解决有关双相情感障碍的家庭特殊问题。

（3）认知行为治疗（CBT）：①有关疾病本身的知识、治疗选择、与疾病相关的常见问题；②监测疾病每次发作、严重程度、躁狂和抑郁症状的具体发生形式，即病情记录日志非常重要，因为必要时可根据病情演变规律来预先改变患者的行为方式（如白天过度睡眠、赌博等）来预防复发；③提高药物依从性的策略；④解释如何使用非药物手段，特别是 CBT 的技能，来应对与躁狂和抑郁症状相关的认知、情感、行为问题。

（4）人际和社会节律治疗（IPSRT）：①对丧失或失落（loss）的悲伤（包括为自己患

病、不再健康而表现的悲伤）；②人际关系矛盾；③角色转变；④人际交往技能缺陷。如果患者能够学会解决或有效应对这些问题，则可以预防其再次出现和避免情感症状的复发。

（蒋小妹）

参考文献

[1] 陈爱群，陈元林，蔡美香．碳酸锂联合阿立哌唑治疗双向情感障碍的效果 [J]. 医学理论与实践，2022，35（14）：2397-2399.

[2] 万晓东．齐拉西酮、氯氮平分别联合碳酸锂治疗双向情感障碍躁狂发作的临床疗效与安全性分析 [J]. 世界最新医学信息文摘，2018，18（19）：108.

[3] 姜倩．帕罗西汀联合喹硫平治疗双向情感障碍的疗效和安全性 [J]. 中国药物经济学，2017，12（11）：67-69.

[4] López-Muñoz F, Shen W W, D' ocon P, et al. A history of the pharmacological treatment of bipolar disorder[J]. International journal of molecular sciences, 2018, 19(7): 2143.

第六章　睡眠障碍

第一节　失眠障碍

DSM-Ⅳ-TR 将失眠障碍描述为"入睡或维持睡眠困难或睡眠后精力未恢复，持续至少 1 个月，引起具有临床意义的困难或损害"。这种相当常见的障碍多发于生命后期、女性以及具有易担忧和焦虑人格特质的人身上。失眠与持续的高唤醒状态有关联，一般会伴随新陈代谢率的提高以及促肾上腺皮质激素（ACTH）和皮质醇水平的全面提高。入睡困难是其最常见的表现；次级症状包括中度焦虑、抑郁、易激惹、注意力集中困难和疲劳，会干扰日间的功能。然而，许多患有失眠的人报告的日间疲劳比没有失眠症的人更少，并且还是指 24 小时的高唤醒周期。

一、分类

（一）根据临床表现分类

（1）入睡困难型：此型在失眠患者中最多见，表现为上床后长时间不能入睡，入睡时间大于半小时。

（2）保持睡眠困难型：这类失眠表现为睡不安稳，夜间易觉醒，或觉醒后不能再入睡。从睡眠实验室研究中发现，这类失眠者在一夜中的觉醒时间达 15% ～ 25%，是睡眠正常者 3 ～ 5 倍（睡眠正常者夜间觉醒时间约 5%），且非快速眼动睡眠的Ⅲ期明显减少，故醒后多感体力恢复不佳。

（3）早醒型：早晨醒来的时间比通常的起床时间或本人希望的时间早 2 个小时以上，且不能再次进入睡眠。

（4）熟睡困难：是一种没有得到良好休息的睡眠感，尽管睡眠时间足够长。正常人的熟睡感与深 NREM 睡眠的量相关。

（二）根据病程分类

（1）急性或一过性失眠：病程＜ 4 周。

（2）亚急性或短期失眠：病程＞ 4 周且病程＜ 6 个月。

（3）慢性或长期失眠：病程＞ 6 个月。

（三）根据严重程度分类

（1）轻度：偶发，对生活质量影响较小。

（2）中度：每晚发生，中度影响生活质量，伴有一些其他症状，如疲乏、焦虑、易怒等。

（3）重度：每晚发生，严重影响生活质量，临床症状表现突出。

（四）根据病因分类

（1）适应性睡眠障碍（急性失眠）。

（2）心理生理性失眠。

（3）矛盾性失眠。

（4）特发性失眠。

（5）精神障碍所致失眠。

（6）睡眠卫生不良性失眠。

（7）青少年行为性失眠。

（8）内科疾病所致失眠。

（9）药物或物质滥用所致失眠。

（10）非物质滥用或确定的躯体疾病所致失眠（非器质性失眠）。

（11）生理性失眠（待分类）。

二、临床表现

在失眠者之中，难以入睡是最常见的主诉，其次是维持睡眠困难和早醒，患者的临床表现通常是以上情况并存。以入睡困难为主的患者，害怕夜幕降临，害怕上床休息，就寝前表现烦躁、焦虑、紧张，辗转反侧而难以入眠，并经常过多地考虑如何得到充足的休息，以及个人问题、健康状况及失眠引起的不良后果。失眠者常试图以服药或饮酒来应付自己的紧张情绪，清晨常有头脑昏沉、全身乏力之感；白天则感到抑郁、紧张、担心、易激惹及对自身健康的过分关注。如果一个人反复失眠，他就会对失眠越来越恐惧并担心其后果，久而久之，就形成了恶性循环，使得失眠者的问题持续存在。

（一）一般表现

（1）入睡困难：是最主要的表现。一般来说，如果上床后久久不能入睡，往往上床30分钟还不能入睡，持续了一段时间就会被认为存在入睡困难。患者常躺在床上前思后虑、不能入睡、辗转不安，虽然采用多种措施也无济于事。

（2）睡得不实：睡得不实是失眠的第二大特点。主要表现为入睡后睡得浅。患者似乎处在一种惊恐不安的情绪状态中，一些细小的干扰，如声响或活动等足以将患者从睡眠中唤醒，醒来之后再次入睡则十分困难。

（3）早醒：清晨早醒是指患者入睡困难不明显，但睡眠持续时间不长，其转醒时间较平常提前2小时以上，常在凌晨2～3点钟就醒来，之后再无睡意而嘘叹夜长，或只能放任自流进入一种不安定与不满意的睡眠状态。这与老年人的早起习惯不同。另外，抑郁症患者存在早醒的生物性特点也应注意鉴别。

（4）担心失眠：患者因失眠的痛苦，逐渐形成具有极度关注失眠的优势观念。

（5）躯体症状：头痛、头晕、头胀、精神疲惫、健忘、乏力、心悸、易激动、情绪急躁、忧虑、记忆力下降、食欲缺乏等症状。

（二）心理特征

（1）睡眠障碍：对自身睡眠状况不能正确评估，无法区分睡眠时间和潜伏期时间，自身认定的睡眠时间与实际测定时间差距较大，一般自身认定睡眠时间大于实际睡眠的50%以上。

（2）疑病心理：睡眠情况正常，但自认为夜间较难入睡，一旦入睡则处于深度睡眠，对周围发生的事情不存在任何记忆。此类型患者认定自身是失眠，且处于极度恐慌状态，其原因在于患者对失眠症的理解较低，临床上常将此类患者称为“假性失眠”。

（3）依赖心理：常见于患者偶然服用助睡眠药物后，对药效产生依赖性而在白天也使用药物进行睡眠时间的弥补，造成对药物的依赖性。

（4）睡前心理：患者存在睡前心理障碍，并对睡眠有较大的心理障碍，常为恐惧心理，在睡前很长时间就进行睡前思考。使用各种的助睡眠方式尝试进入睡眠失败后，导致心理对于睡眠的反感度进一步上升，出现较多的负面情绪，从而导致睡眠更难以进入，形成恶性循环现象。

三、诊断

失眠障碍的基本特征是入睡困难或维持睡眠困难所致的对睡眠数量或质量的不满意。睡眠的主诉伴随有临床意义的社交、职业或其他重要领域的功能损害。睡眠紊乱既可以独立存在，也可能发生在其他精神障碍或躯体疾病的病程中。

失眠的不同表现可以发生在睡眠期间的不同阶段。其中，睡眠起始失眠（或初始失眠）表现为入睡困难；睡眠维持失眠（或中间失眠）表现为整晚频繁觉醒或长时间觉醒；晚期失眠涉及清晨早醒而无法再返回到入睡状态。尽管这些症状的组合是最常见的临床表现，但维持睡眠困难是最常见的单一症状，其次为入睡困难。特定类型的睡眠主诉通常随着时间而变化。在某个阶段会抱怨入睡困难的个体，随后可能会抱怨维持睡眠困难，反之亦然。入睡困难和维持睡眠困难的症状可以通过个体的回顾性自我报告、睡眠日记或其他方法（例如，活动记录仪腕表或多导睡眠图）来量化。但失眠障碍的诊断是基于个体主观的睡眠感受或照料者的报告。

无恢复性睡眠，是一个不良睡眠质量的常见主诉，它使个体觉醒后感觉没有休息好，尽管有充足的睡眠时间，通常与入睡困难或维持睡眠困难有关，较少的情况下是单独存在的。该主诉也可与其他睡眠障碍（例如与呼吸相关的睡眠障碍）有关。当无恢复性睡眠的主诉单独存在（即在缺少入睡困难或维持睡眠困难时），但其频率、持续时间以及日间的痛苦和损害都符合诊断标准，则应给予其他特定的失眠障碍或未特定的失眠障碍的诊断。

给予该诊断除了需要频率和病程的诊断标准，额外的诊断标准对于量化失眠的严重程度也是有用的。这些量化的诊断标准虽然是人为的，但仅仅是为了用来说明。例如，入睡困难被定义为主观上睡眠潜伏期为 20 ～ 30 分钟以上，维持睡眠困难被定义为睡眠起始后主观的觉醒时间为 20 ～ 30 分钟。尽管没有早醒的标准定义，但认为如果觉醒时间早于预定时间 30 分钟以上，或总睡眠时间未达到 6 小时 30 分钟就觉醒，可被认为是早醒。因此，非常重要的是，不仅要考虑最终的觉醒时间，也要考虑前一天晚上的就寝时间。个体就寝时间是晚上 9 点而觉醒时间是早晨 4 点，这与就寝时间是晚上 11 点而觉醒时间也是早晨 4 点的临床意义不同。这样的症状可能反映了与年龄相关的维持睡眠能力的下降或与年龄相关的主要睡眠时段的改变。

失眠障碍涉及日间功能受损和夜间睡眠困难。这些症状包括疲乏或较少见的日间困倦，后者更常见于老年个体，以及当失眠与其他躯体疾病（例如慢性疼痛）或睡眠障碍（例如睡眠呼吸暂停）共病时。认知表现方面的损害可能包括注意力、专注力和记忆力，甚至简单的手工操作技能方面的困难。有关的心境紊乱通常被描述为易激惹或心境不稳，较少见的是抑郁或焦虑症状。并非所有有夜间睡眠紊乱的个体都有痛苦或功能损害。例如，健康的老年人即使有时睡眠的连续性会被破坏，但仍然认为自己睡眠良好。失眠障碍的诊断应限于那些与夜间睡眠困难相关的、有显著日间痛苦或损害的个体。

失眠经常与生理和认知的觉醒以及干扰睡眠的条件反射因素有关。沉湎于不能睡眠所致的失眠和痛苦可能导致恶性循环，越想睡眠越增加睡眠的挫折感而进一步影响睡眠。因此，过度的关注和努力睡眠会干扰正常的睡眠起始机制而造成失眠的发生。有持续性失眠的个体在该障碍的病程中可能有不良的睡眠习惯（例如，在床上花过多的时间，不规律的睡眠时间表，打盹）和认知（例如，害怕失眠，担心日间功能受损，反复查看钟表）。如果个体经常在一种睡不着觉的环境中从事这些活动，会加重条件反射性的觉醒，以及加重睡眠困难。相反，当个体不是努力这样做时，可能更容易入睡。一些个体报告，如果他们远离自己的卧室和改变通常的睡眠习惯，可能睡得较好。

失眠可能会伴随着各种各样的日间主诉和症状，包括疲乏、能量下降和心境紊乱等。可能存在焦虑或抑郁症状，但不符合特定的精神障碍的诊断标准，以及过度关注感受到的睡眠不足对日间功能的影响。

有失眠的个体也有在自我报告的心理或人格类别的测评的高分值，其概貌表明轻度的抑郁和焦虑，担忧的认知风格，聚焦于情绪和冲突解决的内化风格，以及躯体聚焦。在有失眠的个体中，神经认知功能损害的模式并不一致，尽管从事高度复杂的任务以及需要频繁改变应对策略的能力受损。有失眠的个体通常需要花费更多努力来维持认知功能。

四、治疗

失眠障碍治疗过程中，一般需要每个月进行一次临床症状评估。在治疗过程中每6个月或旧病复发时，需对患者睡眠情况进行全面评估。评估方法包括主观性评估（临床症状、量表评估和问卷调查）与客观性评估（主要包括神经电生理监测，如PSG、体动记录检查等）。持续性评估有助于分析治疗效果和指导制订下一步治疗方案。

在进行一种治疗方法或者联合治疗方法无效时，应该考虑进行更换其他心理行为疗法、药物疗法与联合疗法，同时应该注意重新进行病因筛查与其他共存疾病的评估。中止治疗6个月后需要重新进行评估，因为中止治疗6个月后是失眠症状复发的高发期。失眠障碍的治疗流程见图6-1。

失眠的治疗目标首先是建立良好的睡眠卫生习惯和正确的睡眠认知功能；教育患者学会控制与纠正各种影响睡眠的行为与认知因素；改变与消除导致睡眠紊乱慢性化的持续性因素。其次是帮助患者重建较“正常”的睡眠模式；修复正常的睡眠结构；摆脱失眠的困扰。

WHO在睡眠问题的治疗指南中，给患者及其家属提出的须知是：①处于应激状态或患躯体疾病时常发生暂时性的睡眠问题；②正常的睡眠需要量差异很大，并且随着年龄的增加而减少；③睡眠习惯的改善（不借助催眠药）是治疗失眠的最好方法；④如果担心睡眠困难会加重失眠；⑤乙醇可能有助于入眠，但会导致睡眠不安及早醒；⑥兴奋性物质（包括咖啡和茶）能够引起或加重失眠。以上这些须知是治疗失眠的基础，也是应该强调的基本原则。

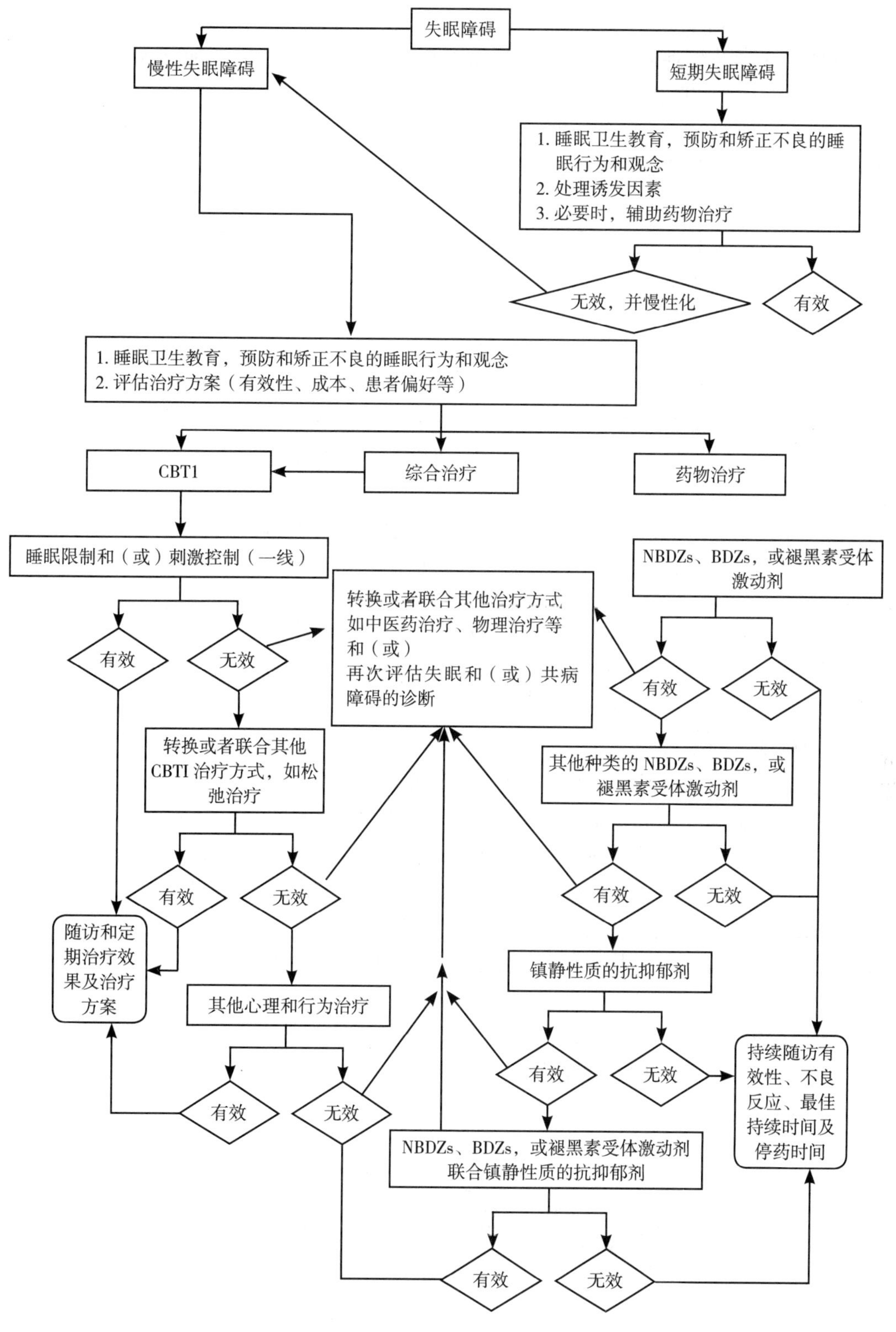
失眠障碍
慢性失眠障碍
短期失眠障碍
1. 睡眠卫生教育，预防和矫正不良的睡眠行为和观念
2. 处理诱发因素
3. 必要时，辅助药物治疗
无效，并慢性化
有效
1. 睡眠卫生教育，预防和矫正不良的睡眠行为和观念
2. 评估治疗方案（有效性、成本、患者偏好等）
CBT1
综合治疗
药物治疗
睡眠限制和（或）刺激控制（一线）
有效
无效
转换或者联合其他治疗方式如中医药治疗、物理治疗等和（或）再次评估失眠和（或）共病障碍的诊断
NBDZs、BDZs，或褪黑素受体激动剂
有效
无效
转换或者联合其他CBTI治疗方式，如松弛治疗
其他种类的NBDZs、BDZs，或褪黑素受体激动剂
有效
无效
有效
无效
随访和定期治疗效果及治疗方案
镇静性质的抗抑郁剂
其他心理和行为治疗
有效
无效
持续随访有效性、不良反应、最佳持续时间及停药时间
有效
无效
NBDZs、BDZs，或褪黑素受体激动剂联合镇静性质的抗抑郁剂
有效
无效

图 6–1　失眠的治疗流程

（一）对症治疗

躯体疾病导致失眠者，首先正确诊断、积极治疗原发病，同时耐心解释疾病的病因、治疗等知识，解除因对疾病的不了解而引起的焦虑恐惧。随着治疗的进行、症状的改善，患者可酣然入睡。对各种神经症或精神疾病的患者，应充分了解引起睡眠异常的原因，有针对性地进行宣传教育，严重患者应给予药物协助入睡。

（二）心理治疗

应用于治疗失眠障碍的心理和行为治疗包括一系列不同特定的形式。目前，证实单独实施有效的包括刺激控制，睡眠限制，放松训练，综合的认知行为治疗（CBTI）。治疗失眠障碍时，这些治疗方法是首选的标准治疗方法。虽然其他形式的治疗方法如矛盾意向、音乐疗法、催眠疗法等心理和行为疗法也比较常见，而且也有些研究证明其有效性，但是这些疗法并没有达到普遍有效性。另外，目前没有足够的研究支持单独实施睡眠卫生教育可以获得确切的疗效，但事实上每位失眠患者在治疗之初都应该得到充分的宣教并尝试实践。当睡眠卫生疗法与其他疗法联用，充当辅助疗法时，可以取得很好的疗效。

实践中，特定的心理疗法和行为疗法经常被联合使用，最常见的就是CBTI，包括睡眠卫生宣教，认知疗法，睡眠限制和刺激控制。研究揭示，对于长期失眠的患者，CBTI与药物疗法的短期疗效相当；长期来看，CBTI的疗效优于药物疗法。标准CBTI有着过程复杂、耗费时间、经济效应低等缺点，故近几年来，CBTI也出现了一些新颖的形式，如简易行为学疗法、阶梯式CBTI，通过网络进行CBTI。这些形式使CBTI更快捷，灵活，也表现出了与标准CBTI相似的疗效，但CBTI的核心内容并没有改变。

1. 睡眠卫生教育

不良的生活、睡眠习惯以及不佳的睡眠环境往往是失眠发生与发展中的潜在危险因素。睡眠卫生教育主要目的是帮助失眠患者意识到这些因素在失眠障碍的发生与发展中的重要作用，找出患者的不良生活与睡眠习惯，询问患者的睡眠环境，从而帮助患者建立良好的生活、睡眠习惯，营造舒适的睡眠环境。目前，尚没有足够的证据证明单独运用睡眠卫生疗法有确切的疗效，睡眠卫生疗法需要与其他心理行为治疗方法同时运用。但是该疗法被推荐作为所有成年失眠患者最初的干预措施，以成为联合别的疗法的基础。

（1）午饭后避免喝咖啡，睡前6小时内不喝酒。

（2）夜晚特别是接近睡眠时间时，避免吸烟。

（3）睡前3小时可以进行温和的体育锻炼，但避免剧烈的锻炼。

（4）睡前不看连续剧、小说，禁止打麻将、扑克或者其他易引起兴奋的游戏。

（5）睡前避免大量摄入过多的液体或过多的食物。

（6）保持卧室环境安静、整洁、舒适以及适宜的光线及温度。

（7）每天坚持规律的体育锻炼，根据自身情况，选择快走或者慢跑，每天不少于30分钟。

（8）白天避免小睡，午睡不要超过半小时，下午一点半前完成午睡。

2. 刺激控制

失眠患者的睡眠紊乱往往导致患者产生沮丧，担忧等不良情绪，并采取赖床等方式来试图继续入睡或缓解疲乏。但是卧床时过多的觉醒状态，使大脑产生了床与觉醒而不是睡眠之间的消极联系。刺激控制疗法通过减少卧床时的觉醒时间来消除患者存在的床和觉醒、沮丧、担忧等这些不良后果之间的消极联系，尽量使患者在卧床时大部分时间处于睡眠状态，从而重建一种睡眠与床之间积极明确的联系以使得患者迅速入睡，严格执行规定的睡眠作息以促使稳定睡眠—觉醒时间表的形成。刺激控制疗法可作为独立的干预措施应用。

（1）将卧床仅仅当作睡觉与性生活的地方。

（2）只有晚上有睡意或者到了规定的睡眠时间时，才上床休息。

（3）如果卧床后感觉到约 20 分钟内无法入睡时（无须看表），应离开卧室，进行一些放松的活动，直到感觉有睡意再返回卧室睡觉。

（4）如果再次感觉到约 20 分钟内依然无法入睡时，重复策略（3），如果有必要，整晚都可重复该过程。

（5）无论前一天晚上的睡眠时间多少，第二天早晨都在同一时间起床（包括周末）。

3. 睡眠限制

失眠患者往往企图用延长卧床时间来增加睡眠的机会，或通过卧床来缓解白天的疲乏、精力不足，而这往往使患者睡眠质量进一步下降。这一疗法通过睡眠限制缩短了夜间睡眠的卧床时间，增加了睡眠的连续性，直接提高了睡眠效率，并且通过禁止白日的小睡，增加白天的睡眠驱动力。同时因为有了固定的睡眠觉醒时间，睡眠的生理周期也得到了调整与巩固。当睡眠持续性得到改善时，睡眠时间限制被适当放松，以便患者能够通过睡眠得到充分休息，同时为新出现的睡眠持续作好准备。这一疗法的目的并不是为了提高睡眠总时间，而是为了达到改善睡眠持续性以及提高睡眠质量的目的，并且这一疗法和刺激控制疗法的目的一致，都是通过最小限度地缩短在床上的觉醒时间，来达到重建床和睡眠之间联系的目的。

（1）根据患者的前一周睡眠状况设置总的睡眠时间，总睡眠时间不得少于 5 小时。

（2）与患者共同商议一个双方都能够接受的“睡眠指示”，规定患者早晨的起床时间。

（3）根据固定的起床时间来设置固定的上床时间（建立总睡眠时间，按 85% 睡眠效率，确定总卧床时间）。

（4）如白天有小睡或者午睡，则夜晚应扣去白天卧床时间。

（5）根据患者每天记录的睡眠日记，一旦患者的睡眠质量达 85% ～ 90%，那么每星期增加 15 ～ 20 分钟的总卧床时间。

（6）向患者解释，短期的睡眠剥夺可能会导致第二天的不适，但是患者 2 周后可以从中开始获益。并嘱咐患者在此期间谨慎进行驾驶等不安全行为。

4. 松弛疗法

失眠患者因为对睡眠过度担忧而在睡眠时表现出过度警觉、紧张的情绪，而这些情绪又可能导致患者难以入睡或夜间频繁觉醒。放松治疗可以缓解上述因素带来的不良效应，其目的是降低失眠患者睡眠时的紧张与过度警觉性，从而促进患者入睡，减少夜间觉醒，提高睡眠质量。该疗法适合夜间频繁觉醒的失眠患者。患者初期应在专业人士指导下进行松弛疗法训练，并应坚持每天练习 2 ～ 3 次，练习环境要求整洁、安静。松弛疗法可作为独立的干预措施用于失眠治疗，也可与 CBTI 联用。

（1）睡前 1 小时可以在昏暗的灯光下通过如深呼吸，灯光下的伸展运动、瑜伽，听放松的音乐等进行放松的活动，使自己从白天的压力中放松下来，提高睡眠质量。

（2）专业人员通过影像、书籍，面对面等方式授予压力释放以及放松的相关技能训练，比如渐进式肌肉放松，指导式想象，生物反馈，冥想，意向训练等。

5. 认知疗法

失眠患者对于失眠的过分恐惧、担忧、焦虑等不良情绪往往使睡眠进一步恶化，而失眠的加重又反过来影响患者的情绪，两者形成恶性循环。认知疗法着力于帮助患者认识到自己对于睡眠的错误认知，以及对失眠问题的非理性信念与态度，使患者重新树立起关于睡眠的积极、合理的观点，从而达到改善失眠的目的。

（1）帮助患者纠正不切实际的睡眠期望。

（2）教育患者理性看待失眠的不良后果。

（3）指导患者保持自然入睡，不要过于关注并试图努力入睡。

（4）告诫患者不要担忧自己失去了控制自己睡眠的能力。

（5）向患者理性分析失眠可能的原因。

（6）教育患者不要将夜间睡眠时多梦与白天不良后果联系在一起。

（7）告诫患者不要持有夜间睡眠时间不足而采取白天多睡的补偿心理。

6. 患者自主指引

（1）白天。

1）做运动，保持身体健康。

2）白天不要睡觉，也不要打瞌睡，尽量做到只有在晚上上床时间才睡。

3）下午四点以后，避免使用咖啡、茶、尼古丁以及其他刺激性物质。

（2）睡前准备。

1）让自己放松下来，准备进入休息状态。

2）不要担忧明天的事情。

3）睡前至少 1.5 小时内不做容易引起兴奋的脑力劳动或观看容易引起兴奋的书籍和影视节目。

4）睡前 2 小时不要剧烈运动。

5）睡前不要大吃大喝或进食不易消化的食物。

6）睡前听点轻音乐有助于进入放松状态。

（3）入睡时。

1）有睡意时才上床，而不是觉得是时候该去睡觉了。

2）设定闹钟每天同一时间起床，连续 7 天以上，不管前一晚睡眠时间多长，直到形成固定的睡眠模式。

3）不要在床上做与睡眠无关的活动，如进食、看电视、听收音机及思考复杂问题等；并且在另一个房间做这些事。

4）卧室环境应安静、舒适，光线、温度适宜。

5）如果你有经常醒来或打鼾的床伴，眼罩或者耳塞会非常有用。

6）确保卧室有足够厚的窗帘遮挡早上的光线。

7）不要一直看闹钟。

（4）入睡困难时。

1）睡不着很常见，不要觉得气馁。

2）如果卧床 20 分钟不能入睡，应起床离开卧室。

3）可从事一些简单活动，不要担忧明天。

4）好的一个睡眠模式需要几周的时间去建立。

5）不要企图通过喝酒帮助睡眠，它对睡眠有害。

7. 矛盾意向

一种特殊的认知疗法，该疗法的理论假设是患者在有意进行某种活动中改变了自己对该行为的态度，态度的变化使原来伴随该行为而出现的不适应的情绪状态与该行为脱离开。失眠患者对失眠的恐惧、担心和急于摆脱症状的心理状态使患者焦虑不安的心情加剧，也进一步加重了症状本身。这一疗法的目的是让患者直面觉醒（努力入睡却没有能够成功）和失眠可能带来的后果所引起的恐惧与焦虑。通过指导患者在床上努力保持清新状态，而不是去努力入睡，可以让患者更放松，而无必须要入睡的压力，这反而能促使患者快速入睡。

8. 多模式疗法

使用了多种行为学疗法（刺激控制、放松疗法、睡眠限制）和进行睡眠卫生教育。在失眠障碍的诊疗中，很多临床医师会使用不同组成形式的多模式疗法。

9. 音乐疗法

轻柔舒缓的音乐可以使患者交感神经兴奋降低，焦虑情绪和应激反应得到缓解。另外，音乐疗法也有着将患者的注意力从难以入眠的压力中分散出来的作用，这可以促使患者处于放松状态从而改善睡眠。用于治疗的具体音乐的选择需要考虑到不同人群的特点，包括患者的年龄、音乐偏好、音乐素养、文化背景等因素。该疗法适用于因过度紧张，焦虑而难以入眠者。

10. 催眠疗法

催眠疗法可以增加患者放松的深度，并通过放松和想象的方法减少与焦虑的先占观念有关的过度担忧以及交感神经兴奋。催眠过程包括通过专注于躯体的想象以减少生理觉醒、想象愉悦的场景引起精神放松、想象中性物体来分散注意力等各种类型。经过专业人士训练的患者可以独立实施该疗法。

（三）药物治疗

1. 失眠的药物治疗指征

失眠继发或伴发于其他疾病时，应同时治疗原发疾病。一般原则是不论是否进行药物治疗，首先帮助患者建立健康的睡眠习惯。不同类型的失眠有不同的治疗原则：急性短暂性失眠多为一过性失眠，持续数日，一旦导致失眠的原因消除，症状即可缓解或消失，这种情况下，一般无须药物。

治疗原则：给予小剂量快速排泄的安眠药一两天，可能已足够。短期失眠一般持续数日至数周应早期药物治疗联合认知－行为疗法，通过心理治疗，解除其紧张因素，改进其个体的适应能力；给予患者精神松弛方面的劝告和训练，指导安排合理的睡眠制度；避免白天小睡，不饮用含咖啡因的饮料和睡前散步或饮用适量的温牛奶等可能均会有所裨益；应用催眠药，先给予最小有效剂量，时间勿超过 3 周；或可间断给药，如服药一两晚即睡眠很好，以后就可减少用量，或再维持一两天。长期慢性失眠病程持续数月建议咨询相关专家。需要经过专门的神经、精神和心理等方面的评估。如有精神障碍必须给予适当的治疗；对药物成瘾者，应进行解毒或康复治疗；疼痛引起者可服用镇痛剂；夜间肌阵挛可用氯硝西泮或作用相似的苯二氮䓬类药物加以缓解。药物治疗必须是与睡眠卫生教育、心理治疗等并行的。催眠药仅是作为达到这一目的而采取的辅助手段，即打断失眠的恶性循环，消除对失眠的恐惧和焦虑，减少较多的情绪和生理觉醒。服药 8 周内应及时对患者的状况进行再评估。根据病程长短决定治疗的疗程。

2. 持续治疗与间断治疗

对于需要长期药物治疗的患者从安全的角度考虑，提倡间断性用药，但相关研究甚少，且推荐剂量各异，目前尚无成熟的间断治疗模式，可推荐进行“按需用药”。“按需用药”的原则是根据患者白天的工作情况和夜间的睡眠需求，考虑使用短半衰期镇静催眠类药物，强调镇静催眠药物可在症状出现的晚上使用，待症状稳定后不推荐每天晚上用药（推荐间断性或非连续性使用）。结合临床实践经验，“按需使用”镇静催眠药物的具体策略是：①预期入睡困难时，于上床前 15 ～ 30 分钟服用；②根据夜间睡眠的需求，于上床 30 分钟后仍不能入睡时，或比通常起床时间早 5 小时醒来，无法再次入睡时服用；③根据白天活动的需求，即当第二天白天有重要工作或事情时服用。

3. 不同类型失眠的药物治疗

（1）急性短暂性失眠：失眠持续数日，多由环境变化或一过性精神压力引起。治疗上应注意睡眠卫生，按时睡眠和起床，白天适当的体育运动。使用催眠药物则用低剂量，只用 2 ～ 3 天。对考试前不能入睡最好只使用超短作用或短作用药物，如唑吡坦或扎莱普隆，对记忆和操作的影响比 BZDs 少。

（2）短期失眠：失眠持续数天至数周，通常由个人的生活事件所引起，如疾病、工作压力等。非药物治疗是基础，可使用催眠药 7 ～ 10 天，最好是间断使用，如隔天用药。

（3）长期慢性失眠：失眠持续数月至半年以上，不一定有特定的刺激。对此类患者应进行全面评估。治疗方面应非药物治疗与催眠药物治疗相结合。如睡眠卫生教育、睡眠限制法与刺激控制法相结合等。应遵循催眠药的使用原则，长期使用催眠药会降低疗效并产生耐受性，在停药后易引起反跳性失眠。故应每周间断使用，在催眠药物的种类上应交替使用。

慢性失眠患者的药物治疗持续时间目前尚有争议。一般各国专家的推荐疗程为数周。但在临床工作中，多数专家认为治疗持续时间没有明确规定，并且应根据患者情况而调整剂量和维持时间。因此，药物治疗失眠的前几周一般采用持续治疗，在随访过程中根据患者睡眠改善状况。适时采用间歇治疗。药物治疗应和行为治疗及培养健康的睡眠习惯相结合。同所有的慢性疾病一样，失眠的治疗可能会长期存在。约有 2/3 的催眠药物治疗患者为慢性病程，症状时有波动，反复的短期药物治疗可避免产生药物耐受和依赖。

4. 特殊人群失眠的治疗

（1）老年患者：老年人的睡眠是多时相（一天内有多次睡眠发生，像婴儿一样），除了夜间睡眠以外，他们在白天有一次或多次打盹。因此，评价老年人的夜间睡眠是否足够有时比较困难。对老年失眠患者应详细询问病史并进行严格的体格检查，最好能做睡眠日记。首选针对病因的治疗和培养健康的睡眠习惯等非药物治疗手段，必要时采取药物治疗。老年人应慎用苯二氮䓬类药物，以防发生共济失调、意识模糊、反常运动、幻觉、呼吸抑制以及肌肉无力，从而导致外伤或其他意外。一些药物在老年人发生代谢动力学的变化，老年人由于体液减少、肾功能下降、体内脂肪增加而使 BZDs 的半衰期延长，血药浓度递增，药物容易蓄积，特别是长作用 BZDs，使用 1 周可能出现日间模糊，使用 3 周可能引起遗忘，故老年人使用 BZDs 治疗焦虑或失眠时，不应持续使用，并应观察日间的不良反应。老年人失眠以新型非 BZDs 短效催眠药为宜。需注意一些代谢产物仍有活性的药物，它们会导致日间过度镇静和其他残留效应。

建议老年患者的治疗剂量应采取最小有效剂量、短期治疗（3 ～ 5 天），且不主张逐渐加大剂量，同时需密切注意观察。非苯二氮䓬类药物清除快，故不良反应相对较少，更适合老年患者。

（2）儿童患者：催眠药物在儿童失眠治疗中的有效性和安全性尚未证实，个别病例可考虑短期使用，但须严密监测。如确实需要药物治疗，应该将患者转诊给睡眠医学专家。

（3）妊娠期及哺乳期患者：目前尚无相关资料证明妊娠期及哺乳期妇女使用镇静催眠药物的安全性，建议这类患者慎用。

（4）围绝经期患者：对于围绝经期和绝经后的失眠妇女，应首先排除此年龄组中影响睡眠的常见疾病，如抑郁症、焦虑症和睡眠呼吸暂停综合征等。若存在上述疾病应同时治疗原发病。

（5）伴有呼吸系统疾病的患者：对于病情稳定的慢性呼吸系统疾病或轻到中度睡眠呼吸暂停综合征的患者，使用催眠药物时需考虑个体化。

失代偿的慢性阻塞性肺病（COPD）、高碳酸血症以及失代偿的限制性肺病的患者禁用苯二氮䓬类药物，但使用唑吡坦和佐匹克隆治疗病情稳定的轻到中度 COPD 的失眠患者，尚未发现有呼吸功能不良反应的报道。唑吡坦和佐匹克隆治疗睡眠呼吸暂停综合征的失眠患者不会引起明显损害，但扎来普隆治疗伴有呼吸系统疾病的失眠患者的疗效尚未肯定。其他躯体疾病伴发的长期失眠，主要是原发疾病的治疗。疼痛性疾病可考虑疼痛与失眠的共同治疗。催眠药以间断使用非苯二氮䓬类催眠药为主。

（6）伴有精神障碍的患者：精神障碍患者常有继发失眠症状，应该按专科原则治疗原发病，同时治疗失眠症状。精神分裂症患者伴有失眠时，应选择抗精神病药物的治疗，大多数抗精神病药具有镇静催眠作用，治疗原发的精神疾病有助于改善失眠。抑郁症患者产生继发性失眠，有些抗抑郁药也具有引起失眠的不良反应，在治疗早期可合并使用镇静催眠药物改善失眠症状，随着抑郁症状的好转，失眠也会逐渐改善。有些抗抑郁药如曲唑酮、米氮平、阿戈美拉汀等可改善睡眠，早期可与其他抗抑郁剂合并使用。躁狂发作时精力充沛、睡眠需要减少，早期治疗可合并 BZDs。焦虑症产生继发失眠时，日间加用抗焦虑药物治疗十分有效。焦虑症患者近年来使用 BZDs 药物的频率正在减少，因为 SSRIs 和 β 受体拮抗剂可用于治疗焦虑症。但在治疗初期需要短期使用 BZDs 或其他催眠药改善失眠和减轻焦虑，以增加患者服用 SSRIs 等具有抗焦虑作用的抗抑郁药的依从性，待 2 周左右抗焦虑作用显效时逐渐停用镇静催眠药。

5. 失眠药物治疗的换药指征

（1）一般指征：考虑换药的情况如下。①推荐的治疗剂量内无效。②产生耐受性。③不良反应严重。④与治疗其他疾病的药物有相互作用。⑤长期大量使用（＞6 个月）。⑥老年患者。⑦高危人群（有成瘾史的患者等）。

（2）苯二氮䓬类药物换为其他药物：目前很多研究针对长期接受苯二氮䓬类药物治疗的慢性失眠患者，用非苯二氮䓬类药物（唑吡坦或佐匹克隆等）替代治疗。换药时，苯二氮䓬类药物应逐渐减量，同时非苯二氮䓬类药物开始使用并逐渐加量至治疗剂量，在 2 周左右完成换药过程。

6. 终止药物治疗的指征

当患者感觉能够自我控制睡眠时，可考虑逐渐停药。如失眠与其他疾病（抑郁症）或生活事件相关，病因去除后，也可考虑逐渐停药。停药应按照一定的步骤逐渐停药，需要数周至数月时间。如在停药过程中出现严重或持续的精神症状，应对患者重新评估。常用的减量方法为逐步减少夜间用药，在持续治疗停止后可间歇用药一段时间。禁止突然终止药物治疗，因为一旦突然停药，将发生失眠反弹。

（四）综合治疗

失眠症的发生原因很多，单靠催眠药物治疗失眠很难成功，并且极易产生诸多的不良反应。因此，对失眠症的治疗可采用综合疗法：①建立良好的睡眠习惯；②心理行为指导，帮助患者正确处理和对待日常生活中的应激事件，改善情感表达及家庭成员关系，注意人际交往和建立新的生活模式；③当患者存在酒或药物戒断症状时，应积极采用相应的治疗手段；④合理应用镇静催眠药物，对该类药物的不良反应应有足够的认识。

（五）补充和替代医学治疗

1. 锻炼

一种普遍性认识是体格锻炼可改善睡眠质量，这种推荐常融入促进优质睡眠的实践和睡眠卫生教育的程序中。流行病学资料表明，锻炼可使失眠主诉减少，而体力活动水平低联系着较高的失眠患病率。有限的研究提示，社区开展的耐力训练程序（如有氧运动、快速行走）可显著改善老年人睡眠持续时间和潜伏期，轻微增加睡眠效率。在几项随机对照研究中，完成快步走或低强度有氧运动的患者感到入睡加快、总睡眠时间增加、醒来感到精力更好。

完成锻炼的次数和强度会影响对失眠的疗效。通常推荐每周完成 3 ～ 4 次锻炼，每次至少 20 分钟，强度轻到中等度，完成时间不迟于就寝前 3 ～ 4 小时。长期适度有氧锻炼可使慢性失眠患者的睡眠、情绪和生活质量得到改善，但安排锻炼的时间可能并非重要。例如，完成 6 个月团体式踏车训练（3 次 / 周，50 分钟 / 次）的慢性失眠患者，其主客观睡眠参数和一些生活质量、情绪指标均有改善，但上午和傍晚锻炼的疗效没有区别。Meta 分析数据表明，锻炼对睡眠质量（PSQI 总分和某些分项分如主观睡眠质量、睡眠潜伏期和睡眠药物使用）有中度益处，而睡眠时间参数如睡眠时间、效率和紊乱的结构没有改善。由于不良反应少、费用低，参加社区基础的锻炼程序也许是中老年人防止和治疗失眠优先而容易完成的治疗方式。

2. 身心干预

（1）冥想：冥想是一种人格转化活动和包含集中注意力、认识和慈悲的自我调节。正念冥想或专注冥想是吸引西方文化注意的一种冥想形式，在行为医学中的应用日益增加。1990 年出现了第一个专注冥想应激下调（MBSR）程序，包括实验成分（正念冥想）、授课（对身心应激反应的教育）和团体处理与支持。MBSR 程序通过将正念技术整合到日常生活中来改变生活方式，鼓励参加者维持规律性冥想实践。自我调节和将正念冥想的原则融入日常生活是这种程序有长期效益的可能原因。已发现 MBSR 可改善癌症患者和具有物质滥用史青少年的睡眠。

正念失眠治疗（MBT–I）是正念方法和行为治疗的联合。它整合了睡眠医学、行为治疗和冥想实践，目的是帮助患者增进对发生慢性失眠的心身状态的了解。MBT–I 包括降低夜间觉醒、有效管理对睡眠紊乱和日间疲劳的情绪状态。正念冥想的原理和实践允许睡眠打折而不是努力睡眠。使用知觉作为平台，要求参加者用正念技巧对睡眠紊乱作出反应，而不是通过增加努力休息的自动反应。通过睡眠限制和刺激控制完成特别的行为改变。结果，患者可以使用正念冥想管理对情绪紊乱和日间疲劳的情绪反应。这是催眠药物不能针对和多成分治疗难以解决的目标。

通过对 30 例原发性失眠患者的初步研究表明，6 周 MBT–I 治疗使睡前唤醒、睡眠努力和睡眠相关的不良认知显著下降，半数参加者睡眠发生后觉醒减少逾 50%。冥想实践可能真正导致唤醒下降，因为冥想次数与特质性唤醒负相关。这种治疗可能有长期益处，因为 61% 的参与者 1 年内无失眠复发。

（2）太极和瑜伽：太极和瑜伽在治疗失眠中的使用也日益普遍。两者均可能改善睡眠质量、降低睡眠潜伏期和失眠程度。太极是一种缓慢的运动形式，兼具放松和有氧运动要素，对老年失眠者具有吸引力。研究表明太极比健康教育有效，实践者的睡眠质量、睡眠效率、睡眠持续时间和睡眠紊乱指标均显著改善。对于那些有失眠主诉但不满足失眠障碍诊断标准（缺乏日间临床损害）的老年人群，由于有氧锻炼耐受性差，接受 CBT–I 又过于昂贵且容易受到医疗资源的限制，太极可视为对促进其睡眠质量有用的非药物治疗方法。这适合于有中度失眠主诉（PSQI ≥ 5 分）的老人。总体而言，太极可减轻失眠的严重程度（总分），但对睡眠持续时间和质量的疗效差。

少量瑜伽的研究也显示对失眠治疗可能有效。一项 6 个月瑜伽练习（热身、基础瑜伽轻柔拉伸、放松和指引想象式冥想）随机试验表明，社区 60 岁以上人群的睡眠质量（睡眠时间、主观睡眠质量、睡眠效率、睡眠紊乱、睡眠药物使用和日间功能损害）改善好于对照组。长期瑜伽实践者（至少 3 年实践）睡眠质量较好。但研究对象并非是满足失眠诊断标准的患者。处理方法中也包括了非瑜伽成分，如指引性想象和冥想。

（李昭旭　薛　可）

参考文献

［1］邓方仪，唐瑞，张丽清，等 . 成人失眠障碍的临床亚型及其临床意义 [J]. 中国全科医学，2022，25（14）：1667–1673.

［2］高祖涛，魏慧军，赵晓东 . 失眠障碍认知行为治疗的临床研究进展 [J]. 世界睡眠医

学杂志，2020，7（5）：920-922.

[3] 叶增杰，梁木子，胡蕖，等. 失眠障碍的国内外研究进展 [J]. 医学与哲学（B），2017，38（5）：60-63.

[4] L ó pez-Muñoz F, Shen W W, D' ocon P, et al.A history of the pharmacological treatment of bipolar disorder[J]. International journal of molecular sciences, 2018, 19(7): 2143.

第二节　睡眠—觉醒节律障碍

人体内有“生物钟”控制睡眠的生理节律性，各种因素有时均可破坏生物钟的功能，导致睡眠与觉醒节律障碍，使患者的睡眠与觉醒节律与正常人不同，与环境所允许睡眠与觉醒节律不同步，患者主观感到失眠或嗜睡，导致对睡眠质量的持续不满状况，患者对此有忧虑或恐惧心理，并引起精神活动效率下降，妨碍社会功能。

一、临床表现

本病患病率低，通常患有严重疾病的住院患者是最主要的患者群。主要临床表现包括失眠和白天思睡、疲劳或倦乏等。由于患者完全丧失了睡眠与觉醒的时间规律性，卧床时间和睡眠时间都受到明显限制，从而以间歇发作的、杂乱无章的睡眠和觉醒行为变化为主要临床特征。与正常人相比，患者的主睡眠期通常被分为几个短睡眠期，可在一天中的任何时间出现思睡，但在 24 小时的累积睡眠总量基本正常，而每次睡眠时间缩短。

昼夜节律紊乱的主要特征是患者睡眠节律模式和渴望的睡眠时间之间的不吻合，即当患者感觉需要睡眠的时候不能睡觉，而在能睡觉的时候患者却十分清醒毫无睡意。

二、诊断

（一）睡眠—觉醒时相节律延迟

睡眠—觉醒时相节律延迟主要是基于相对于个体所期望的睡眠和觉醒时间，有主要睡眠周期延迟的病史（通常超过 2 小时），导致失眠和过度困倦的症状。当允许制订自己的时间表时，有延迟睡眠时相型的个体表现出正常的与其年龄相符的睡眠质量和时间。睡眠起始的失眠症状，早晨难以清醒，以及过早的日间困倦是明显的。

常见的与睡眠—觉醒时相节律延迟有关的特征包括精神障碍的病史或同时出现的精神障碍。极端的和长时间的难以觉醒伴早晨意识错乱也是常见的。心理生理性失眠可能作为那些损害睡眠和增加唤醒的不良适应行为的结果而发生，因为个体反复试图较早入睡。

（二）睡眠—觉醒时相节律提前

睡眠—觉醒时相节律提前特征性地表现为睡眠—觉醒时间早于期望的或常规的时间数小时。诊断主要基于主要睡眠周期时间提前的病史（通常超过 2 小时），相对于所期望的睡眠和唤醒时间，伴有早晨失眠和过度日间困倦的症状。当允许制订他们的睡眠时间表时，有提前睡眠时相型的个体可能表现出正常的睡眠质量和与年龄相匹配的时间。

有提前睡眠时相型的个体也被称为“早晨型”，有较早的睡眠—觉醒时间，伴有昼夜生物标志物的时间。例如，褪黑素和核心体温的节律比正常人提前 2 ～ 4 小时。当需要保持常规的睡眠时间表时，即延迟的上床时间，这些个体将继续早起导致持续的睡眠剥夺和日间困倦。使用催眠剂或乙醇来克服维持睡眠的失眠，以及使用兴奋剂来减少日间困倦可能会导致这些个体的物质滥用。

（三）不规律睡眠—觉醒节律障碍

不规律睡眠—觉醒节律障碍的诊断主要基于夜间失眠症状（在通常的睡眠周期中）和日间过度困倦（打盹）的病史。不规则的睡眠—觉醒型的特点是缺少明确的睡眠—觉醒昼夜节律。没有主要的睡眠周期，在一天 24 小时内，睡眠至少被分为 3 个周期。

有不规律睡眠—觉醒节律障碍的个体通常基于一天的时间，经常表现为失眠或过度困倦。24 小时的睡眠和觉醒周期是片段化的，最长的睡眠周期倾向出现在凌晨 2：00—6：00，通常少于 4 小时。孤立或自闭的病史通常与该障碍有关，并导致了该症状，它也是由于缺少维持正常模式的外部刺激。个体或他们的照料者报告在一天中经常打盹。不规则的睡眠—觉醒型最常见的是与神经退行性变有关。例如，重度神经认知障碍，以及许多在儿童中的神经发育障碍。

（四）倒班工作睡眠障碍

诊断主要是基于个体是规律性（例如，非加班）在正常的早上 8 点到下午 6 点日间窗口之外的工作史（特别是在晚上）。持续的工作时过度困倦的症状和在家里损害的睡眠是显著的。倒班工作型的诊断通常需要存在两种类型的症状。通常，当个体换为日间工作时间表时，症状消失。尽管病因有些许不同，频繁跨越多个时区旅行的个体所经历的效应与倒班工作型的个体倒班所经历的症状是类似的。

三、治疗

对于睡眠—觉醒节律障碍患者治疗的主要目的是建立良好的睡眠习惯。治疗首选行为疗法，让患者日间多接受阳光照射，多在明亮的环境下活动，同时限制患者白天打盹的次数和长度，尽量让患者在传统睡眠时间去睡眠，以逐渐地重新建立规律的睡眠—觉醒周期，经过一个阶段耐心的调整才能缓解患者的症状。

（一）心理治疗

心理治疗应视具体病情选择不同的心理治疗方法。有时发病是客观情况不允许与生物钟同步造成的，往往患者的主观情绪作用参与并加重了病情。心理治疗可以改变患者的认知、情绪及社会适应能力。森田疗法的理论能指导患者改变及适应正常的睡眠与觉醒节律。

（二）时相治疗

（1）睡眠延迟：使患者处于 24 小时一天（睡眠—觉醒周期），逐渐延迟睡眠时间，每个周期推迟 3 个小时，每次睡眠不超过 8 小时，其他时间不能小睡。这种 24 小时周期一直持续到睡眠开始时间顺延至本人认为合适的上床时间为止。此方法的主要缺点是打乱了日间活动。

另一种较为简便的方法是在周末一个晚上整夜醒着，次晚较平时早睡 90 分钟，该周余下的几天都在这一时间上床。每夜睡眠不超过 8 小时，其他时间不能小睡。可重复数周进行。

（2）睡眠提前：指每晚都比前一天提早 3 小时上床，直至提前至正常上床时间。显然此法实施起来有明显的困难。

（三）光疗

光疗对睡眠与觉醒障碍也很适用。光疗的理论依据是视网膜丘脑束将光信息传达到交叉上核，从而使人体内在的“昼夜节律起搏器”达到与明暗周期同步化。所以，晚上作业人员应在暗的安静环境中休息，夜间给以相当太阳光的强光照明，逐渐达到新明暗周期同步化。

（四）药物治疗

临床上，应用松果体分泌的褪黑素以影响这一自律性周期性的改变，达到调整生物钟的效果。

（五）睡眠—觉醒时相节律延迟的治疗

如果患者的睡眠模式与自身的工作或社交时间相一致，则不需要治疗。睡眠觉醒时相延迟障碍患者的治疗总目标，是重新调整生物节律到理想的24小时日夜周期。预防和干预治疗方法，包括睡眠健康教育、重新规范睡眠作息时间、定时光照疗法和定时褪黑素治疗，联合应用收效更好。治疗的成功与否依赖于许多因素，包括睡眠觉醒时相延迟的严重程度、共存的心理障碍、患者对治疗依从的能力及意愿、学校时间表、工作安排及社交压力等。

1. 健康教育与行为指导

建议患者重新调整日间、傍晚或夜间的社会、家庭活动及运动时间等，按社会通常作息时间重新设定新的上床及起床时间，保证与年龄相符的睡眠时间。一旦形成了早一点睡眠的作息习惯，应严格遵守。这特别适合由行为导致的睡眠时相推迟患者。此外，应教育患者有了睡意再上床，因为无睡意上床并不能提前入睡。下午4点后，不应饮酒和喝咖啡。治疗睡眠觉醒时相延迟障碍的主要挑战是保持这种早睡的习惯，避免工作、聚会等到深夜。

2. 逐步调整睡眠时间

临床上常采用传统的时间疗法来重置生物钟节律，重建良好睡眠卫生习惯和睡眠觉醒时间。策略是逐步推迟入睡时间，直至睡眠和觉醒时间与社会作息时间一致。具体是让患者推迟3小时上床和起床，每2～5天之后再向后推迟3小时上床和起床，直至获得期望的睡眠时间表，即固定上床时间。向后推移作息时间的方法虽然对平时工作影响较大，但成功率比较高。该方法对于儿童、青少年患者有明显疗效，缺点是要求患者在治疗期内没有社会责任的束缚（工作或照看小孩等），对睡眠环境要求较高，如卧室应较暗，非常安静等。

3. 定时光照

光亮是昼夜时相转换最主要的授时因子，如在合适时间应用强光照射可以转变体内生物钟的时相。临床研究表明，早晨予以光照射可使睡眠时相前移，傍晚或就寝前光照可使睡眠时相推迟。光照疗法的效果与光照时间和强度有关。临床上，定时强光照射能有效地将睡眠觉醒时相延迟障碍患者的睡眠觉醒时相提前。临床应用时应注意个体化，不同病因或睡眠觉醒时相，光照的强度及时间不同。通常在早上7：00—9：00（晨醒后1～2小时）让患者接受光照2小时（参考值），下午4：00时后限制光照，晚上应避免接触强光，可调暗室内光线或辅以太阳镜。该治疗需持续数天，光照治疗的效果是患者到了晚上会提前产生睡意。临床应用时应特别注意光照时间的个体化选择，对于严重的睡眠觉醒时相延迟障碍患者（3：00am 后入睡，9：00am 醒），如在体温最低值（约为觉醒前 2 小时）前接触了光线，有可能进一步延迟睡眠觉醒的昼夜节律。对于此类患者，光照时间应推迟至醒后的短时间内。如治疗后仍没有使得睡眠时相提前，可试着提前30～60分钟开始光照治疗。一旦发生时相提前可继续提前光照时间调整至预期时间。在达到合理入睡时间后，应停止光照治疗，并保持固定的上床睡眠与觉醒时间。如因任何原因推迟入睡均可能转变内在的生物钟。该方法的缺点是有的患者晨醒困难，需重新调整其社会及职业活动时间，以保证定时光照治疗。

4. 定时褪黑素治疗

外源性褪黑素是重要的授时因子，可改变内源性生物钟时相。与光照治疗相反，早上给予褪黑素可延迟昼夜节律，在下午或傍晚给予褪黑素可提前昼夜节律。褪黑素改变时相的效果不如光照强，可能需要几天给药才能见效。小剂量褪黑素主要作用可能是改变昼夜节律，大剂量褪黑素则有镇静催眠作用。尽管有许多研究显示褪黑素在调整昼夜节律方面有明显疗效，但仍需大样本随机安慰剂对照研究的证实。建议的做法是在习惯性睡觉时间前 5 ～ 7 小时或微光褪黑素分泌试验前 2 ～ 3 小时服用 0.3 ～ 5.0mg 的褪黑素片。值得注意的是，该方法虽能提前昼夜节律时相，但停药后 2 ～ 3 天患者有可能复原到以前的睡眠觉醒周期。同时使用光照和褪黑素比单独使用时能产生更好的效果。不良反应包括头痛、头晕、恶心和思睡。由于褪黑素可致低体温、抑制性腺发育、释放过多泌乳素导致不孕和降低性欲，因此高剂量、长期使用受到限制。

5. 其他

如合并其他睡眠障碍或精神心理问题，应同时予以治疗和干预。

（卢　佳）

参考文献

［1］范小伟，张佳丽，王明惠，等．美国睡眠医学学会临床实践指南：应用睡眠体动记录仪评估睡眠障碍和昼夜节律睡眠—觉醒障碍[J]. 中国卒中杂志，2022，17（2）：176–181.

［2］汪文娟，郑旭，顾小萍．睡眠—觉醒节律与围术期神经认知障碍的研究进展 [J]. 临床麻醉学杂志，2019，35（11）：1139–1141.

［3］郑新伟，马速，耿丽娟，等．阿尔兹海默病的昼夜节律失调性睡眠—觉醒障碍的研究进展 [J]. 临床荟萃，2019，34（5）：472–476.

［4］Burgess H J, Emens J S.Drugs used in circadian sleep-wake rhythm disturbances[J]. Sleep medicine clinics, 2018, 13(2): 231–241.

第七章　儿童少年期精神障碍

第一节　儿童注意缺陷多动障碍

注意缺陷多动障碍（ADHD）也称多动症，是以注意力不集中、活动过度、情绪冲动和学习困难为特征的综合征。

一、发病机制

（1）遗传因素：ADHD 家系中 ADHD 发生率远高于非 ADHD 家系，男高于女。一级亲属中 ADHD 伴有反社会行为、情绪冲动以及焦虑者明显高于正常儿童家庭。父母有乙醇中毒、反社会人格、癔症或 ADHD 的后代出现 ADHD 和品行问题的比例较高，遗传率为 0.55% ～ 0.92%；单卵双生子的 ADHD 同病率为 51%，双卵双生子为 33%。ADHD 为多基因遗传，多巴胺和 5- 羟色胺等递质代谢通道的受体、转运体、代谢酶基因是易感基因。

（2）神经系统因素：大脑前额叶有制订计划、执行功能、维持注意、控制冲动、调节攻击等功能。影像学研究表明 ADHD 儿童前额叶皮层局部低血流量灌注，ADHD 大脑皮质运动启动区和上部前额区的葡萄糖代谢低下，提示 ADHD 的特征行为与额叶功能失调有关，表现为“执行功能缺陷”和“工作记忆障碍”。PET 显示 ADHD 儿童两侧额前叶、尾状核和基底神经节区血流减少，服用哌甲酯后可改善。

（3）神经递质因素：研究显示 ADHD 儿童脑内多巴胺输送因子 DAT_1 和多巴胺 D_4 受体出现较多变异，失去对多巴胺的感受性。

（4）神经电生理因素：部分 ADHD 儿童脑电图呈阵发性或弥散性θ波活动增加，提示具有儿童觉醒不足。觉醒不足为大脑皮质抑制功能低下，诱发皮质下中枢活动释放，表现多动行为。诱发电位多呈反应潜伏期延长和波幅降低也属于觉醒不足的表现形式。

（5）家庭、社会因素：早期母子分离、早期情感剥夺；或父母有精神或行为问题；父母离婚、亲人死亡、家庭气氛紧张、空间拥挤、处理儿童问题不当等，可诱发或加重症状。父母和（或）教师粗暴处置儿童多动问题，加重儿童行为和情绪问题。

（6）其他因素：体内高铅水平可致儿童神经功能损害，导致多动症样行为。人工食品添加剂（如防腐剂、人工色素等）和水杨酸盐可能诱发 ADHD 发生。

二、临床表现

（1）过度活动：婴幼儿期即易兴奋、活动量大、多哭闹、睡眠差、进食困难；学龄儿童课堂纪律差、无法静心作业，做事唐突冒失。少数儿童课堂上睡觉或疲倦，属“觉醒不足型”。

（2）注意力不集中：是 ADHD 的核心症状。上课时注意力易被无关刺激吸引分散，学习成绩差。部分多动症儿童对感兴趣事物可产生较强动机，有意注意力延长。

（3）行为冲动：易兴奋和冲动、不顾及后果，甚至伤害他人；不遵守游戏规则；缺乏忍耐或等待；难于理解他人内心活动、表情，或朋友的玩笑而反应过激。

（4）学习困难：多伴有学习成绩不良，近一半多动症儿童有语言理解或表达问题，可伴手眼不协调、短时记忆困难等，出现类似学习障碍（LD）的表现。常伴神经系统软体症。

三、诊断与鉴别诊断

（一）病史收集

记录养育者对儿童病史叙述，重点询问父母有无类似病史；出生前后有无宫内窘迫、产伤、产程过长、出生窒息、早产或出生体重低等；家族内有无癫痫、品行障碍或其他精神疾病史；现病史应描述儿童出生后气质特点、睡眠状况，言语、动作和智力发育情况如何等。

（二）体格检查

儿童生长发育情况，除外视听和运动发育方面问题，进行简单的神经系统软体征检测，如肢体肌张力对称否、共济运动协调否、指鼻对指运动协调准确否等。

（三）心理评估

（1）智力测验：常用中国修订版韦氏儿童智力量表（WISC-CR 和 WPPSKR）；ADHD 易表现临界智力水平或言语智商（VIQ）与操作智商（PIQ）分值差异≥ 10 分。

（2）注意力评定：多用持续性操作测验（CPT），ADHD 可出现注意力持续短暂、转换困难、易分散等特征，但无特异性。

（3）问卷量表：多用 Conners 量表（有父母用和教师用两种），也用 Achenbach 儿童行为评定量表（CBCL）。

分类可有混合型、以注意缺陷为主型和以多动—冲动为主型。诊断时应明确分类与程度（轻、中、重度）。与正常儿童的多动、Asperger 综合征、品行障碍、精神发育迟滞、抽动障碍、精神分裂症等病鉴别。

（四）ADHD 诊断标准（DSM-V）

（1）注意力缺陷 / 多动障碍是一种持续的注意缺陷和（或）多动—冲动状态，干扰了功能或发育，以下列 1）或者 2）为特征。

1）注意障碍：至少有下列症状中 6 项（或更多），持续至少 6 个月，且达到了与发育水平不相符的程度，并直接负性地影响了社会和学业 / 职业活动。这些症状不只是对立行为、违抗、敌意或不理解任务和指令。对于青年和成人至少应有 5 条症状。①经常不能密切关注细节或在作业、工作或其他活动中犯粗心大意的错误（例如，忽视或遗漏细节，工作不精确）。②在任务或游戏活动中经常难以维持注意力（例如，在听课、对话或长时间的阅读中难以维持注意力）。③当别人对其直接讲话时，经常看起来没有在听（例如，即使在没有任何明显干扰的情况下，显得心不在焉）。④经常不遵循指示以致无法完成作业、家务或工作中的职责（例如，可以开始任务但很快就失去注意力，容易分神）。⑤经常难以组织任务和活动（例如，难以管理有条理的任务；难以把材料和物品放得整整齐齐；凌乱、工作没头绪；不良的时间管理；不能遵守截止日期）。⑥经常回避、厌恶或不情愿从事那些需要精神上持续努力的任务（例如，学校作业或家庭作业；

对于年龄较大的青少年和成人，则为准备报告、完成表格或阅读冗长的文章）。⑦经常丢失任务或活动所需的物品(例如，学校的资料、铅笔、书、工具、钱包、钥匙、文件、眼镜、手机）。⑧经常容易被外界的刺激分神（对于年龄较大的青少年和成人，可能包括不相关的想法）。⑨经常在日常活动中忘记事情（例如，做家务、外出办事；对于年龄较大的青少年和成人，则为回电话、付账单、约会）。

2）多动和冲动：有下列症状至少 6 项（或更多），持续至少 6 个月，且达到了与发育水平不相符的程度，并直接负性地影响了社会和学业 / 职业活动。①经常手脚动个不停或在座位上扭动。②当被期待坐在座位上时却经常离座（例如，离开他 / 她在教室、办公室或其他工作的场所，或是在其他情况下需要保持原地的位置。③经常在不适当的场合跑来跑去或爬上爬下（注：对于青少年或成人，可以仅限于感到坐立不安）。④经常无法安静地玩耍或从事休闲活动。⑤经常"忙个不停"，好像"被发动机驱动着"(例如，在餐厅、会议中无法长时间保持不动或觉得不舒服；可能被他人感受为坐立不安或难以跟上）。⑥经常讲话过多。⑦经常在提问还没有讲完之前就把答案脱口而出（例如，接别人的话；不能等待交谈的顺序）。⑧经常难以等待轮到他 / 她（例如，当排队等待时）。⑨经常打断或侵扰他人（例如，插入别人的对话、游戏或活动；没有询问或未经允许就开始使用他人的东西；对于青少年和成人，可能是侵扰或接管他人正在做的事情）。

（2）注意障碍或多动—冲动的症状在 12 岁之前就已存在。

（3）注意障碍或多动—冲动的症状存在于 2 个或更多的场合（例如，在家里、学校或工作中；与朋友或亲属互动中；在其他活动中）。

（4）有明确的证据显示这些症状干扰或降低了社交、学业或职业功能的质量。

（5）排除精神分裂症或其他精神病性障碍，也不能用其他精神障碍来更好地解释(例如，心境障碍、焦虑障碍、分离障碍、人格障碍、物质中毒或戒断）。

（五）诊断分型

（1）组合表现：如果在过去的 6 个月内，同时符合诊断标准 A_1（注意障碍）和诊断标准 A_2(多动—冲动）。

（2）主要表现为注意缺陷：如果在过去的 6 个月内，符合诊断标准 A_1（注意障碍）但不符合诊断标准 A_2(多动—冲动）。

（3）主要表现为多动 / 冲动：如果在过去的 6 个月内，符合诊断标准 A_2（多动—冲动）但不符合诊断标准 A_1（注意障碍）。

（六）严重程度

（1）轻度：存在非常少的超出诊断所需的症状，且症状导致社交或职业功能方面的轻微损伤。

（2）中度：症状或功能损害介于"轻度"和"重度"之间。

（3）重度：存在非常多的超出诊断所需的症状，或存在若干特别严重的症状，或症状导致明显的社交或职业功能方面的损害。

（4）部分缓解：先前符合全部诊断标准，但在过去的 6 个月内不符合全部诊断标准，且症状仍然导致社交、学业或职业功能方面的损害。

四、治疗

ADHD 是以大脑神经递质变化为特点的神经发育障碍性疾病，大量的研究和临床实践已证实药物治疗是最佳选择，合并行为治疗更好。《中国 ADHD 防治指南》中推荐中枢兴奋剂哌甲酯和中枢去甲肾上腺素再摄取抑制剂托莫西汀为主要治疗药物。但是，单纯的 ADHD 只占临床患儿的 1/3，而大部分共患其他精神障碍。主要有对立违抗障碍、品行障碍、焦虑障碍、心境障碍和抽动障碍。共患病的治疗原则是以治疗首发或称为原发病为主，同时兼顾共患病的治疗。无论哪个原则，无疑需要多种精神科药物治疗。

（一）药物治疗

1. 兴奋剂治疗

中枢神经系统兴奋剂通常称为兴奋剂，是目前用于治疗 ADHD 的主要药物。主要有哌甲酯、苯丙胺等，匹莫林因为有增加急性肝衰竭的风险，已不再推荐使用。苯丙胺我国目前没有引进。

哌甲酯用于治疗 ADHD 和发作性睡病。一般用于 6 ～ 17 岁的儿童和青少年，从每次 5mg，每日 1 ～ 2 次开始（通常 7：00am 左右和中午），每周逐渐增加 5 ～ 10mg。最大推荐剂量 60mg/d。最后一次给药不要晚于入睡前 4 小时。18 岁以上的青少年和成人，从每次 5mg，每日 2 ～ 3 次开始，通常在饭前服，根据临床反应调整剂量。平均量是 20 ～ 30mg/d，范围为 10 ～ 60mg/d。但 6 岁以下的儿童禁用。

哌甲酯控释剂可以从 18mg/d，每日 1 次开始，对儿童直接一周一次调整剂量，最大推荐量 54mg/d。一般不用预先使用哌甲酯标准制剂，或在标准制剂上调整剂量。

常见的不良反应：①最常见的不良反应是食欲降低、胃痛或头痛、入睡延迟、神经过敏或社交退缩，这些症状大多数都能通过调整给药方案成功控制，15% ～ 30% 的儿童使用兴奋剂后会有运动性抽动，多数呈一过性；②接受过高剂量或高度敏感的儿童可能出现迟钝，此不良反应一般可通过降低剂量解决。偶尔在高剂量时，患儿会出现幻觉、行为紊乱等精神病样反应。该药慎用于有癫痫病史或有痫样放电异常脑电图的儿童。然而，关于哌甲酯使用的研究并未显示其和适当的抗惊厥药物合用时会增加癫痫发作的频率或影响其严重程度。

2. 中枢去甲肾上腺素调节药物治疗

（1）选择性去甲肾上腺素再摄取抑制剂（托莫西汀）：是一种选择性中枢去甲肾上腺素重摄取抑制剂（SNRI）。该药是第一个被批准用于治疗 ADHD 的非兴奋型药物。研究显示该药治疗 ADHD 的疗效与哌甲酯相当。

对于体重＜ 70kg 的儿童及青少年患者，初始剂量约为 0.5mg/（kg · d），服用至少 3 天后增加至目标剂量 1.2mg/（kg · d），早晨单次服用或早晨和傍晚两次服用，每日最大剂量不可超过 1.4mg/kg 或 100mg。对于体重＞ 70kg 的儿童、青少年及成人患者，初始剂量为 40mg/d，服用至少 3 天后增加至目标剂量，每日总量 80mg，早晨单次服用或早晨和傍晚平均分为两次服用。继续服用 2 ～ 4 周，如仍未达到最佳疗效，可增加到最大剂量 100mg/d。停药时不必逐渐减量。

最常见的不良反应包括消化不良、恶心、呕吐、疲劳、食欲减退、眩晕和心境不稳。成人患者还可出现口干、勃起功能障碍、阳痿、异常性高潮等。

闭角型青光眼患者禁用，因为会增加患者出现散瞳症的风险。另外，该药不可与单胺氧化酶抑制剂（MAOI）合用，若必须给予 MAOI，则应在停用该药至少两周后才可使用。对该药过敏者禁用。

（2）中枢受体激动剂：可乐定和胍法辛是受体激动剂，在美国可用于治疗 ADHD。这两个复合物都通过突触前自身受体的激动起作用，但是可能会造成低血压、镇静，并反弹高血压。与可乐定相比，胍法辛有较多的选择性，且不良反应较少。

3. 其他药物

如患儿经上述治疗无效，或不适合选用上述药物，或伴有明显情绪问题，可选用抗抑郁药。抗抑郁药可选用舍曲林、米帕明等。安非他酮是多巴胺和去甲肾上腺素再摄取抑制剂，是一种抗抑郁药。在美国，该药被用于治疗 ADHD，它比兴奋剂的作用弱，在大多数欧洲国家用它治疗 ADHD 也还没有得到认可。

总之，由于 ADHD 的症状较复杂，核心症状和共病症状混杂在一起，所以尽管 ADHD 的治疗药物不多，但是应用起来却相当复杂。因此，要综合评估，合理使用药物，并积极配合心理和行为治疗。

（二）非药物治疗

1. 认知行为治疗

该治疗可改善多动、冲动和攻击行为，并使患儿学会适当的社交技能。

2. 家庭治疗

家庭治疗的目的在于：①协调和改善家庭成员间关系，尤其是亲子关系；②给父母必要的指导，使他们了解该障碍，正确地看待患儿的症状，有效地避免与孩子之间的矛盾和冲突，和谐地与孩子相处和交流，掌握行为矫正的方法，并用适当的方法对患儿进行行为方面的矫正。

3. 学校教育

应给老师提供咨询和帮助，使老师了解该障碍，运用适合于患儿的方法对患儿进行教育，采取适当的行为矫正方法改善患儿症状，针对患儿的学习困难给予特殊的辅导和帮助。

4. 其他

感觉统合治疗、脑电生物反馈治疗对该障碍也均有一定的治疗作用。

五、预后

该病呈慢性过程，主要影响学习、行为调控、社会适应和自尊。极易导致犯罪，给儿童及其家庭和社会造成了巨大的影响。60% ～ 80% 可持续到青少年，影响到成年期，在成人中平均有 3.4% 存在注意缺陷 / 多动障碍。如不积极治疗，注意缺陷 / 多动障碍儿童到成年时，有 1/3 有符合精神障碍的诊断。主要包括：①注意缺陷与多动障碍的残留症状；②反社会人格障碍；③酒药依赖；④抑郁症、焦虑症和类精神分裂症。

预后不良的因素包括童年期合并品行障碍、智力偏低和学习困难、合并情绪障碍（如抑郁、焦虑）、不良的家庭和社会因素。

（赵　娜）

参考文献

[1] 刘蕊，王燕，姜艳蕊，等．儿童注意缺陷多动障碍 DSM- Ⅳ和 DSM-5 诊断的比较研究 [J]. 中国儿童保健杂志，2022，30（3）：306-309.

[2] 丁玲，夏雅，黄丽娜，等．儿童注意缺陷多动障碍非药物治疗模式探讨 [J]. 浙江中西医结合杂志，2022，32（2）：150-153.

[3] 张勋，孙玉燕，康娟，等．感觉统合训练对注意缺陷多动障碍儿童干预效果分析 [J]. 中华全科医学，2022，20（1）：95-98.

[4] Kazda L,Bell K, Thomas R, et al. Overdiagnosis of attention-deficit/hyperactivity disorder in children and adolescents: a systematic scoping review[J].JAMA network open, 2021, 4(4): e215335.

第二节　儿童情绪障碍

儿童情绪障碍指发生于儿童青少年时期的与儿童发育和境遇有关的一组心理问题，如焦虑、恐怖、抑郁、强迫。儿童情绪障碍不一定与成人期神经症存在连续性，因为儿童情绪障碍一般不存在器质性病变。儿童情绪障碍的发生率仅次于儿童期行为问题，在儿童精神障碍中占第二位。

一、焦虑症

焦虑症指儿童无明显客观原因下出现发作性紧张和莫名的恐惧感，伴有明显的自主神经功能异常表现。

1. 病因

（1）心理社会因素：早期母子分离和情感需求未满足儿童易发展为分离性焦虑。焦虑和恐惧情绪可通过条件反射学习而获得。焦虑特质或神经质的母亲，易将不良情绪投射给儿童，使之出现焦虑倾向。刻板、严苛的教养及强制要求可使儿童产生持续性焦虑、矛盾与恐惧。焦虑儿童多来自父母过度关注和过度干涉的家庭。

（2）遗传因素：双生子同病率高。约 20% 焦虑儿童的一级亲属中有焦虑症，可能与父母焦虑情绪对儿童的长期投射有关。年长儿焦虑发生率较高，女童高于男童。

2. 临床表现

（1）焦虑：幼儿期表现烦躁、哭闹，难以安抚和照料。3 岁后表现害怕、恐惧，害怕发生什么可怕事情。入学后出现发作性紧张恐惧，担心发生不祥事情，焦躁不安、唉声叹气、对家庭不满、抱怨或发脾气，不愿上学，少与同学老师交往。上课注意力不集中，小动作多，学习成绩偏差或下降明显。

（2）行为：胆小，纠缠母亲，与家长分离时惶恐不安、哭泣，甚至以死相胁；易与同学发生矛盾和冲突而遭排斥，时有旷课、逃学发生。常伴有恐怖、强迫症状，可演化为学校恐惧症。

（3）躯体症状：可伴有食欲缺乏、胃肠功能紊乱，时有呕吐、腹泻，致营养不良；入睡困难、睡眠不宁、易惊醒、多噩梦等。自主神经系统功能紊乱，如呼吸急促、胸闷、心悸、头晕、头昏、头痛、出汗、恶心、呕吐、腹痛、口干、四肢发冷、腹泻、便秘、尿急、尿频等。

3. 诊断

（1）过度焦虑或担忧，持续时间超过 6 个月。

（2）难以控制的焦虑。

（3）焦虑或担忧伴超过 3 种症状，例如：①坐立不安或感觉紧张；②易疲劳；③注意力不易集中；④易兴奋；⑤躯体肌肉紧张；⑥可伴有睡眠问题。

4. 治疗

（1）行为治疗：有目的性咨询交谈，通过认知疗法将焦虑思维调整至正确结构，形成适应行为方式。

（2）家庭辅导治疗：为父母提供咨询，提高对疾病的认识，取得父母配合，消除家庭环境或家庭教育中的不良因素，克服父母自身弱点或神经质的倾向。

（3）生物反馈疗法（松弛疗法）：年幼儿配合游戏或音乐疗法进行练习，也可取得疗效。

（4）药物治疗：以抗焦虑药治疗为主，如地西泮 1 ～ 2.5mg，分次服用；氯氮䓬 0.5mg/kg，分次服用。严重的焦虑症用小剂量地西泮或多塞平（多虑平）或阿普唑仑服用均可有效。

二、抑郁症

抑郁症属于儿童情感性障碍，是心境障碍的极端表现形式，以持久而显著的情绪高涨或低落为基本症状的病症，多为年长儿童，无明显性别差异，青春期后女性较多。儿童重性抑郁症较少，估计青少年重性抑郁症的终身患病率为 15% ～ 20%，提示儿童抑郁症可能与成年人抑郁症有关。

1. 临床表现

（1）情绪：常常低沉不愉快、悲伤、哭泣、自我评估过低、不愿上学，对日常活动丧失兴趣，易激惹，想死或自杀。

（2）行为：动作迟缓、活动减少、退缩萎靡，严重者可呈类木僵状态。思维迟钝、低声少语、语速缓慢、自责自卑、好发脾气、违拗。年长儿可有罪恶妄想。部分抑郁儿童可有反社会表现，如不听管教、对抗、冲动、攻击行为、无故离家出走或其他违纪不良行为等。

（3）躯体症状：头痛、头昏、疲乏无力、胸闷气促、食欲减退、出现睡眠问题等。

2. 诊断

心境低落为主要特征且持续时间＞ 2 周，伴下述症状中的 4 项：①对日常活动丧失兴趣，无愉快感；②精力明显减退，无原因的持续疲乏感；③精神运动性迟滞或激越；④自我评价过低，或自责，或有内疚感，可达妄想程度；⑤联想困难，或自觉思考能力显著下降；⑥反复出现死的念头，或有自杀行为；⑦失眠或早醒，或睡眠过多；⑧食欲缺乏或体重明显减轻。

3. 治疗

（1）药物治疗：选用三环抗抑郁药，如丙米嗪、阿米替林、多塞平、氯米帕明等。这类药物不良反应大，用药应从小剂量开始。通常剂量为 2 ～ 5mg/（kg · d），分 2 ～ 3 次口服。抗抑郁药无效者可改用 5- 羟色胺再摄取抑制剂（SSRIs），如氟西汀，20 ～ 80mg/d，据病情用药 1 周至 3 个月。

（2）其他治疗：季节性抑郁症儿童的治疗可采用光线疗法，以 2 500 ～ 10 000 勒克斯（lx）的全光谱光线（10 岁以下 2500lx）照射，患儿距光源 45cm 左右，每 30 秒看一下光源（不宜凝视），每次照光 45 分钟，早晚各 1 次。平时鼓励儿童户外活动，增加自然光线照射强度与时间。

4. 预后

儿童抑郁症易复发。因此，病情缓解后，药物维持和心理治疗宜同时进行，定期随访。

行为治疗主要以心理支持为主。给予关爱鼓励的同时，尽可能创造体验成功的机会，或指导儿童回想获得过成功的经历。儿童生活环境宜友好，增加儿童人际交往机会。

三、恐惧症

恐惧症指儿童对某些事物和情景产生过分、与年龄不符、无原因的恐惧情绪，并出现回避与退缩的行为，可影响儿童日常生活和社会功能。约 4% 发育中的儿童出现对某一特定事物的特异性恐怖，如血液恐怖。女孩多见，随年龄增长而逐渐消退。

1. 病因

突发或意外事件的惊吓，如自然灾害或某次重大生活事件的发生，可造成心理应激，引起过度而持久的恐惧反应。儿童个性偏内向、胆小、依赖性强，遇事易焦虑不安。养育者（尤其是父母）的过度或不合时宜的惊恐反应，可形成投射，成为儿童恐惧症的重要诱因。儿童的恐惧常因母亲的焦虑而强化，母子的恐惧对象往往一致。

2. 分类

（1）特异性恐惧症：对某一特定物体或情景产生恐惧，通常为各种动物、昆虫、锐物、黑暗、雷电、注射、血液、高空、飞行、学校、幼儿园等。

（2）社交恐惧症：与他人交往时产生恐怖感，害怕去社交场合，怕遇见陌生人，不愿上学和参加娱乐活动，不愿接电话，不愿向老师提问，并伴有自主神经功能紊乱，严重时可引起惊恐发作。社交恐惧症多发生于青春期，脑子里总想着该怎么走路、怎么说话、穿什么衣服等。

（3）疾病恐惧症：对各种疾病后果感到恐惧，持续的焦虑不安，进而对死亡产生恐惧。可伴有强迫思维和动作，如反复想着怕被什么东西沾染，想象空气中有细菌病毒传播，会不停地去洗手和洗澡。

3. 临床表现

（1）恐惧反应症：对某种物体或情景产生强烈、持久的恐惧，往往恐惧对象并不具有真实的危险，如黑暗、昆虫、动物、火光、强声、雷电；社交、与亲人分离、上学、孤独；细菌、患病、出血、死人等。儿童常有预期性焦虑，提心吊胆、害怕自己恐惧的事情发生。

（2）回避行为：逃离恐惧现场或回避可能引起恐惧的事情。如对昆虫恐惧的儿童，看到或听到昆虫则即刻逃离，甚至怕别人提到昆虫。

（3）急性焦虑反应：表现呼吸急促、面色苍白或潮红、出汗、心悸、胸闷、血压上升、恶心、四肢震颤或软弱无力，重者恐惧时可瘫软、昏厥或痉挛，出现饮食或睡眠问题。

4. 诊断

（1）对某一特定物体或情境（如飞行、高空、动物、注射、流血等），或对想象有关物体或情境时出现持续、过度或不可控制的恐惧。

（2）恐惧时有心搏加速或以恐惧发作等形式的焦虑表现，如哭闹、发脾气、身体僵硬、纠缠大人等。

（3）设法回避恐惧对象或情景，出现持续而强烈的焦虑与痛苦。

（4）症状明显影响儿童正常生活、工作（或学业）及社交活动。

（5）病程至少6个月。

5. 治疗

（1）心理治疗：消除诱发原因，支持、认知疗法加行为疗法效果较好。行为疗法可采用系统脱敏法、阳性强化法、冲击疗法等。还可采取放松或生物反馈治疗。音乐及游戏疗法可用于幼小儿童恐惧症的治疗。

（2）药物治疗：症状较严重者可用小剂量抗焦虑药物，如地西泮、阿普唑仑、丙米嗪、氯米帕明、多塞平等。氟西汀对社交恐惧症和伴发恐惧症出现的强迫行为疗效肯定。

四、强迫性障碍

强迫性障碍（OCD）又称强迫症，指以强迫观念和强迫动作为主要症状，伴有焦虑情绪和适应困难的心理障碍，包括强迫观念和强迫动作，可单独表现，也可合并出现，患病率为2%～3%，儿童时男性较多(男：女为3.2 ：1)。发病平均年龄在9～12岁，起病早的儿童多有家族史。2/3患强迫症儿童的症状可持续2～14年。青少年患强迫症无明显性别差异。共病多为焦虑障碍、抑郁症和破坏性行为障碍；其次为物质滥用、学习障碍和进食障碍等，少数儿童可合并抽动障碍。

1. 临床表现

（1）强迫观念：指非理性的不自主重复出现的思想、观念、表象、意念、冲动等。如强迫性怀疑，怀疑污染物、怀疑得绝症、怀疑自己刚说过的话或做过的事、怀疑遭袭击、怀疑坏人破门而入、怀疑自己遗忘（学龄儿童常怀疑没有记住老师布置的作业，没有带齐学习用品，因而反复检查书包）等。强迫性怀疑与强迫性动作常同时出现。强迫性回忆则重复回忆一些经历，回忆考试题目或听过的音乐、故事等。若回忆被干扰，则重新开始回忆，否则焦躁不安。强迫性对立观念是一种矛盾想法，如担心父母死亡，又因此想法而谴责自己，害怕自己伤人或被他人所伤。强迫性穷思竭虑可使患儿持续地对某些荒唐事件反复思考，如“到底有无鬼神”“人死后有无灵魂”“地球为何绕太阳转”等。强迫性意向可使患儿产生莫名的冲动或内驱，并且马上要行动起来，但并不能转变为行动。

（2）强迫性动作：是重复、有目的、有意图的行为动作或心理活动。最常见的强迫动作是洗涤，如对细菌病毒有强迫观念者常伴有强迫洗手行为，每天可多达几十遍。“洁癖”而影响进食，怕吃污染食品，常用微波炉烧烤食物或衣物。强迫性动作还包括反复触摸、计数、储藏、整理和排序行为。部分儿童要求父母重复某些动作或按某种方式回答他们的问题。

强迫行为导致耗时和过度注意自身症状，正常活动减少，社交、学习和家庭关系受影响。过度洗涤可致皮肤湿疹，长期刷牙而使牙龈受损，强迫思维又影响其注意力而妨碍听课和做作业，或强迫检查使其无法按时完成考卷题目；与睡眠有关的强迫行为可能会拒绝朋友借宿，或拒绝朋友的类似邀请；对污物的恐惧会影响儿童聚会、看电影、参加运动会等。

2. 诊断

一般根据强迫观念和（或）强迫行为动作可作出判断：①符合神经症诊断标准；②以强迫症状为主要临床特征，表现强迫动作和强迫思维共存；③排除其他精神障碍继发的强迫症状。

3. 治疗

（1）药物治疗：氯米帕明为三环类抗抑郁剂，每日剂量 140mg，连续服用 3 周。初期可有口干、多汗、震颤、眩晕等症状，停服或适应后自行消退。抗抑郁剂氟西汀（百忧解）有较佳疗效，口服量 10 ～ 40mg/d。

（2）心理治疗：主要采用支持疗法、行为疗法。根据不同症状可选择系统脱敏疗法、代币疗法、满罐疗法或厌恶疗法等行为疗法。青春期儿童选择森田疗法、生物反馈及音乐疗法也能收到良好效果。

（3）家庭治疗：对父母进行咨询指导，纠正其不当养育方法，鼓励父母建立典范行为来影响儿童，配合医师进行心理治疗。

五、广泛性发育障碍

广泛性发育障碍（PDD）又称孤独症谱系障碍，也叫自闭症谱系障碍。PDD 以社会功能、语言和沟通缺陷及异常兴趣和行为为特征，影响儿童与外环境交流，涉及脑功能障碍。儿童最基本的社会交往功能受损，包括社会回应、沟通能力以及对他人的感觉。PDD 包括了儿童孤独症、阿斯佩格综合征（AS）、未分类的广泛性发育障碍、雷特综合征和儿童瓦解性精神障碍。

1. 临床表现

（1）语言障碍：PDD 儿童语言障碍表现多样。多数 PDD 儿童语言发育落后，2 ～ 3 岁仍不会说话。部分儿童开始语言发育正常，后出现语言倒退，词汇量急剧减少；或虽会说话，但不会语言交流，表现重复刻板语言或自言自语，词汇内容单调、语调平淡、难以理解，似鹦鹉学舌；不能正确运用“你”“我”“他”等人称代词。

（2）社交障碍：是 PDD 的核心症状。儿童独自玩耍或独自发呆，听力正常却不理睬他人的呼唤或指令；缺乏与他人的交流和目光对视，不愿或不会与其他儿童一起玩，不参与合作性游戏。不怕陌生人，与父母之间缺乏安全依恋关系，不在乎母亲的行为，缺乏分离焦虑。不能用语言和眼神表达需求，不会用肢体语言表达意思，常牵拉大人的手指自己要的东西。

（3）兴趣狭隘、刻板行为：儿童可同时有几种刻板行为或变化刻板行为。对同龄儿童喜爱的活动和游戏不感兴趣，却对某些物件或活动表现异常的兴趣，伴重复、刻板动作。如特别喜欢旋转的物体，嗅闻物品或人，不停开关电器或门，来回奔走、排列玩具或积木，舞动双手，反复看电视广告或天气预报，只听某一首或几首音乐等。

（4）智力异常：约 80%PDD 儿童智力落后，50% 智商（IQ）低于 50。20% 智力正常的 PDD 儿童中有 5% 的儿童可有某些能力超常高，称高功能 PDD。如很强的记忆力、计算、智力拼图、音乐或美术等，犹如摄像机记忆事物内容即图像思维上表现卓越，缺乏抽象逻辑思维。PDD 儿童的智力测验结果常呈言语智商相对低、操作智商相对高，语言智商低者预后差。

（5）感知觉异常：多数 PDD 儿童存在感觉异常，如对某些声音特别敏感、恐惧或喜好，不喜欢被人拥抱或触摸，对打针、跌倒疼痛感觉迟钝；不能整体把握事物和理解对象，更关注事物的非特征性和不重要的信息。

（6）认知缺陷：存在处理社会情感信息的特异性缺陷和信息处理、计划和注意力方面的缺陷两种认知缺陷。不会做想象游戏，不会扮演假设对象，缺乏模仿或模拟性游戏。

（7）其他：PDD 儿童多伴有多动和注意力不集中，易被误诊为多动症。常发脾气、尖叫、攻击和自伤等行为（撞头、咬手、抓挠、摩擦等）。自伤 PDD 儿童体格发育、面容无异常。

2. 诊断

2～3 岁语言发育落后的儿童，合并非语言交流障碍和刻板行为应高度疑诊 PDD。诊断主要通过病史询问、体格检查以及儿童行为观察和量表评定。对疑似儿童患病史询问和行为观察，根据设计问题或量表进行结构式或半结构式访谈。常用量表有 ABC 量表和 CARS 量表。

PDD 诊断标准（DSM-V）：诊断 PDD 需满足以下（1）至（5）的五个标准，其中（1）和（2）阐明了 PDD 的核心症状。

（1）在多种环境中持续性地显示出社会沟通和社会交往的缺陷，包括在现在或过去有以下表现（所举的例子只是示范，并非穷举）。

1）社交与情感的交互性的缺陷。包括，例如，异常的社交行为模式、无法进行正常的你来我往的对话，到与他人分享兴趣爱好、情感，感受偏少，再到无法发起或回应社会交往。

2）社会交往中非言语的交流行为的缺陷。包括，例如，语言和非语言交流之间缺乏协调，到眼神交流和身体语言的异常，理解和使用手势的缺陷，再到完全缺乏面部表情和非言语交流。

3）发展、维持和理解人际关系的缺陷。包括，例如，难以根据不同的社交场合调整行为，到难以一起玩假想性游戏，难以交朋友，再到对同龄人没有兴趣。

（2）局限的，重复的行为、兴趣或活动，包括在现在或过去有以下表现的至少两项（所举的例子只是示范，并非穷举）。

1）动作、对物体的使用或说话有刻板或重复的行为（比如刻板的简单动作，排列玩具或是翻东西，仿说，异常的用词等）。

2）坚持同样的模式，僵化地遵守同样的做事顺序，或者语言或非语言行为有仪式化的模式（比如很小的改变就造成极度难受，难以从做一件事过渡到做另一件事，僵化的思维方式，仪式化的打招呼方式，需要每天走同一条路或吃同样的食物）。

3）非常局限的、执着的兴趣，且其强度或专注对象异乎寻常（比如，对不寻常的物品的强烈的依恋或专注、过分局限的或固执的兴趣）。

4）对感官刺激反应过度或反应过低或对环境中的某些感官刺激有不寻常的兴趣（比如对疼痛或温度不敏感、排斥某些特定的声音或质地、过度地嗅或触摸物体、对光亮或运动有视觉上的痴迷）。

（3）这些症状一定是在发育早期就有显示（但是可能直到其社交需求超过了其有限的能力时才完全显示，也可能被后期学习到的技巧所掩盖）。

（4）这些症状带来了在社交、职业或目前其他重要功能方面的临床上显著的障碍。

（5）这些症状不能用智力发育缺陷或整体发育迟缓更好地解释。智力缺陷和 PDD 谱系障碍疾病常常并发，只有当其社会交流水平低于其整体发育水平时，才同时给出 PDD 谱系障碍和智力缺陷两个诊断。

3. 治疗

目前无特异治疗方法，采用以教育训练为主和以药物为辅的方法。

（1）结构化教育：内容包括模仿、粗细运动、知觉能力、认知、手眼协调、语言理解和表达、生活自理、社交以及情绪情感等方面。治疗师通过语言、身体姿势、提示、标签、图表、文字等方法增进儿童对训练内容的理解和掌握；同时运用行为强化原理和其他行为矫正技术帮助儿童克服异常行为，增加良好行为。课程可在专业机构开展，也可在家庭中进行。

（2）行为分析疗法：采用行为塑造原理，以正性强化为主促进儿童各项能力发展。核心部分是任务分解技术（DTT），包括治疗师发出指令、儿童的反应、对儿童反应的应答、停顿。行为分析的结构是：①任务分析与分解；②分解任务强化训练，在一定的时间内只进行某分解任务的训练；③奖励（正性强化）任务的完成，每完成一个分解任务都必须给予强化，强化物主要是食品、玩具和口头或身体姿势表扬，强化随着进步逐渐隐退；④提示和提示渐退，根据儿童的发展情况给予不同程度的提示或帮助，随着所学内容的熟练逐渐减少提示和帮助；⑤间歇，两个分解任务训练之间需要短暂的休息。训练有一定强度，20 ～ 40 小时 / 周，1 ～ 3 次 / 日，3 小时 / 次。

（3）药物治疗：尚无特异治疗药物。可采用药物控制或减缓儿童问题行为，如利培酮可减轻攻击和多动行为；选择性 5- 羟色胺再摄入抑制剂可减缓重复刻板行为；哌甲酯可缓解儿童的多动和冲动；用抗痉挛药物治疗攻击性行为儿童尚处于临床试验阶段。一些脑功能促进剂，如吡拉西坦、鼠神经生长因子、神经节苷脂、脑蛋白水解物等用于孤独症治疗也有报道，并取得一些进展，还有待进一步的探索。

4. 预后

学龄前多见典型儿童 PDD，学龄期后部分儿童可对父母产生有限的依恋和一定的社会性反应，语言技能也可得到一定发展，但仍明显偏异。自伤和其他行为问题更为常见，且可能变得更难处理。少数青少年 PDD 的症状可改善，另一部分则行为退化。PDD 儿童伴智力严重低下可出现癫痫发作，至成年期后多数 PDD 严重功能缺陷。

高功能 PDD 儿童学习和职业上可取得一定的成就，或可在某些学科领域获得突出成就（5% ～ 17%），但仍存在人际交往困难。PDD 呈现慢性病程，61% ～ 74%PDD 需家庭或特殊机构长期照料。

（赵　娜）

参考文献

[1] 梅其霞，王敏健，魏华 .457 例儿童情绪障碍原因分析及药物治疗 [J]. 儿科药学杂志，2016，22（6）：17–19.

[2] 李丹丹，罗振海，赵黎明 . 儿童情绪障碍的临床研究 [J]. 中国现代药物应用，2016，10（6）：267–268.

[3] 吴丹丹，赵兆，陈一心 . 儿童情绪障碍的研究进展 [J]. 中国儿童保健杂志，2014，22（3）：275–277.

[4] Jiao W Y, Wang L N, Liu J, et al. Behavioral and emotional disorders in children during the COVID–19 epidemic[J]. The journal of Pediatrics, 2020, 221: 264–266. e1.

第三节　青春期少年特殊问题

一、物质滥用

物质滥用是指反复、大量地使用改变自己精神状态，而与医疗目的无关且具有依赖性的一类有害物质。包括烟草，乙醇，某些药物如镇静药、镇痛药、阿片类物质、大麻、可卡因、幻觉剂，以及有同化作用的激素类药等。由于青春期的心理特点、现代社会复杂性增加及各种药物的广泛可得，使得越来越多的青少年滥用这些物质。物质滥用造成心身损伤，已成为全世界一大公害，其中青少年受害最大。

个体一旦物质滥用产生依赖性，即成瘾，便会不可自制地、不断地使用，以感受其产生的精神效果和避免断用产生的“戒断症状”。

按照滥用物质性质将其分为麻醉药品、精神药品及其他三大类。麻醉药品包括阿片类、可卡因和大麻类药物；精神药品包括镇静催眠药、中枢兴奋剂和致幻剂；其他类成瘾物质包括烟草、乙醇、挥发性有机溶剂。

对青少年物质滥用调查可能遇到拒绝回答。滥用物质种类的发生率随年龄、性别、地区、种族和地理因素不同而异。美国学生物质滥用调查显示，在高年级中学生中，乙醇和香烟是最主要使用的物质，而大麻、海洛因是最常见使用的毒品。我国城市非法药物滥用者年龄集中在 20 ～ 35 岁。目前，新生的吸毒者主要是 15 ～ 19 岁年龄段的青少年。

（一）病因

青少年物质滥用的形成既有心理性、社会性因素，也有人格特征、基因遗传等因素，是一个综合性的过程。青少年滥用物质是为了达到各种目的，其心理社会学因素有：为了满足自己的好奇心，为了消遣和体验；尝试“成人”的角色，认为用药象征着自身的成熟；认为可以提高学习效率；为了逃避现实，解除烦恼、焦虑，减轻紧张，寻求快乐；为了同伴的认可和接受。

物质滥用的重要因素之一是模仿，开始常常是模仿同伴或在同伴的纵容下使用。而心理尚不成熟的青少年很容易从亲密接触的人群中学习。物质滥用较常见于有抑郁症的青少年以及对行为不良易感的青少年。物质滥用形成依赖者有轻度以上心理问题的比例较大，心理健康水平普遍较差。

因此，在评价一个发现有药物滥用的青少年时，应考虑所用物质的类型，使用的环境（独自一人或群体场所）、次数和时间（经常或周末偶尔），开始使用前的个性（抑郁或兴奋）以及青少年的一般状态等各种因素，以此帮助判断物质滥用的严重程度。

（二）临床表现

物质滥用产生的临床表现取决于其种类及药理作用。阿片类（如海洛因）滥用者，吸食后的临床表现大致相同，所产生的快感体验可分为 3 个连续过程，即强烈快感期、松弛状态期和精神振奋期。滥用中枢兴奋剂如可卡因后，主要表现为中枢神经系统兴奋性增强、幻觉等。滥用致幻剂如大麻后，产生幻觉或错觉、情绪变化、人格变化，同时体验到欣快、愉悦。毒品产生的精神症状因毒品的纯度、吸食方式不同而在起效时间和强度上有所差别。吸毒者为了获得精神上的快感，对毒品滥用而产生依赖。

（三）物质滥用对人体的危害

（1）普遍存在免疫功能下降，长期使用毒品者大多伴有严重营养不良。

（2）静脉药物滥用导致感染如艾滋病、乙型肝炎等。

（3）器官组织的损伤毒品对身体多个系统都有明显作用，如在神经系统会引起惊厥、记忆力减退、帕金森病、共济失调等表现及周围神经炎、颅内出血、脑水肿等病变；消化系统常发生消化性溃疡、急性上消化道出血、反流性食管炎、肝炎及肝硬化等；呼吸系统可导致肺水肿、慢性支气管炎、肺气肿等；心血管系统可引起感染性心内膜炎、心律失常、血栓性静脉炎及坏死性静脉炎等；肾脏可导致肾病综合征、急性肾小球肾炎、急性肾衰竭等损伤。

（4）药物滥用过量可导致死亡。

（5）停止使用毒品产生戒断症状，其临床表现与毒品的药理作用相反。

（四）预防与治疗

预防青春期物质滥用的有效方法是加强青春期对抵制滥用物质的宣传和教育，积极和努力对青少年进行心理疏导和精神帮助。

（1）培养青少年良好的心理素质，正确把握好自己的好奇心。初次吸毒的青少年大多出于对毒品的好奇，想尝试一下，最后吸毒成瘾。由于要花许多钱买毒品，最后就沦落到社会上去行窃，开始走上犯罪的道路。

（2）提高青少年抗挫折的心理能力。帮助他们树立理想、信念，去实现自己的追求。培养抗挫折能力，遇到挫折要有正确的对待方式，避免产生消极情绪、悲观思想。同时，对他们的心理问题积极疏导，防止他们以物质滥用的方法发泄自己的不满或释放自己压抑的心理，避免与有不良行为的青少年接触、交友。

（3）帮助青少年养成良好的行为和生活习惯。教育青少年不吸烟、不饮酒。一旦染上了吸烟、饮酒的不良生活习惯，就容易沾染毒品。向他们宣传毒品对健康、家庭和社会产生的极大危害，让他们远离毒品，学会拒绝毒品。

（4）青少年不宜进入不健康的场所，包括歌厅、舞厅、迪厅、游戏厅、酒吧等。作为青少年，涉足这些场所，很容易沾染毒品。

对吸毒的青少年要进行戒毒治疗。对物质滥用的青少年成功的长期处理方法是，在生理解毒后进行连续的医学随访和提供适宜的社会和心理支持。进行心理行为矫正，有效地进行开导、心理暗示、精神转移和灵活多变的支持、指导、理解、鼓励等综合心理治疗。

二、暴力

暴力指一种威胁或身体力量对某人或一群人造成伤害或死亡。WHO 的暴力定义是“对自我、他人、某个群体或某个社会有意地威胁使用或实际使用体力或武力，其结果是造成或很可能造成伤害、死亡、心理创伤、畸形或剥夺”。青少年暴力是最常见的一种暴力类型，青少年不仅是暴力的受害者，也往往是暴力行为的犯罪者。近年来，青少年犯罪已经占到刑事犯罪的 70% 以上，其中 15 ～ 16 岁少年犯罪案件占青少年犯罪案件的 70% 以上。

青少年暴力主要表现为：同学之间纠纷冲突；嫉妒、自卑心理作祟引发暴力；身体弱小或残疾者受欺侮；纪律、道德观念差以暴力显示自己的表现欲等。

校园暴力是青少年暴力的主要形式，是经济发展到一定程度所出现的一种不良社会现象，在世界各个发达国家之中几乎无一幸免，只是程度各有轻重而已。制造校园暴力的学生个体具有共同的性格特征，即攻击性和伤害性。校园暴力呈现新的特点：当事人呈低龄化发展的趋势；暴力活动呈规模化、组织化发展；暴力事件呈犯罪化发展；校园暴力问题呈复杂化发展。青少年暴力犯罪的一个重要特点是一个人在多次受害之后往往具有行凶的倾向，许多行凶者都是从受害经历中学会对他人施暴的。因此，施暴者和受害者是在同一环境中产生的，施暴者和受害者又是在同一环境中成长的。

（一）原因

1. 个人因素

（1）现在的学生绝大多数是独生子女，由于家长的宠爱，极易染上心胸狭隘、自私、任性、万事以我为中心的毛病。在学校学习和日常生活中，一遇到冲突就会把这种不良的心理带出来，酿成暴力。

（2）有进攻行为的青少年常伴有精神发育迟滞、学习困难、中重度语言障碍和心理障碍如注意缺陷多动障碍等。

2. 环境因素

（1）青少年暴力：行为与发生在家庭内外的暴力有关。在儿童期受虐待和忽视，目击暴力，青少年性乱和体罚、遭受暴力和攻击可使青少年今后发生暴力行为和犯罪。青少年人格的形成与家庭教育有很大关系。父母文化素质低下、道德品质败坏；父母的管教方法过严或者过于溺爱或者父母疏于管教；家庭气氛紧张、不和谐，使青少年缺少关爱和安全感等情况，都会对青少年的健全人格培养产生不利影响。

（2）学校因素：长期以来，我国的学校教育一直偏重于知识教育，教师被沉重的教学任务以及升学率压着，学生也被老师布置的作业压得喘不过气来。师生间处于一种紧张的关系中，很少有时间进行交流和沟通。一些学习上有困难的同学，由于学习不好被贴上“坏学生”或“差学生”的标签，从内心经常产生不平衡的感觉，从行动上自觉不自觉地站到老师和同学的对立面，易出现攻击性。此外，个别素质低下的老师对待学生不是以身作则，而是以打骂、讽刺、挖苦或体罚的形式替代教育，致使某些学生身心受到严重的伤害而产生暴力行为。

（3）社会因素：在暴力的滋生过程中，社会不良影响扮演了“帮凶”角色，在青少年的心灵深处留下不良印象，为他们的模仿提供了鲜活的“榜样”。发生在中小学生身边“弱肉强食”的社会现象，更是校园暴力产生的直接诱因。市场经济带来的思想意识形态的变化，也使他们受到很多负面的影响。例如，越来越多的游戏场所如歌厅、舞厅和游戏机室影响着青少年的学习生活。有的学生为了满足玩游戏机的愿望，不顾一切地勒索低年级学生的钱财，如果得不到钱，就实施暴力行为。另外，当前社会上比较常见的以武打、内杀等为特征的暴力文化易对青少年产生不良影响。暴力文化经常以影视传媒暴力、网络游戏暴力、语言暴力、玩具动画暴力以及文学艺术作品中的暴力等多种形式出现在我们周围，不断潜移默化地影响着青少年的心理，使他们心灵扭曲，产生暴力倾向，甚至走向犯罪。

（二）校园暴力的特征

1. 校园暴力的施暴力者

霸道和冲动，倾向于使用暴力欺压他人。比较以自我为中心，对受害同学缺少同情心。得到部分朋辈的认同。

2. 校园暴力的受暴力者

性格内向、害羞、怕事，在同学间不受重视，只有很少朋友，在学校中十分孤单。缺乏与朋辈相处的社交技巧，容易引起同学不满和反感。多为有身体障碍、智力障碍者；沉默、表达能力不佳者。性格或行为上有异于他人。

遭受暴力的学生身心影响表现有：恐惧、消沉、抑郁、创伤后遗症、忧虑、胃痛、吸毒、酗酒、自残、自杀，自己也成为施暴力者，可能是暴力犯罪的原因之一。

（三）预防

预防暴力需通过改变个人行为、改善家庭环境、提高社区和全社会的整体环境的共同作用。对有暴力行为的青少年需要识别原因和针对性干预。

三、自杀

自杀是指自愿的、自己动手让自己死亡的行为，是一种自我惩罚和毁灭的行为。自杀可分为自杀意念、自杀未遂、自杀身亡。

青少年是生命力最旺盛、病死率最低的时期，但自杀是威胁青少年健康的严重卫生问题。自杀已成为导致 15 ～ 19 岁青少年死亡的第二位原因，10 岁前儿童也偶有发生。据 WHO 统计，中国青少年自杀率较高，其中 15 ～ 21 岁占自杀总人数的 26.64%；25 ～ 34 岁占 18.94%。我国女性青少年自杀率较男性青少年高，而其他国家的资料显示一般是男性的自杀率高于女性，比例约为 4 ∶ 1，中国青少年女性的自杀率居世界前列。5 ～ 14 岁的少年儿童自杀占自杀总人数的 1.02%。自杀出现低龄化趋势及青少年自杀率逐步上升。青春期女性有自杀企图的人数为同龄男性的 3 ～ 4 倍，而男性自杀成功率是女性的 3 ～ 4 倍，男性自杀企图更具有致死性。自杀方式以过量服药或服毒居多。自杀发生率在青少年中有明显增长趋势。

（一）病因

1. 遗传因素

有自杀行为的青少年有时可有家族自杀行为倾向，其父母往往有自杀企图的历史。单卵双生子有一个自杀的，发生双生同胞自杀的可能性增大。

2. 心理障碍

精神疾患如抑郁症、厌世症、边缘人格、攻击性行为等与青少年自杀有密切关系。

3. 环境因素

父母不和睦、有不良行为、亲子关系紧张可使青少年产生自杀心理。学校课程负担重、考试失败是近年来自杀的重要因素。其他因素如失恋、性行为问题、物质滥用等与自杀也有密切关系。

青少年学生自杀增多现象的原因除自杀学生的个人因素如心理特点、人格特质、身体状况、神经系统类型以及他与同龄人不同的生活状况等因素外，还包括他所生活的社会现实环境（学校生活、学业压力、社会经济文化背景、道德标准、价值观念以及家庭生活、家长教育方式等）中的不良因素。即便是这些个人因素，也与其所处环境有密切关系。

学校是青少年最为重要的一个生活环境，由于现行教育存在的种种弊端，这一最为重要的生活环境又是其最感到压力的外界环境。而“压力”与“焦虑”是一对孪生兄弟，学校学习生活的巨大压力使他们经常感到情绪焦虑、紧张恐惧、身心疲惫。美国布洛姆的研究认为：学校的压力源，一是学生与教师的关系；二是同学之间的关系；三是成绩与考试；四是来自学校的批评与处罚。当来自学校的任何一方压力源使其不堪重负时，都极有可能以死来逃避或抗争。

青少年自杀行为家庭危险因素主要有五种：家庭缺乏交流、替罪羊现象、亲子依恋关系障碍、父母婚姻失调及父母心理变态。女性、独生子女、单亲家庭的自杀意念发生率显著高于男性、非独生子女、核心家庭及传统大家庭。有自杀意念的青少年心理健康水平低，采用不成熟防御方式及消极应对方式，以情绪不稳定人格多见。

（二）临床表现

自杀尽管是突发事件，但自杀者事前都有一定的征兆，自杀前的心理变化有一个发展过程。

1. 自杀心理过程的 4 个阶段

第一阶段：诱因的形成。个别学生在遇到挫折或打击时，容易产生自杀念头。这些打击一般包括学习成绩、人际关系、爱情问题、身体状况、家庭问题等。

第二阶段：心理矛盾冲突期。自杀动机产生后，求生的本能可能使自杀者陷入一种生与死的矛盾冲突之中。此时，自杀者会经常谈论与自杀有关的话题，预言、暗示自杀，或以自杀来威胁别人，从而表现出直接或间接的自杀意图。此时，如能及时得到他人的关注，或在他人的帮助下找到解决问题的办法，自杀者很可能会减轻或终止自杀的企图，这也是自杀行为可以预防和救助的心理基础。

第三阶段：自杀者平静阶段。自杀者似乎已从困扰中解脱出来，不再谈论或暗示自杀，情绪好转，抑郁减轻，显得平静。这可能是自杀者心理状态好转的表现，但这往往是自杀态度已经坚定不移的一种表现。而周围的人真以为他的心理状态好转了，从而放松警惕。发展到这个阶段，自杀者认为自己已找到了解决问题的办法，不再为生与死的选择而苦恼。表现出平静的目的可能是为了摆脱旁人对其自杀行为的阻碍和干预。

第四阶段：实施阶段。这是自杀行为的完成时期，自杀者会选择各种不同的自杀方式来结束自己的生命。但也有一些自杀者自杀未遂，会被目击者救助，终止自杀，乃至最终放弃自杀动机。

2. 自杀常见的征兆

一般而言，自杀者在自杀前处于想死同时渴望被救助的矛盾心态时，从其行为与态度变化中可以看出蛛丝马迹。2/3 的人都有可观察到的征兆。自杀前会有种种信号，可以从言语、身体、行为三方面观察。

（1）言语：有自杀意念的人会间接地、委婉地说出来，或者谨慎地暗示周围。如"想逃学""想出走""活着没有意思"。

（2）身体：有自杀意念的人会有一些身体症状反应，例如感到疲劳、体重减轻、食欲不好、头晕等。这往往是抑郁情绪所致，不能简单地认为是身体有病，应引起注意。

（3）行为：当自杀意念增强时，在日常生活中会表现出不同于平常的行为。如无故缺课、频繁洗澡、看有关死的书籍，甚至出走、自伤手腕等。根据以上种种征兆，可以为自杀预防提供线索和可能。

3. 自杀的心理特征

（1）精神障碍：有抑郁、品行障碍、精神症、自杀或企图自杀既往史。

（2）社会适应能力差：学业失败、升学受挫、辍学、人际关系冲突等。

（3）家庭或环境问题：家庭矛盾冲突、亲子关系紧张、受忽视或虐待、物质滥用、精神障碍或自杀家族史。

（三）自杀的干预

被怀疑有自杀危险的青少年应进行自杀意念调查，内容包括：①是否曾感到生命无意义；②是否曾希望自己已死亡；③是否打算伤害自己；④是否有伤害自己的计划；⑤是否企图自杀；⑥是否曾伤害过自己。在明确有自杀危险后，应与患者沟通，如果患者存在精神病症应转诊到精神专科。

在自杀发生前，常有许多心理与行为的改变，这些改变或表现可被父母、同学或同伴发现，应早期采取措施，防止自杀的发生。建立危机干预和自杀预防机构并开设相应门诊是干预自杀的平台，对有自杀企图的青少年给予心理专家的咨询，最好能够住院帮助解决存在的冲突及提供安全场所。

1. 提高青少年心理素质

提高青少年心理素质是预防自杀的重要环节。青少年自尊心、荣誉感都很强，遇到挫折时不能正确对付，是导致自杀发生的原因之一。培养并教育青少年在面临应激处境时，采用积极的防御机制来对付。

2. 避免危险因素

青少年自杀危机的形成大多与老师批评、处罚不当，学习压力过大和家庭问题有关。在出现危机苗头时及时进行干预可有效预防自杀的发生。老师批评学生应注意场合，考虑到学生的心态和情绪，维护他们的自尊心，不应该羞辱和体罚犯错误的学生。避免按好生和差生分班的做法。家长不要对青少年有过高的期望，以致将青少年逼上绝路。对学习困难的学生，学校老师、家长、亲友和同学要注意对他们的态度和舆论，不要使他们承受太大的心理压力。家庭问题主要是父母感情不和，亲人丧失，青少年受虐待。父母应经常与青少年进行感情交流，关心青少年的心理感受，父母感情不和应向孩子说清楚，不是孩子的过错，不要使孩子有自责和内疚感。不要过多、过重惩罚或体罚青少年。

3. 加强自杀工具的管理

对那些可能被用来作为自杀的工具如药物、有机磷农药、灭鼠药、枪支等加强管理。

4. 治疗精神疾病

对情感障碍和品行障碍的青少年给予纠正和治疗。

四、月经问题

女性正常月经的形成有赖于完整的神经内分泌系统：下丘脑—垂体—卵巢轴（H–P–O 轴）。下丘脑通过分泌促性腺素释放激素（GnRH），控制垂体 LH 和 FSH 的分泌，从而调节雌激素的分泌量。在 H–P–O 轴的调节和相互作用下，使正常排卵和月经周期形成。

女性青春期的重要发育特点之一是月经初潮，但月经初潮并不意味着发育的成熟。有时尽管尚未排卵，但由于少量雌激素的刺激，可有子宫内膜的增生而出现初潮。H–P–O 轴自初潮到发育成熟往往需要一至数年。由于初潮时卵巢功能尚不稳定、不成熟，故月经周期也并非都规律，可出现无排卵性功能失调性子宫出血、闭经等现象。

（一）青春期功能失调性子宫出血

青春期功能失调性子宫出血指在青春发育过程中由于 H–P–O 轴的不成熟、不稳定而发生功能失调所引起的不规则子宫出血，本病多见于初潮 1 ～ 2 年。由于此时下丘脑和垂体、卵巢间尚不能建立稳定的周期性调节和正负反馈，垂体分泌 FSH 持续低水平，LH 无高峰形成，导致只有卵泡而无排卵，卵巢分泌雌激素而无孕激素分泌，子宫内膜增生。当激素水平下降时，则出现撤退性出血。

青春期功能失调性子宫出血临床可表现为：子宫长期不规则出血；或月经周期紊乱，经期长短不一，血量时多时少，有时大量出血；或先停经数周、数月，继而出血，量多且持续时间长；或周期尚准，但量多、持续时间长。

由于青春期功能失调性子宫出血患儿无月经的经验，加之羞怯心理，往往不能及时就诊，乃至造或严重贫血，影响学习和生活，且带来巨大精神压力。治疗一般包括止血、调节月经周期和促排卵，并积极纠正贫血。

止血常用雌激素或孕激素，少用或不用雄激素。雌激素可补充体内不足，支持子宫内膜，并可通过反馈作用于垂体。目前，多选用已烯雌酚 1 ～ 2mg 或妊马雌酮 1.25 ～ 2.5mg 或雌二醇 2mg，每 4 ～ 6 小时 1 次。若因消化道反应而不能耐受，可改用苯甲酸雌二醇肌内注射（首剂 2mg，每 6 小时 1 次）。一般经 24 ～ 36 小时治疗后可止血。血止后每隔 3 日减 1/3 量，直至维持量（已烯雌酚 1mg/d 或妊马雌酮 1.25mg/d 或雌二醇 2.0mg/d），于血止后 20 日停药，最后 5 日可加用孕激素（黄体酮 10mg/d），然后撤退。止血后可用雌激素、孕激素序贯法（即人工周期法）调整月经周期。青春期功能失调性子宫出血经采用生理剂量的控制周期疗法，通过雌激素、孕激素对中枢的反馈作用，一至几个疗程的治疗停药后即可恢复自发排卵，一般不主张采用激发或促进排卵的药物。

（二）闭经

闭经是妇科疾病中常见的症状，而非单一疾病。分原发性闭经和继发性闭经。女性年满 18 岁仍无初潮者为原发性闭经；若患者以往曾建立正常月经，因某种原因而出现停经 3 个月或以上者为继发性闭经。青春期闭经以原发性为主。青春期闭经的常见原因具体如下。

1. 下丘脑性闭经

由于下丘脑功能失调，影响垂体、卵巢功能而发生闭经。包括精神应激因素（如环境改变、恐惧、忧虑、寒冷刺激等）、神经性食欲缺乏、剧烈运动、药物（如抗精神病药物、口服避孕药、利血平、甲氧氯普胺、地西泮、阿片等）使下丘脑分泌 GnRH 功能抑制或失调；或由于先天性疾病（如肥胖生殖无能综合征、多囊卵巢综合征）、肿瘤（如颅咽管瘤）、颅底损伤、脑炎、脑膜炎等使下丘脑分泌 GnRH 障碍。

2. 垂体性闭经

多由垂体肿瘤所致，故首先应予以排除。

3. 卵巢性闭经

由先天性卵巢缺如或发育不良引起的闭经约占原发性闭经的 20%，其中大部分有性染色体的异常，如 Turner 综合征，患儿除有闭经外，还有身材矮小、蹼颈、盾状胸、肘外翻，且可能有智力低下。也有性染色体正常的单纯卵巢发育不良，第二性征不发育。

4. 子宫性闭经

调节月经周期的各种激素水平正常，第二性征正常，但子宫内膜不能对正常性激素产生反应。常见原因有：先天性无子宫或子宫内膜缺如、子宫内膜遭严重破坏或创伤后再生障碍（如刮宫过深或放射治疗）、宫腔粘连、子宫内膜严重感染（结核、产后或人工流产后感染），导致子宫及子宫内膜萎缩和破坏等。

5. 先天性下生殖道发育异常

包括处女膜闭锁、阴道横隔、阴道下 1/3 段缺如等，均可致经血引流障碍。此类闭经也称假性闭经或隐经。

对未见初潮的闭经患儿应尽早诊治，针对病因及时处理。对出现在初潮后 2 年以内，且全身情况及第二性征发育基本正常者，可再观察半年至 1 年，等待卵巢的进一步发育和成熟。期间应加强精神心理疏导，避免不良刺激，消除患儿的紧张、焦虑；加强营养，适当控制运动量，积极治疗可能诱发闭经的全身性疾病，一般多能自然复潮。对症状明显，闭经时间长，卵巢功能不良者，应试以激素治疗。

（三）痛经

痛经是青春期女性常见的一种病征，主要表现为经期前后或行经期间下腹部痉挛性疼痛、坠胀、伴全身不适而影响正常生活与工作。痛经是一组症状，但不是一种单一的疾病，仅发生于有排卵的月经周期，而无排卵月经不发生腹痛。不伴有生殖器官器质性病变的痛经为原发性痛经；因生殖器官器质性病变，如子宫内膜异位、盆腔炎、宫颈管狭窄、子宫肌瘤等引起的痛经为继发性痛经。青春期痛经多为原发性痛经，常发生于初潮后 6～12 个月。

痛经的病因机制尚不完全清楚，目前认为与精神的紧张、恐惧、忧虑、对痛觉的过度敏感有关；也与经期内膜合成促使子宫收缩的前列腺素 PGF_2 量增加有关。

诊断原发性痛经首先应排除盆腔器质性疾病，如子宫内膜异位症、子宫肌瘤、盆腔炎症及子宫畸形等。治疗主要是以止痛、镇静、解痉等为主的对症治疗。必要时可使用前列腺素合成酶抑制剂氟芬那酸 100 ～ 200mg，每日 3 次，或甲芬那酸 250 ～ 500mg，每日 3 ～ 4 次；从月经来潮即开始服用，连续 2 ～ 3 日。

五、网络使用不当

随着互联网的飞速发展，网络正在改变着人们的生产和生活方式，它给人们提供便利的同时，对人的心理和行为也产生深刻的影响。目前，我国未成年人是网络使用者中最庞大的群体，占上网总人数的 60% 以上。大部分青少年能够适度、合理地使用网络，通过网络获取知识、技能，进行娱乐、休闲等。但是少数青少年因无节制地使用网络，影响正常学习、生活和人际交往，导致出现身体健康受损、不能与外界社会正常交往等问题。

青少年阶段的身心特点决定了他们还不能对自己的行为加以完全控制，还不能对外界的信息进行正确的筛选，如果频繁接触网络，就可能对健康的人生观、价值观和世界观的形成构成潜在威胁。如果青少年通过网络接触虚拟世界，上网成瘾，脱离现实，会对日常学习、生活产生负面影响，甚至使其荒废学业。青少年通过网络可能会接触到暴力、色情等不良信息，甚至引发网络犯罪，对身心健康和安全构成危害和威胁。目前，中国的青少年学生网民数已经达到 5800 万人，占总网民比例的 1/3。网民中 18 ～ 24 岁的年轻人所占比例最高，达 37.3%；其次就是 18 岁以下的青少年，占 17.6%；而且青少年网民的数量还在增加，他们是将来网民的主力军。曾光顾过色情网站的占 46%；76% 的学生网民沉迷于聊天，近 30% 的学生选择“搜索信息”“下载软件”；另有 35% 的学生选择玩游戏。网络使用不当的问题也日渐突出。

一部分网络使用者受不适当使用网络的干扰，出现网络使用失调。表现为：可以基本完成在校学习，能与家人、同学、师长等保持基本正常的亲子关系和人际关系，绝大部分时间能够控制上网行为，但有时会因为无法克制上网的冲动而影响其他重要事情。

极少数网络使用者沉迷于网络，社会功能严重受损。表现为：不能正常学习和生活，身体发育和健康受损，出现各种反常行为和情绪问题，人际关系（包括亲子关系）恶化，与周围人交往困难、不合群。

（一）原因与危险因素

1. 网络本身的特点

网络展示出的全新虚拟社会环境为青少年提供了实现自身需求的舞台，网络游戏可以使他们宣泄自我、实现自我；网上聊天给了他们倾诉的空间和对象。在现实生活中感受到的是挫折和失败，而网络虚拟性和互动性正好满足了他们的另一种心理需求。国外研究也揭示，导致网络使用不当的原因之一可能是逃避某种不良感觉和获取某种需要。

2. 青少年自身的特点

青少年心理成熟水平低于身体发育水平，对欲望的好奇心和强烈愿望与他们自身的控制能力偏弱、自制力不强产生明显的矛盾。另外，青少年的认知能力有局限性，缺乏自我保护意识。

网络过度使用者更多地有情绪和行为问题、同伴交往等问题的心理困扰，存在特定的人格特征。具有喜欢独处、敏感、警觉、不服从社会规范等人格特点。容易情绪不稳定、易幻想及沉浸于自我满足、一意孤行。网络使用不当的学生一方面易于激动、焦虑、低自尊，对自己的环境常常感到不满意；另一方面表现出果断、刚毅和有进取精神，这些特质易使他们在网络中寻求自我价值的实现。

3. 社会因素的影响

（1）家长教育失当：许多家长认为，青少年只有学习成绩好，考上好的大学才是成才的唯一出路。一些家长使用物质奖励的做法，一方面培养了青少年金钱至上的道德观和人生观；另一方面使得家长和青少年之间的关系更加淡漠。不但不能让青少年体会到人间温情，反而激起青少年的叛逆情绪，使他们产生孤独感，从而走进网络中，寻求心理安慰。

（2）家庭结构和家庭关系的影响：有研究发现，单亲家庭以及消极的家庭教养方式容易导致初中学生网络使用不当。父母关系紧张或破裂，常会影响青少年的情绪，当青少年不能很好应对时，很容易沉迷于网络之中来逃避。当青少年的学习受阻，无法被老师和父母理解和接受时，也会导致沉迷于网络。

（3）学校教育的问题：现在的学校教育素质教育往往缺失，对于学生来讲，沉重的升学压力使他们只以考试为中心，长时间的枯燥学习难免会产生厌烦情绪，很容易被网络上丰富多彩的游戏和不健康的信息所吸引。而一些学校处理不当，加剧了一些学生对网络的沉迷。

（4）社会管理功能弱化：社会对网络管理的法律法规不健全，加上管理的缺陷，使许多学生容易沉迷于各种网络而使用不当。

（二）心理行为特征

1. 社会适应方面

表现为社会适应困难。对网络有种心理上的依赖感，不断增加上网时间；从上网行为中获得愉快和满足，下网后感觉不快；在个人现实生活中花很少的时间参与社会活动及与他人交往；以上网来逃避现实生活中的烦恼与情绪问题；倾向于否认过度上网给自己学习、工作、生活造成的损害。

2. 心理方面

会出现注意力不能集中和持久，记忆力减退，对其他活动缺乏兴趣，对人冷漠，缺乏时间感，情绪低落，低自尊。网络使用不当者有明显的掩饰性，他们对家长、老师和同学隐瞒上网的行为，有掩饰说谎倾向。

3. 躯体方面

出现不能维持正常的睡眠周期，停止上网时出现失眠、头痛、注意力不集中、消化不良、恶心、食欲缺乏及体重下降。

4. 行为方面

出现品行障碍，产生攻击性行为。

（三）诊断

网络使用不当中极少数上网者沉迷于网络，社会功能严重受损。对因上网造成社会功能受损的青少年，符合以下情况时，家庭和学校应到精神卫生专业机构寻求帮助。①对上网有强烈的渴望或冲动，想方设法上网。②经常想着与上网有关的事，回忆以前的上网经历，期待下次上网。③多次对家人、亲友、老师、同学或专业人员撒谎，隐瞒上网的程度，包括上网的真实时间和费用。④自己曾经做过努力，想控制、减少或停止上网，但没有成功。⑤若几天不上网，就会出现烦躁不安、焦虑、易怒和厌烦等症状，上网可以减轻或避免这些症状。⑥尽管知道上网有可能产生或加重原有的躯体或心理问题，仍然继续上网。

关于“网络成瘾”诊断标准的问题，目前国际和国内都没有明确地将上网所谓的网瘾作为独立的精神障碍的诊断。在遇到一些网络使用不当沉迷者又有精神症状时，可能是他们本身就有焦虑、抑郁或者情感冲动的障碍或者问题，主要是有针对性地对这些症状进行治疗。

（四）预防

1. 个人预防

（1）遵守网络规则，保护自身安全。青少年上网时，要遵守《全国青少年网络文明公约》，同时保护好自身安全。

（2）学会目标管理和时间管理，提高上网效率。做到：①不漫无目的地上网；②上网前定好上网目标和要完成的任务，不被中途出现的其他内容吸引；③事先筛选上网目标，排出优先顺序；④根据完成的任务，合理安排上网时间长度；⑤不要为了打发时间而上网。

（3）积极应对生活挫折，不在网络中逃避。青少年要认识到成长的过程不会一帆风顺，遇到困难和挫折要积极应对，向家长、老师和其他人请教解决办法，不在网络中逃避。

2. 家庭和学校预防

（1）构建全面的评价标准，促进青少年的身体、智力和心理平衡协调发展。改变主要以学习成绩评价孩子的单一、片面的评价方法和标准。家庭、学校要从学习、体育、文艺、实践动手能力等角度建立全面的评价标准，让每个青少年在现实生活中能够获得自信和价值感。

（2）丰富学校课余活动。学校和家长要注重培养青少年多方面的兴趣，支持青少年间建立多种互动，适当开展有利于身体、智力、心理全面发展的以娱乐、创新性为主题的课余活动，使青少年能从多渠道获得成就感。

（3）家长应关注和陪伴青少年成长。在青少年成长的过程中，家长要担负起关注、陪伴的责任，帮助他们在现实世界与网络环境中保持适当的人际距离，形成良好的同伴关系，建立稳定的安全感和亲密关系。

（4）教师和家长要了解网络，关注青少年的上网行为。对网络使用正常的青少年，家庭和学校应继续支持以保持良好状态。帮助青少年有效利用网络，并客观评价网络中存在的消极影响，让他们对网络建立全面、正确的认识。

对网络使用不当的青少年，家庭和学校应该分析原因，及时提供社会心理支持，不要随意谴责，甚至打骂青少年。可以寻求心理卫生专业人员进行心理指导。

（5）建立良好的师生关系和亲子关系，增加青少年对教师、家长的信任感。教师和家长要善于发现每个青少年的优点和特长，及时给予肯定和鼓励，帮助青少年建立自信，充分发挥自身潜能。

3. 社会预防

（1）开展宣传和健康教育，指导青少年及其家长科学使用网络。

（2）加强部门协作，通过管理和技术手段，制约不当的上网、无节制地玩网络游戏；依靠群体组织和社会支持，在现实生活中为青少年提供多渠道、多形式的成长途径，避免其过多依赖、依靠互联网。

（五）干预原则

网络使用不当是可以矫治的，家庭教育、学校教育和社会政策保障三者结合是扭转青少年网络使用不当的关键。

（1）提倡采用综合的心理社会干预措施，开展规范的心理指导、心理咨询和心理治疗；实施干预的人员应为受过专业训练的合格人员。

（2）干预目标是矫正被干预者的心理行为问题，促进其健康使用网络，改善其社会功能，而非中断或终止其上网行为。

（3）严格禁止限制人身自由的干预方法（如封闭、关锁式干预），严禁体罚。

（4）对网络使用不当者中伴发明显焦虑、抑郁、强迫等精神症状的个体，应到医疗机构进行诊断，并依照有关临床诊疗规范进行治疗。治疗使用精神科药物应严格掌握适应证。严格禁止损毁性外科手术。

（赵　娜）

参考文献

[1] 李亚伟，朱静敏 . 认知行为综合干预对青少年暴力行为的矫治效果 [J]. 中国学校卫生，2021，42（7）：1005-1008.

[2] 王俊敏，梁晓燕，李莹，等 . 青春期自杀危机干预体系的建设 [J]. 校园心理，2013，11（5）：316-318.

[3] 耿柳娜，沈晖 . 青少年物质滥用防治的内隐认知研究 [J]. 中国特殊教育，2010，（3）：88-91.

第八章　躯体疾病所致精神障碍

第一节　消化疾病患者精神障碍

一、功能性消化不良

消化不良是指以上腹痛、上腹烧灼感、餐后上腹胀及早饱中的一种或多种为主要表现的症状集合，可伴食欲缺乏、嗳气、恶心及呕吐等表现。消化不良是消化科医师及全科医师诊疗过程中遇到的最常见的症状之一，美国消化不良的人群发生率可达25%，我国消化不良的人群发生率约为20%。消化不良症状并无特异性，消化系统疾病、神经系统疾病、内分泌疾病及药物均可引起消化不良症状。如何准确及高效地诊断消化不良的病因是消化科医师面临的首要任务。基于病因不同，消化不良可分为器质性消化不良及功能性消化不良，该分类策略主要是基于不同病因对患者的预后影响的差异，对临床治疗具有指导作用。而临床上最常见的消化不良为功能性消化不良，诊断功能性消化不良首先要除外器质性消化不良。功能性消化不良根据症状表现形式及发病机制不同分为餐后不适综合征、上腹痛综合征及症状重叠。将功能性消化不良进行分类有利于治疗方案的选择。功能性消化不良患者常伴有心境障碍及神经症性障碍等，因此对功能性消化不良患者进行心理精神状态评估对治疗方案的选择同样具有重要意义。

（一）护理诊断

1. 临床特征

（1）餐后饱胀不适：食物长期存留于胃内的胀满不适感。

（2）早饱：进食少许食物即感胃内胀满，致使进餐终止或进食量减少。

（3）上腹痛：剑突下、脐水平以上及两侧锁骨中线之间的腹部区域的疼痛。

（4）上腹烧灼感：上腹部灼热感觉。次要伴随症状：上腹胀、餐后恶心或过度嗳气，病程长者可有不同程度营养不良表现。神经心理伴发病表现：情绪低落、思维迟缓及悲观失望等心境障碍表现，过分担心、恐惧及焦虑等神经症性障碍表现，部分患者无法正常工作及学习。

2. 诊断要点

诊断流程为：①除外器质性消化不良；②根据罗马Ⅳ诊断标准对功能性消化不良进行临床分型；③对症状程度进行评估；④对心理伴发疾病进行评估。

（1）功能性消化不良罗马Ⅳ分类标准：必须包括以下项目。

1）以下1项或多项：①餐后饱胀；②早饱感；③上腹痛；④上腹烧灼感。

2）没有可以解释上述症状的结构性疾病的证据。

（2）餐后不适综合征的诊断标准：必须包括以下1项或2项。

1）发生在平常餐量后的餐后饱胀，每周发作数次。

2）早饱感使其不能完成平常餐量的进食，每周发作数次。

支持诊断的条件有：①上腹胀或餐后恶心或过度嗳气；②可同时存在上腹痛综合征。

（3）上腹痛综合征的诊断标准：必须包括以下所有条件。

1）至少中等程度的上腹部疼痛或烧灼感，每周至少 1 次。

2）疼痛为间断性。

3）不放射或不在腹部其他区域 / 胸部出现。

4）排便或排气后不缓解。

5）不符合胆囊或 Oddi 括约肌功能障碍的诊断标准。

支持诊断的条件有：①疼痛可为烧灼样，但不向胸骨后传导；②疼痛常因进餐诱发或缓解，但也可发生在空腹状态；③可同时存在餐后不适综合征。

罗马Ⅲ标准规定消化不良症状在诊断前出现至少6个月，且近3个月符合上述标准。2011 年亚洲共识意见将罗马Ⅲ标准中的 6 个月缩短为 3 个月。

症状严重程度评估：应用症状评分（GOS）评估症状严重程度。症状包括：①上腹痛；②上腹不适；③烧心；④反酸；⑤上腹胀；⑥过度嗳气；⑦恶心；⑧早饱；⑨餐后上腹胀满；⑩其他上腹症状。对每一症状评分：0 分：无症状；1 分：轻微（症状可被患者不费力的忽略）；2 分：轻度（症状不容易被患者忽略）；3 分：中度（不能被患者忽略，但不影响患者日常活动）；4 分：中等严重（不能被患者忽略，且影响患者日常活动）；5 分：很严重（不能被患者忽略，且影响患者注意力）；6 分：非常严重（不能被患者忽略，且严重影响患者日常活动）。各症状评分相加得出总评分，分数越高越严重。

心理伴发疾病的评估：目前临床上应用汉密尔顿抑郁量表及汉密尔顿焦虑量表问卷对患者心理精神状态进行评估，但有时仅应用量表是不够的，应请心理医师对患者的心理状态进行综合评估。

（二）治疗方法

功能性消化不良的发生与胃肠动力异常、内脏高敏感、心理因素、幽门螺杆菌感染及胃酸等多因素有关，因此功能性消化不良的治疗应为针对上述因素的综合治疗。上腹痛综合征以抑酸治疗为主，而餐后不适综合征以促进胃动力为主，症状重叠则应用上述方案进行联合治疗。

1. 一般治疗

进食易消化饮食，避免辛辣刺激性食物及脂肪含量高的食物，避免劳累，生活保持正常规律。注意休息，舒缓压力，戒烟。

2. 改善胃动力

餐后不适综合征主要应用促胃动力药物治疗。一项 Cochrane 的 Meta 分析表明，促动力药可以明显改善功能性消化不良患者的症状，其效果明显优于安慰剂［相对危险度减少（RRR）=33%，95% 可信区间（*CI*）为 18% ～ 45%］。外周多巴胺受体拮抗剂多潘立酮可以促进胃排空和胃、十二指肠运动的协调性，多潘立酮对血脑屏障通透性差，对脑内多巴胺受体影响小，Meta 分析表明其对功能性消化不良的治疗效果明显优于安慰剂［比值比（*OR*）=12.70，95% *CI* 为 6.92 ～ 23.20］。5- 羟色胺受体激动剂依托必利通过兴奋肌间神经丛 5- 羟色胺受体，促进乙酰胆碱释放，增强胃肠运动，Meta 分析表明依托必利治疗功能性消化不良的效果优于安慰剂［相对危险度（RR）=1.11，95% *CI* 为 1.03 ～ 1.19］。我国和亚洲的临床资料表明莫沙必利对功能性消化不良同样具有良好的治疗作用。虽然西沙必利对功能性消化不良具有良好的治疗作用（*OR*=3.56，95% *CI* 为 2.16 ～ 5.86），然而西沙必利对心脏的不良反应有时限制了其在临床上的应用。甲氧氯普胺及红霉素均具有促进胃动力作用，但长期应用甲氧氯普胺可引起锥体外系反应，而长期应用红霉素则可引起胃肠道症状、菌群紊乱及肝功损害，甲氧氯普胺及红霉素不宜用于功能性消化不良治疗。

3. 使用抑酸剂及抗酸剂

抑酸剂及抗酸剂主要应用于上腹痛综合征的治疗。氢氧化铝、铝碳酸镁、硫糖铝、瑞巴派特等抗酸剂可减轻胃酸对胃黏膜的刺激，对缓解症状有帮助，铝碳酸镁还具有吸附胆汁的功能，但其对功能性消化不良的治疗效果无法与抑酸剂相比，抗酸剂常用于症状轻的上腹痛综合征的治疗或作为抑酸剂的联合辅助药物。

抑酸剂可以有效地抑制胃酸分泌，减轻胃酸对胃黏膜刺激，缓解功能性消化不良症状。Meta 分析表明，PPI 可以明显缓解功能性消化不良患者症状（RRR=10.3%，95% *CI* 为 2.7% ～ 17.3%）。研究表明高剂量 PPI 与常规剂量 PPI 对功能性消化不良的治疗作用无差异，因此不推荐应用高剂量 PPI 治疗功能性消化不良。H_2 受体拮抗剂同样可以明显缓解功能性消化不良症状，研究表明 H_2 受体拮抗剂治疗功能性消化不良的效果明显优于安慰剂（RRR=23%，95% *CI* 为 8% ～ 35%）。

4. 根除幽门螺杆菌

流行病学研究表明，功能性消化不良与幽门螺杆菌感染相关。Meta 分析表明，根除幽门螺杆菌可以明显缓解功能性消化不良患者症状（*OR*=3.61，95% *CI* 为 2.62 ～ 4.98）。因此，对合并幽门螺杆菌感染的功能性消化不良的患者应尽量根除幽门螺杆菌，以期长期缓解症状。

5. 使用复方消化酶及益生菌

临床经验表明，复方消化酶和益生菌制剂对腹胀及食欲缺乏等症状具有一定程度的改善作用。复方消化酶及益生菌可以作为功能性消化不良的辅助用药，但其确切效果尚需随机对照临床试验验证。

6. 精神心理治疗

功能性消化不良常伴有心境障碍、神经症性障碍，精神心理治疗对功能性消化不良具有特殊意义。Meta 分析表明抗抑郁药物可以改善功能性消化不良症状，其效果优于安慰剂（*OR*=4.2，95% *CI* 为 2.3 ～ 7.9）。建议对功能性消化不良患者进行心理评估，如确实存在抑郁及焦虑，可在心理科医师指导下应用抗抑郁药物及抗焦虑药物。对治疗困难的功能性消化不良患者，也可考虑应用抗抑郁药及抗焦虑药。应用抗抑郁药及抗焦虑药时，应注意药物不良反应。

7. 疗效判定

可以根据患者主观症状的变化对其进行病情判定，也可应用全面总体症状评分对治疗效果进行评估：减少率（RR）=（治疗前总评分－治疗后总评分）×100%，恢复：RR=75%；明显改善：RR=50%；改善：RR=25%；无效：RR ＜ 25%。

（三）护理措施

1. 心理护理

本病为慢性反复发作的过程。因此，护士应做好心理疏导工作，尽量避免各种刺激及不良情绪，详细讲解疾病的性质，鼓励患者，提高认知水平，帮助患者树立战胜疾病的信心。教会患者稳定情绪，保持心情愉快，培养广泛的兴趣爱好。

2. 饮食护理

建立良好的生活习惯，避免烟、酒及服用非甾体抗炎药。强调饮食规律性，进食时勿做其他事情，睡前不要进食，利于胃肠道的吸收及排空避免高脂油炸食物，忌坚硬食物及刺激性食物，注意饮食卫生。饮食适量，不宜极渴时饮水，一次饮水量不宜过多。不能因畏凉食而进食热烫食物，进食适量新鲜蔬菜水果，保持低盐饮食。少食易产气的食物及寒、酸性食物。

3. 合理活动

参加适当的活动，如打太极拳、散步或练习气功等，以促进胃肠蠕动及消化腺的分泌。

4. 用药指导

对于焦虑、失眠的患者可适当给予镇静剂，从小剂量开始使用，严密观察使用镇静剂后的不良反应。

（四）健康教育

1. 一般护理

功能性消化不良患者在饮食中应避免油腻及刺激性食物、戒烟、戒酒、养成良好的生活习惯，避免暴饮暴食及睡前进食过量；可采取少食多餐的方法；加强体育锻炼；要特别注意保持愉快的心情和良好的心境。

2. 预防护理

（1）进餐时应保持轻松的心情，不要仓促进食，也不要囫囵吞食，更不要站着或边走边吃。

（2）不要泡饭或和水进食，饭前或饭后不要立即大量饮用液体。

（3）进餐时不要讨论问题或争吵，讨论应在饭后 1 小时以后进行。

（4）不要在进餐时饮酒，进餐后不要立即吸烟。

（5）不要穿着束紧腰部的衣裤就餐。

（6）进餐应定时。

（7）避免大吃大喝，尤其是辛辣和富含脂肪的饮食。

（8）有条件可在两餐之间喝 1 杯牛奶，避免胃酸过多。

（9）少食过甜、过咸食品，食入过多糖果会刺激胃酸分泌。

（10）进食不要过冷或过烫。

二、肠易激综合征

肠易激综合征（IBS）是临床上常见的一种胃肠道功能紊乱性疾病。以腹部不适、排便习惯改变、大便性状异常为主要特征，症状持续存在或间歇发作。最近的流行病学调查显示，全球有 7% ～ 10% 的患病率。发病年龄多为青、中年人，女性多于男性，男女比例在1 ∶ 1～1 ∶ 2。研究表明IBS症状存在性别差异，女性多倾向于腹痛和便秘，而男性更倾向于腹泻。女性 IBS 患者在月经期中症状加重，提示女性激素可能加重 IBS 症状。IBS 表现的性别差异还可能与男女性别的就诊率差异有关。性别与 IBS 患病的关系仍需进一步证实。

从全球发病率来看，北美和西欧患病率偏高，而亚非地区患病率较低。西方国家 IBS 人群患病率在 10% 以上。我国社区人群患病率约为 5.7%，其中 22% 曾因 IBS 症状就诊。

（一）护理诊断

1. 临床特征

主要表现为腹部不适或腹痛、排便异常，常有消化不良症状及不同程度的精神症状（焦虑、抑郁、睡眠障碍等）。腹部不适或腹痛常反复发作，发作时间和持续时间不固定，最常出现于右下腹，也可游走，多于排气或排便后症状得到改善。腹泻型常表现为排便次数增多，排稀便（糊状便）或水样便，无血便，常于晨起或餐后出现。便秘型常表现为排便次数减少，排便困难（排便时费力），排硬便或粪球便，常伴有排便不尽感。部分患者可表现为腹泻与便秘交替出现。多数患者一般状况良好，生命体征平稳，可有腹部压痛，直肠指诊时可有肛门痉挛和痛感。全面、细致的体格检查有助于除外器质性疾病。

2. 诊断标准与分型

（1）诊断标准：诊断标准推荐采用目前国际认同的罗马标准。2016 年修订的罗马Ⅳ IBS 诊断标准：病程半年以上，且最近 3 个月内每个月至少有 3 天出现反复发作的腹部不适或腹痛，并伴有下列特点中至少 2 项：①症状在排便后改善；②症状发生时伴有排便频率的改变；③症状发生时伴有大便性状（外观）的改变。

下列症状可支持 IBS 的诊断：①排便频率异常（每日排便＞ 3 次或每周排便＜ 3 次）；②大便性状异常（干球便 / 硬便或糊状便 / 稀水样便）；③大便排出过程异常（排便费力、排便急迫感或排便不尽感）；④排黏液便；⑤胃肠胀气或腹部膨胀感。

（2）分型：罗马Ⅳ依据粪便性状作为 IBS 分型的指标，分为 4 种亚型：IBS 腹泻型（IBS-D）、IBS 便秘型（IBS-C）、IBS 混合型（IBS-M）和 IBS 不定型（IBS-U）。① IBS 腹泻型：至少 25% 的排便为松散（糊状）便或水样便，且硬便或干球便＜ 25%；② IBS 便秘型：至少 25% 的排便为硬便或干球便，且松散（糊状）便或水样便＜ 25%；③ IBS 混合型：至少 25% 的排便为硬便或干球便，且至少 25% 的排便为松散（糊状）便或水样便；④ IBS 不定型：大便性状异常，不符合上述 IBS 腹泻、便秘或混合型中的任一标准。

在没有使用泻剂和止泻剂的情况下，可应用 Bristol 大便性状量表判断大便性状。1 型：硬块状便（坚果状，不易排出）；2 型：腊肠状但成块；3 型：腊肠状但表面有裂缝；4 型：腊肠状平滑软便；5 型：有明确边界的软团状物（易于排出）；6 型：边缘整齐的松散片状物，糊状便或水样便；7 型：没有固定成分，完全是液体。便秘患者的大便为 1 型或 2 型，腹泻患者的大便为 6 型或 7 型。

（3）诊断注意事项：IBS 是以症状学为基础进行诊断的，其诊断标准是一个不断改进的过程，虽然现在日益完善，但仍然有一部分病例不能完全依据此诊断标准对 IBS 明确诊断。在临床实践中应注意以下 3 个方面：①应首先排除器质性疾病；②应与其他功能性肠病相鉴别；③ IBS 常常同其他 FGIDs 共存。

3. 诊断步骤

严格遵循罗马Ⅳ诊断标准并排除器质性疾病，对辅助检查要求做到既不漏诊器质性疾病，又尽可能避免不必要的检查。首要的是，应进行详细的病史询问和细致的系统体格检查，当发现有警报症状和体征时，应进行相关辅助检查，以明确排除器质性疾病。对于存在报警征象，包括发热、体重下降、便血或黑便、贫血、腹部包块以及其他不能用功能性疾病来解释的症状和体征时，应做相关检查以彻底查明病因；新近出现持续的大便习惯（频率、性状）改变或与以往发作形式不同或症状逐步加重者、有大肠癌家族史者、年龄≥ 40 岁者，应将结肠镜检查或钡剂灌肠 X 线检查列为常规检查。如无上述警报征象存在，年龄在 40 岁以下、一般情况良好、具有典型的 IBS 症状者，可根据患者的具体情况以及需要鉴别的器质性疾病行相关的血、尿、便常规及血生化检查等。

（二）治疗方法

到目前为止，尚未形成理想的、有效的治疗方案，治疗只限于对症处理。治疗目的是改善症状，提高患者生活质量。治疗关键在于建立良好的医患关系。治疗原则是对患者进行健康科普教育，解除顾虑，祛除诱因，指导患者培养良好的饮食习惯，根据患者症状的类型及症状严重程度进行分级治疗，遵循个体化治疗原则，综合运用治疗措施，包括饮食调整、药物治疗及精神心理行为干预治疗。

1. 建立良好的医患关系

建立良好的医患关系是最基础、有效、经济的治疗方法。医师应以患者为中心，对患者进行健康宣教。大部分患者由于对 IBS 缺乏意识，误认为 IBS 会发展成癌症、结肠炎、营养不良，随着年龄增长会出现恶化甚至缩短寿命。这种错误观念可能导致患者产生不必要的担忧，导致焦虑。因此，医师应向患者解释，解除他们的顾虑，使患者信任医师，并配合对其制订的长期的、个体化的综合治疗方案。

2. 饮食治疗

指导患者培养良好的饮食习惯有助于改善患者的胃肠功能紊乱症状。高脂肪食物会抑制胃排空，增加胃食管反流，加重 IBS 症状。咖啡和乙醇会引起腹痛或腹泻。吃太多不易吸收的食物会引起腹痛或腹泻。食用过多产气食物如大豆，也会加重胃肠道症状。因此，IBS 患者应尽量避免大量饮酒、咖啡因、高脂饮食及进食某些具有“产气”作用的豆类和蔬菜。苹果、香蕉、葡萄及坚果也可引起胀气。因此，腹胀和胀气的患者应少食这些食物。对乳糖不耐受的患者应减少对牛奶或乳制品的摄入。

对于肠道功能紊乱者，纤维是一把双刃剑。纤维可以缓解便秘，但同时某些高纤维食物，如麦麸，则会增加产气量导致腹胀。高纤维饮食有助于一些便秘为主的患者改善症状，向饮食中添加粗料，如车前草或甲基纤维素，可以帮助调节肠功能紊乱，特别是车前草已证明能缓解与 IBS 有关的便秘。然而，饮食中纤维过高本身就能引起腹泻，特别是在腹泻为主型 IBS 患者中。所以，纤维的应用应遵循个体化原则，无论何种膳食纤维，主旨是低起点、慢速度。

3. 药物治疗

目前还没有一种药物可以根治 IBS，IBS 的治疗主要是对症治疗，旨在缓解腹泻、便秘、腹痛等主要症状。目前，常用的治疗药物包括以下 7 种。

（1）胃肠解痉药：目前主要有 3 种解痉药。①抗胆碱能药，阿托品、东莨菪碱，能够减轻胃肠道平滑肌的收缩和痉挛，具有缓解腹痛的作用。但是这类药物还没有被证实有缓解 IBS 患者腹泻的作用。常见不良反应有：头痛、头晕、视物模糊、排尿困难、出汗减少、鼻塞、饱胀感、瘙痒或皮疹、口干，青光眼、尿潴留者禁用。②直接平滑肌松弛剂，目前使用较普遍的药物有匹维溴铵、奥替溴铵、马来酸曲美布汀等。匹维溴铵、奥替溴铵是选择性肠道平滑肌钙离子通道拮抗剂，马来酸曲美布汀是离子通道调节剂，均可调节肠道运动，可用于各型 IBS 患者的治疗，具有较好的安全性。③薄荷油，薄荷油通过阻止钙离子进入平滑肌细胞的机制起到松弛胃肠道平滑肌的作用。最近的荟萃分析显示 3/5 的研究中，薄荷油能有效治疗 IBS。但是由于这些研究中很多都有方法缺陷，还需进一步的研究来明确薄荷油在 IBS 治疗中的作用。

（2）胃肠道动力感觉调节药物 5- 羟色胺 4 受体激动剂西沙比利，对便秘型 IBS 有效，但因具有心脏不良反应目前已较少使用；5- 羟色胺 3 受体拮抗剂阿洛司琼用于治疗腹泻型 IBS，可以缓解腹痛，改善排便紧迫感和排便频率，但因具有缺血性结肠炎的不良反应而较少使用；5- 羟色胺 4 受体部分激动剂替加色罗，用于治疗 IBS-C，但因具有严重的心血管不良反应而较少使用。虽然 5- 羟色胺受体调节剂在实际应用中受到一定的阻碍，但仍是治疗 IBS 的热点药物，对其新药的研究和开发仍在进行。

（3）导泻药：主要分为渗透性缓泻药和刺激性缓泻药。对出现严重便秘者可短期使用，一般主张使用渗透性缓泻药以减少不良反应和药物依赖性。最常用的难吸收缓泻离子为镁和磷。常用的有容积性泻药，如欧车前制剂或甲基纤维素；渗透性轻泻剂，如聚乙二醇、乳果糖。非吸收性糖缓泻剂（山梨醇和乳果糖）部分被细菌降解的成分能导致水在大肠内积存，使大便软化。这些缓泻剂能造成胀气、腹部紧张和腹胀。山梨醇 70% 可溶，效果与乳果糖类似，但是价格更便宜。聚乙二醇的肠道产气作用不明显，肠胀气和腹胀症状不像其他缓泻剂那样明显。渗透性缓泻剂在过量使用的时候可能导致严重腹泻和脱水。极少的情况下，会发生电解质紊乱或者肠管大量水潴留。因此，内科医师在对有肾脏疾病（肾功能不全）、心脏疾病（心功能障碍）基础患者使用渗透性缓泻剂时要严密监测。刺激性缓泻剂能产生脱水和电解质紊乱，应该谨慎使用。

鲁比前列酮为选择性 2 型氯离子通道激活剂，作用于胃肠道上皮细胞的 2 型氯离子通道，能促进电解质分泌，可能会增加肠道蠕动，软化大便，从而促进排便。2008 年 FDA 批准其用于便秘型 IBS 患者中 18 岁及以上成年女性患者的治疗，目前尚未获准用于儿童和男性便秘型 IBS 的治疗，严重腹泻或疑有肠梗阻患者禁用。

（4）止泻药：腹泻症状较轻者可选用吸附剂双八面体蒙脱石（思密达），腹泻严重者可选用洛哌丁胺、复方地芬诺酯。洛哌丁胺能提高静息状态的肛门内括约肌张力，减轻 IBS 患者尤其是夜间的大便漏出症状，但是对腹痛和胀气不起作用。洛哌丁胺仅局部作用于肠道，其不良反应包括腹胀、便秘、恶心，但多症状较轻，且发生率低，可自行缓解。地芬诺酯的治疗效果较洛哌丁胺稍差，不宜长期服用，仅用于急性期治疗。

（5）肠道益生菌：益生菌是一类具有调整宿主肠道微生物群生态平衡的微生物制剂，通过调整肠道菌群，纠正菌群失调，增强肠道局部免疫反应等机制，从而改善 IBS 患者的腹痛、腹泻等症状。常用药物有双歧三联或四联活菌、地衣芽孢杆菌活菌胶囊等。研究显示，IBS 患者 50% ～ 60% 存在肠道菌群失调。益生菌制剂可使 IBS 患者肠道乳酸杆菌、双歧杆菌显著增加，大便 pH 显著下降，症状明显缓解。有研究等对国内益生菌制剂的 Meta 分析结果显示：益生菌制剂与胃肠动力调节药物联用可以提高 IBS 的疗效，尤其是在改善腹痛、腹泻症状等方面疗效显著，但对腹胀症状改善不明显，而单独应用益生菌制剂对 IBS 也有一定的疗效。

（6）抗抑郁药：研究表明，IBS 患者存在焦虑、抑郁及睡眠障碍较正常人多见，女性较男性多见。抗抑郁药常用于症状重、伴有精神异常和心理障碍、常规治疗无效的患者。常用的药物有三环类抗抑郁药，如阿米替林、盐酸多塞平，选择性 5- 羟色胺再摄取抑制剂如氟西汀、帕罗西汀，5- 羟色胺去甲肾上腺素再摄取抑制剂，如文拉法辛、度洛西汀。抗抑郁药被认为通过阻断疼痛抑制系统中神经递质 5- 羟色胺和去甲肾上腺素再摄取，并少量影响多巴胺发挥作用。三环类抗抑郁药治疗 IBS 应以小剂量开始。王伟岸等研究发现，小剂量抗抑郁药治疗后，IBS 患者以腹痛、排便习惯改变为主的临床症状得到明显改善，但患者的症状焦虑积分在治疗期间降低不明显，而在治疗后的随访期间随着症状进一步改善明显下降，提示 IBS 患者的心理障碍可能不是特质性的，而是症状慢性迁延的后果，小剂量抗抑郁药通过非抗抑郁途经治疗 IBS。

（7）中医药治疗：中医药对 IBS 治疗有一定疗效，方法多样，越来越受到人们的重视，包括中草药治疗及针灸、推拿、按摩等方法。但尚未有说服力较强的试验能够充分证明，有待进一步的研究。

4. 行为心理治疗

IBS 是一种身心疾病，生物—心理—社会模式在其发病机制中发挥重要作用。行为心理疗法旨在通过减少患者心理应激程度，调节患者情绪，达到缓解临床症状，提高生活质量的目的。行为心理疗法主要包括以下 5 种：①认知行为疗法；②催眠疗法；③松弛疗法；④生物反馈疗法；⑤人际心理疗法。行为心理疗法能够缓解临床药物治疗 IBS 的不足，但目前仍无足够证据证实其疗效，仍需要大量的临床试验进一步证实。

（三）护理措施

1. 饮食护理

IBS 的各类型都与饮食有关，腹泻为主型 IBS 患者 80% 的症状发作与饮食有密切的相关性。因此，应避免食用诱发症状的食物，因人而异，通常应避免产气的食物，如牛奶、大豆等。早期应尽量进低纤维素饮食，但便秘型患者可进高纤维素饮食，以改善便秘症状。

2. 排便及肛周皮肤护理

可以通过人为干预，尽量改变排便习惯。对于腹泻型患者，观察其大便的量、性状、排便次数并记录。多卧床休息，少活动避免受寒，注意腹部及下肢保暖，做好肛门及周围皮肤护理，便后及时用温水清洗，勤换内裤，保持局部清洁、干燥：如肛周皮肤有淹红、糜烂，可使用抗生素软膏涂擦，或行紫外线理疗；对于便秘型患者可遵医嘱给予开塞露等通便药物。

3. 心理护理

IBS 多发生于中青年，尤以女性居多。多数患者因工作、家庭、生活等引起长期而过度的精神紧张，故应给其更多的关怀，自入院开始尽可能提供方便，使其对新的环境产生信任感和归属感，在明确诊断后更要耐心细致地讲解病情，使他们对所患疾病有深刻的认识，避免对疾病产生恐惧，消除紧张情绪。耐心细致的讲解，也会使患者产生信任感和依赖感，有利于病情缓解。

（四）健康教育

（1）指导患者保持良好的精神状态，注意休息，适当运动（如散步、慢跑等），以增强体质，保持心情舒畅。

（2）纠正不良的饮食及生活习惯，戒除烟酒，作息规律，保证足够的睡眠时间，睡前温水泡足，不饮咖啡、茶等兴奋性的饮料。

（3）当再次复发时首先通过心理、饮食调整，效果不佳者应到医院就诊治疗。

三、功能性便秘

便秘是指排便次数减少、大便量减少、大便干结、排便费力。而慢性便秘病程至少应达到6个月。2016年罗马Ⅳ功能性便秘诊断标准为目前国际上公认的功能性便秘诊断的“金标准”，其中包括排便费力、干球状便或硬便、排便不尽感、肛门直肠梗阻感或阻塞感、手法辅助排便及排便次数减少（小于3次/周）6个主要诊断要素，功能性便秘的诊断要求在上述6项中至少满足2项，同时在不使用泻药的情况下几乎不出现稀便，没有足够的证据诊断IBS，症状出现至少6个月且近3个月满足上述诊断标准。功能性便秘是一种临床常见病症，不少便秘患者疗效欠佳，严重者影响其生活质量。生活节奏、习惯的改变以及社会心理压力的增大等因素使得我国功能性便秘发病率逐年增高，有报道称大概有20%的人有便秘的症状。2002年北京的一份流行病学调查表明便秘的患病率大概为6.7%，而60岁以上人群慢性便秘患病率为7.3%～20.39%。国外的一项循证医学研究也表明，便秘的发病率为1.9%～27.2%，在世界大多数地方，其发病率相差不大，在妇女、老年人和社会经济地位低的人群中发病率较高。有50%～74%的老年人习惯每天服用泻药。滥用泻剂造成泻剂依赖、泻剂结肠等不良反应，增加医疗费用，造成医疗资源的浪费。

（一）护理诊断

1.临床特征

便秘的症状主要有以下几种，包括排便费力，排便为干球便或硬便，排便不尽感，肛门直肠梗阻感和（或）堵塞感以及需要手法辅助排便（如用手指协助排便、盆底支持等），每周排便少于3次等。当人们有其中一种或多种症状时就会称自己有便秘。除这些常见的症状外，慢性便秘患者还常伴有腹痛、腹胀、肛门直肠不适等症状。根据发病机制的不同，功能性便秘又分为四种类型：慢传输型、排便障碍型、混合型及正常传输型便秘（IBS-C），其不同分型及主要症状如下。其中，便秘型IBS特点是伴有腹痛、腹部不适等症状，且这些症状与便秘有关。

（1）慢传输型便秘：结肠传输延缓，主要症状为排便次数减少、大便干硬、排便费力。

（2）排便障碍型便秘：排便费力、排便不尽感、排便时肛门直肠堵塞感、排便费时、需要手法辅助排便。

（3）混合型便秘：患者存在结肠传输延缓和肛门直肠排便障碍的证据。

（4）正常传输型便秘：腹痛、腹部不适与便秘相关。

根据现有研究，功能性便秘主要与性别、年龄、生活习惯、社会状态、心理及消化系统功能异常等多种因素有关。近年的研究还表明，小肠细菌的过度增生及甲烷的产生可导致便秘，其中甲烷可使肠道收缩时间延长，进而引起慢传输型便秘。最新研究表明，便秘型 IBS 患者体内甲烷主要来自史氏甲烷短杆菌，通过使用抗生素及微生态制剂可使部分患者的便秘症状得到改善。

功能性便秘多以症状为主，少有体征，如果出现腹部明显压痛、腹部包块、贫血、胃肠型，就应该警惕器质性病变了，需要做详细检查。

2. 辅助检查

（1）实验室检查：患者需接受实验室检查以除外糖尿病、甲状腺功能减退症、高钙血症等可能引起便秘的器质性疾病。

（2）腹部 CT 及结肠镜检查：进一步除外腹腔占位性病变、肠道肿瘤、憩室、肠腔狭窄或梗阻、肠扭转等引起便秘的器质性疾病。

（3）结肠传输功能检测：结肠的运动对于结肠的储存、吸收、蠕动及排便功能有很大的意义，对于结肠传输功能的检测目前主要有 3 种方法：传统的结肠传输试验，结肠闪烁扫描术及无线运动性胶囊法。在确定属于功能性便秘后，需要通过上述检查方法来明确是否是慢传输型便秘。在我国比较常用的方法还是传统的结肠传输试验，具体方法如下。

患者于检查前 3 天停用泻药及影响肠道运动的药物和食物直至检查结束，检查期间生活和饮食习惯不变。连续 3 天每天吞服一粒含有 20 ～ 50 颗不透光标志物的胶囊，第 4 天和第 7 天或仅在第 7 天拍摄腹部立位片，计数左半结肠、右半结肠和乙状结肠标志物个数，并乘以 1.2（如果每个胶囊包含 24 个标志物，则乘以 1.0）就是每一部分的结肠传输时间。

（4）球囊排出试验：球囊排出试验是一种用来检测排便时肛门直肠运动的协调性的检查，最早由 Barnes 提出。其具体方法是将一个盛有 50mL 气体或水的球囊放入患者直肠中，并让患者在厕所中将其排出，若 3 分钟内能够排出则为正常。该方法简便易行，但即便结果正常，也无法完全除外盆底肌不协调收缩的可能。

（5）肛门直肠测压：该检查是目前应用最广泛的评估肛门直肠生理功能的检测，通过该项检测可以评估患者的肛门括约肌在静息状态下、收缩状态下及排便时的压力，此外还可以评估肛门直肠反射是否存在以及直肠的感觉是否正常。检查方法如下。

患者受试前 3 天停用一切影响胃肠动力的药物，测压前不做肠道准备，有便意者自然排便后受检。患者取左侧卧位或截石位，将测压导管插入直肠内，然后向外拉，边拉边测量括约肌的压力（传统水通道测压法）。目前，常用的是水灌注式测压仪，主要检查指标包括：直肠静息压、肛管静息压、肛管舒张压、肛管最大收缩压、肛管长度、直肠肛门抑制反射等。

排便时肛门直肠压力异常变化通常认为有四种类型：Ⅰ型：直肠推进力正常（直肠内压力≥ 45mmHg），伴有肛门内压力反常升高；Ⅱ型：直肠推进力不足（直肠内压力＜45mmHg），伴有肛管内压力反常升高；Ⅲ型：直肠推进力正常，但是肛门括约肌不松弛或松弛率≤ 20%；Ⅳ型：直肠推进力不足，同时肛门括约肌不松弛或松弛不良。

高分辨率肛门直肠测压是近年开始使用的一种优于传统水灌注式测压的新型检测方法，它可以更准确地描述肛门直肠内的压力环境，甚至可以提供肛门括约肌功能和压力变化的 3D 影像。3D 高分辨率肛门直肠测压可以观察耻骨直肠肌高压带，并观察肛门括约肌压力有无缺损，对治疗决策具有指导作用（如肛门括约肌缺损的手术治疗等）。3D 高分辨率肛门直肠测压的动态分析可以显示肛管及直肠的压力三维变化，使肛门直肠运动更为直观，有利于全面评估肛门直肠功能。但 3D 高分辨率肛门直肠测压常需要固态测压导管，而固态导管价格昂贵，这限制了其在临床中的大范围应用。

肛门直肠测压可以准确地反映模拟排便时肛门括约肌的不协调性，对排便障碍型便秘及肛门失禁具有较高的诊断价值。

（6）盆底肌电图：盆底肌电图是将针状电极或柱状电极插入肛门外括约肌皮下记录盆底肌群的肌电活动，将肌肉活动所释放的电信号转换成肌电图，它能够分析盆底肌群的运动单位动作电位。肌电图的图形能够显示在自主收缩时盆底肌群的收缩时长、振幅，并为其他检查提供有用的信息。当排便的时候如果耻骨直肠肌的运动单位动作电位没能降低，则可诊断为盆底功能障碍型便秘。

（7）动态磁共振排便成像：需要可以允许直立位拍摄的特殊磁共振成像检查设备，它突破了 X 线检查只能形成投射图像的局限性，也更安全，同时能够检查排便时直肠周围软组织的运动情况，对于肠套叠、脱肛等的诊断也更准确，但价格昂贵。

3. 诊断要点

功能性便秘的诊断首先通过详细询问病史除外药物性便秘可能，然后通过体格检查、实验室检查及影像学检查除外器质性病变引起便秘的可能，并且患者的症状要符合罗马Ⅳ的诊断标准才能诊断慢性功能性便秘。

根据罗马Ⅳ的诊断标准，功能性便秘诊断至少具备以下两条。

（1）至少 25% 的大便排便费力。

（2）至少 25% 的大便干燥或硬结。

（3）至少 25% 的大便时有排便不尽感。

（4）至少 25% 的大便感觉肛门直肠梗阻感。

（5）至少 25% 的大便需要人工帮助排便。

（6）每周排便少于 3 次。

如果诊断为慢性便秘，患者出现症状至少 6 个月，且在之前的 3 个月符合诊断标准。

（二）治疗方法

便秘的治疗目的是缓解症状，恢复正常肠道功能和排便习惯，调整患者的精神心理状态，根据病因合理治疗。

1. 调整生活方式

均衡饮食，多吃高纤维食物，定时进餐和排便，适度运动。膳食纤维是指食物中人类无法消化的部分。高纤维素食物包括：全谷类，豆类，新鲜水果，蔬菜。纤维增加大便量，消除多余的液体，并促进更频繁和定期的运动。与膳食纤维同样重要的是要喝足够的液体，如果液体摄入不足，会使大便变硬而难以排出。膳食纤维与液体对肠道运动是必要的，且每个人的需要量有所不同。设定一个合适的、不会被打扰的时间，然后每天都尽量在这个时间排便，这个时间最好是在清晨起床后或饭后 2 小时内，因为胃结肠反射（蠕动波推动粪便从结肠到直肠）发生于饭后 20 ～ 30 分钟，此时有利于大便排出。同时在排便时应集中注意力，减少外界的干扰。

2. 药物治疗

（1）容积形成剂：通常被认为是最安全的通便药，但可能会影响某些药物的吸收，同时它也是一种纤维素补充剂，遇水后增加大便的体积并增强胃肠运动。成品有车前草、多羧钙、甲基纤维素、糠。需要注意的是，必须要摄入足够的水才能使容积形成剂发挥作用；如果摄入水不足，反而会导致腹部饱胀感，甚至发生肠梗阻。容积形成剂是治疗慢性便秘尤其是缺乏膳食纤维的患者的一线用药，但价格较为昂贵。

（2）大便软化剂：具有清洁剂的作用，可增加大便的水分，它们常被用于手术或分娩后等容积形成剂无用或不耐受的情况。其代表药物有多库酯钠。矿物油是一种润滑剂，可以使大便润滑，儿童患者对其耐受性也较好，抽吸以及类脂质肺炎是儿童和老人应用矿物油时的常见并发症，目前几乎没有关于它的随机临床研究。多库酯钠对大便的软化作用比车前草弱。

（3）渗透性泻剂：是一类不易吸收的物质，由于它们的渗透压较高，从而可引起体内液体流入到小肠和结肠内，进而增加大便的容积，促进大便排出。应用较为广泛的有聚乙二醇、乳果糖、山梨醇、氢氧化镁等。其中聚乙二醇的应用证据最为充分，引起的腹胀等不良反应较其他渗透性泻剂少。由于其治疗便秘的高效性而被视为慢性功能性便秘治疗的“中流砥柱”，并且连续使用 2 年以上仍然有效。而且，对于儿童患者来说，聚乙二醇的耐受性和疗效要比其他几种泻剂好。乳果糖治疗便秘的效果与车前草及山梨醇相似，但它更容易发生恶心等不良反应。对氢氧化镁及镁盐的临床研究很少，且其应用过程中可能出现高镁血症，故临床不作为常用治疗药物。

（4）刺激性泻剂：番泻叶和比沙可啶是最常用的刺激剂，它们作用于结肠的肌间神经丛从而引起肠道肌肉规律性收缩，这样可以缩短传送时间，且起效迅速。其不良反应有腹部绞痛和腹泻，有些药物可导致肝损害。研究表明某些刺激性泻剂中的有效成分——酚酞可能增加罹患结肠癌的风险。而因长期应用番泻叶导致结肠黑变病也有发展为结肠癌的风险。目前，尚无证据表明患者对刺激性泻剂有依赖性，但很多患者需要规律服用这类药物以达到“正常”排便的目的。专家建议短期、间断应用刺激性泻剂，不宜长期大量使用。

（5）氯离子通道激活剂：氯离子通道激活剂是一种二环脂肪酸，它通过选择性激活胃肠上皮表皮层 2 型氯离子通道从而增加肠道液体的分泌。鲁比前列酮是其中的代表药物，它 2004 年获得 FDA 的批准用于长期治疗慢性便秘。其在增加慢性便秘患者自主胃肠运动和改善自我感觉的方面更有效。已知的不良反应包括头痛，恶心和呕吐，但比较轻微，容易耐受。长期应用比较安全。

（6）5- 羟色胺 4 受体激动剂：5- 羟色胺 4 受体分布于初级传入神经元、平滑肌细胞、肠道嗜铬细胞和结肠的肌间神经丛中。他们介导其他能够引发胃肠运动的神经递质的分泌。替加色罗对治疗 IBS 中的便秘型和 65 岁以下病因未明的便秘有良好的疗效。但因为它可能增加心血管病事件的风险，最终在 2008 年退市。新药普鲁卡必利是一种高选择性 5- 羟色胺 4 受体激动剂，在人和动物的在体、离体试验中均具有促进胃肠运动的作用。临床上，它明显地增强了肠道运动，文献报道可减轻慢性便秘患者的症状，尤其是严重的患者，并且几乎没有严重的心血管不良反应。2009 年该药在欧洲批准上市，2013 年初已在中国上市。

（7）鸟苷酸环化酶C受体激动剂：利那洛肽是一种14个氨基酸的多肽，它作用于结肠上皮的鸟苷酸环化酶C受体，并导致小肠液体分泌增多，缩短了结肠传输时间，它的作用强度和安全性已经被随机对照的实验验证，到目前为止结果良好。

（8）其他治疗：乳酸杆菌和双歧杆菌被认为是大肠内的共生菌，与其他的有害病原菌形成竞争保证肠黏膜健康。据报道，这两种细菌在慢性便秘患者体内水平都很低，这就支持将益生菌用于治疗慢性便秘和其他炎症性肠病。相对性研究表明，补充双歧杆菌可缓解因低热量饮食引起的便秘。益生菌与缓泻剂协同作用，可以增加大便的频率。

3. 精神心理治疗

对于长期便秘的患者应适当予以精神心理治疗，以缓解焦虑情绪，并使其充分认识到良好的心理状态及睡眠对于缓解便秘症状的重要性。

4. 生物反馈治疗

生物反馈疗法是以操作性条件反射为基础，借用专门的设备将人体细小的生理活动信息放大，转换成易于识别的屏幕信号。通过医师指导，患者根据屏幕上变化的图案信号完成正常的排便动作，学会协调肛门肌群及腹部肌群的运动，纠正异常的肌电活动，调整生理反应，重新建立正确的排便反馈通路，协调耻骨直肠肌悬韧带和肛门外括约肌松弛，达到治疗便秘的目的。国内外多项功能性便秘诊治指南均推荐了该项疗法，并得到国际认可。我国2013年修订的慢性便秘指南也将生物反馈疗法治疗排便障碍型便秘作为可靠的推荐疗法。研究资料显示，该疗法对排便障碍型便秘治疗的缓解率达到70%～80%，且对各型便秘均有较好的疗效，对排便障碍型便秘疗效尤佳。同时可以提高患者的生活质量，缓解患者的焦虑情绪，耐受性较好。到目前为止，几乎没有不良反应的报道。但目前生物反馈疗法在世界范围内尚无统一标准。近几年国内一些大型医院陆续开始开展该项治疗手段，其治疗有效性有待进一步观察。

5. 体表电刺激治疗

体表电刺激疗法是近些年比较受关注的治疗功能性胃肠病的非药物疗法。基于中医针灸及电针疗法机制延伸的体表电刺激主要用于治疗慢传输型便秘，有部分研究认为治疗排便障碍型便秘也有一定疗效。它通过对特定神经的脉冲电刺激调节、支配盆底肌的神经反射，发挥对慢性排便功能障碍的治疗作用。1995年Hughes等第一次发表了结肠电刺激调节结肠运动的研究。随后，许多研究者在研究结肠刺激诱发结肠电传导或结肠蠕动可能性时，发现结肠短波串刺激显著增强结肠的转运。体表电刺激常用穴位与中医针灸穴位类似，通常选足三里、上巨虚、天枢等穴。电刺激治疗排便障碍的原理尚不是很清楚，可能与选择性的刺激支配远端肠道的细直径神经纤维，加快结肠活动，调节胃肠激素水平，调节肠平滑肌收缩有关。

6. 手术治疗

患有由慢性结肠传导引起的药物治疗无效的难治性慢性便秘的患者，在进行严格的评估后，可考虑手术治疗。慢传输型便秘患者可考虑的手术种类有：全结肠切除或部分结肠切除、结肠旷置术或末端回肠造瘘术等。有肛门、直肠结构异常的患者可进行相应的手术治疗，而盆底功能障碍的患者应谨慎选择手术治疗。

（三）护理措施

1. 建立规律的排便习惯

规律的排便习惯有助于预防便秘。应指导功能性便秘的患者养成定时排便的习惯，即无论有无便意，每天均应定时排便，排便时注意力集中，排便最佳时间是早餐后，蹲厕时间一般 10 ～ 20 分钟，便秘者应避免过久无效排便，以免导致脱肛、痔疮等记录排便次数、性状及颜色。

2. 保持一定活动量

适当的体育运动对于缓解功能性便秘有一定的疗效。早、晚饭后行走 60 分钟，保持站立，顺时针按摩腹部 10 ～ 20 次，然后左右转动腰骶部，睡觉前进行下蹲训练 10 次可有效缓解便秘。为住院患者创造良好的排便环境，如遮挡屏风。

3. 心理护理

帮助患者克服自卑心态；加强心理健康宣教，建立积极应对策略；缓解负性情绪，重建康复信心；优化医疗环境，培养良好的生活习惯。

4. 饮食护理

（1）摄入充足的水分：多饮水，尤其是每天清晨喝 1 杯温开水或盐开水可有效改善便秘，但应注意饮水技巧，即饮水宜大口多量，晨起空腹饮温开水 300 ～ 400mL，分 2 ～ 3 次饮尽，每日摄入水分 2000 ～ 3000mL。

（2）进食足够的膳食纤维：膳食纤维具有亲水性，能使食物残渣膨胀并形成润滑凝胶，达到增加大便容积、刺激肠蠕动的作用。因此，便秘患者可增加进食干豆及粗粮类含膳食纤维多的食物。

（3）培养良好的饮食习惯：定时进餐，且饮食要冷热适当，不可过冷过热，不可进食高盐食物，不偏食，避免过食辛辣、煎炸、甜食、零食、浓茶等，勿暴饮暴食合理搭配食物，增加食欲，适当增加花生油、芝麻油等摄入以润滑肠道。苹果和柿子含有较多鞣酸可导致便秘，不宜多食。

5. 用药指导

指导或协助患者正确使用简易通便法，如使用开塞露、甘油栓等，并在药物注入直肠内后尽量保留药物，观察用药后疗效。向患者解释长期使用缓泻剂的后果及可能引起便秘的药物，嘱患者尽量避免使用。

6. 并发症处理及护理

功能性便秘可能对全身健康状况有影响，甚至导致其他疾病过度用力排便，可引起心脑血管意外，如心绞痛、心肌梗死，需要积极医疗干预抢救；较长时间蹲位排便站起可引起直立性低血压而昏厥和跌倒，重在预防跌倒发生；合并前列腺增生患者可因大便滞留压迫致排尿困难和尿潴留，需及时导尿；严重便秘者可使老年人已薄弱的腹壁发生各种类型腹壁疝或加重疝的病情，需手术治疗；长期严重便秘后肠腔内毒素过多吸收能够引起记忆力和思维能力下降，以及头痛、头晕、食欲缺乏、失眠等。

（四）健康教育

1. 饮食习惯的适应

鼓励患者多饮水、菜汁、水果汁或蜂蜜水，每天清晨一杯温开水或盐开水，润滑肠道，刺激肠蠕动，平时多饮水也有润便的作用。进食清淡富含纤维的食物，如标准面粉、杂粮。多食瓜果蔬菜，选一些含纤维素较多的蔬菜，如萝卜、韭菜、芹菜、圆白菜、油菜等。这样，通过肠道的食物残渣多，可以使排便次数增多，避免过度煎炒、酒类和辛辣食品。

2. 排便习惯的适应

养成定时排便的习惯，防止大便堆积，大便过干过硬、无力排出者可在手指上涂凡士林油抠出大便。在训练排便习惯的同时可结合药物清洁肠道。

3. 心理调适

便秘患者常伴有焦虑症，可加重便秘，故需进行心理调适。多安慰开导患者，运用沟通技巧，耐心倾听患者倾诉，让其宣泄调节不良情绪，保持良好的心理状态。

4. 建立健康的行为方式

久坐少动的患者应适度增加运动量，以增加胃肠蠕动。双手重叠，顺时针绕脐用力推按腹部，可辅助刺激胃肠蠕动。多做腹肌和盆底肌锻炼，如排便动作锻炼和提肛肌的收缩。

（邱思宇）

参考文献

[1] 李雪莲，蓝考，吴勇军. 药物治疗与精神心理干预对功能性消化不良的临床疗效[J]. 心理月刊，2022，17（4）：161-163.

[2] 张伟，叶仁江，陶艳华. 肠易激综合征患者的个性特征和心理因素探究[J]. 中国现代药物应用，2019，13（22）：59-60.

[3] 郑海娟，陈冰，卢小红，等. 功能性消化不良患者的精神心理影响因素调查分析与干预对策[J]. 护理实践与研究，2018，15（9）：17-19.

[4] 范筱. 消化系统疾病患者心理因素调查分析[J]. 中国实用神经疾病杂志，2015，18（16）：92-93.

第二节 肿瘤患者精神障碍

恶性肿瘤所致的精神障碍主要是指中枢神经系统以外的躯体系统的恶性肿瘤所引起的以精神活动异常为主要临床表现的器质性精神障碍。

恶性肿瘤与精神障碍发生之间密切相关，如精神因素导致癌的发生及发展。①负性情绪为癌症产生的条件。许多患者长期存在不能松弛的情绪冲突，如愤怒的情感被长期压抑而不能发泄；不能发表自己的反对意见，社会适应困难；不能承担重要亲友死亡带来的紧张及痛苦。许多患者具有癌前不良情绪，经常处于一种消极情绪中，如消沉、悲观、抑郁、绝望，在这种抑郁基调下，使中枢神经系统也处于一种压抑状态，这样削弱了机体的免疫机制，使机体对癌症的感受性增强，为癌症的发生创造了条件。②性格因素的影响。癌症患者的性格中都有一些共同的特征，有学者将其命名为C型行为。主要表现为过分地控制自己，压抑自己，较少具有情绪发泄，过分耐心、回避冲突、过分合作、屈从让步、不作决定、不拒绝、对负性情绪的控制能力强，追求完美、生活单调等，这类性格导致对癌症的易感性。③生活事件的影响。有学者发现生活事件在癌症患者发病前较正常人明显增多，尤其是年轻癌症患者生活事件对其影响更明显。④心理因素对免疫学的影响。正常情况下，人体具有免疫监护功能，这种功能可以及时识别癌细胞，并进行杀灭及抑制。虽然在现实生活中，我们随时可以遇到致癌因素，这些致癌因素也可以诱发人体出现癌细胞，但正是由于我们人体具有免疫监护功能，才能不断地发现及杀灭癌细胞，这样可以使癌症不能发生。当人体的正常免疫功能受到抑制时，才可发生癌症。心理因素可以通过对人体正常的免疫功能进行抑制而诱发癌症。⑤患者的精神状态对癌症的发现及预后有重大的影响。抑郁的人比乐观的人更易患癌症。而且在癌症的过程中，具有抑郁情绪，往往导致过早死亡。那么，对那些知道癌症性质的人，其生存时间比不知道癌症性质的人要长。良好的心理素质，可以使癌症患者病程延长，预后较好。

癌症过程中所出现的精神障碍有以下两种情况。①癌症患者正常的心理反应：在癌症过程中所出现的精神症状，一部分是患者正常的心理反应。因为癌总是与死亡紧密相连的，而且在抗癌治疗过程中，往往伴随着令人难以忍受的不良反应，这样往往使癌症患者较其他患者更易产生复杂的心理反应，如愤怒、抑郁、紧张、食欲及睡眠障碍。但并不是所有的癌症患者都出现严重的心理反应，患者是否出现心理障碍，因患者的基本健康状况、个性特征、病情的严重程度、预后判断及患者对“癌”的认识了解不同而异。②在癌症患者中可同时发生各种“功能性”精神疾病：患者既患癌症又患精神病，患者既往可能有类似的精神病病史，而目前表现为典型的功能性精神病。③癌症本身的发展或抗癌治疗过程中因使用各种药物而发生精神障碍：由于癌症本身的发展或夹杂症而引起精神障碍。一种表现为迟缓的病呆综合征，另一种则表现为急剧进展的意识障碍综合征。这种病症的原因一是由于癌的颅内转移，多见于肺癌、前列腺癌、胃癌；另一个原因则为代谢性脑病，是由于有关系统发生衰竭而导致的，多见于肺癌、肝癌、胃癌伴转移时。在抗癌过程中，由于药物对机体的某些环节产生影响，如放射治疗对神经系统的损伤，也可以导致精神异常。如由于 L- 天门冬酰胺酶可能影响蛋白质的合成，而导致患者出现精神混浊，甚至谵妄。另外，激素的使用导致患者情绪不稳、欣快或抑郁，甚至出现类固醇性精神病。

一、恶性肿瘤所致的精神病综合征

（一）适应反应及适应性障碍

恶性肿瘤患者在确诊后，都会立即感到严重的精神打击，出现心理应激反应。日常生活的正常秩序被打乱，情绪低落，甚至举止失措，食欲下降，睡眠障碍，体重减轻。患者的心理反应分为 5 个阶段。①第一阶段为震荡和否认阶段。患者最初的反应是茫然不知所措，并会拒绝这一严酷的现实，怀疑医师的诊断是否正确，觉得自己不会如此不幸。②第二阶段是愤慨阶段。患者往往对疾病感到愤恨，抱怨癌症为什么会长在自己身上，对医师的治疗措施也有很多意见。③第三阶段是妥协阶段。无可改变的事实迫使患者与疾病妥协，生存的欲望使患者寄希望于治疗。此阶段患者病急乱投医，求助于医师或朋友，甚至乞求于上帝。平素不信迷信的人，此时此刻也请来巫师或草医为自己治病。愿意接受任何治疗，甚至是严酷的冒险治疗，千方百计地试图延长自己的生命。有些患者幻想自己的病由于发现得早或认为自己的病还很轻侥幸可以存活。④第四阶段是抑郁阶段。患者在疾病不可能治愈、生的希望已经泯灭时，陷入了极度抑郁中。出现失望、哭泣、抑郁、精神运动性抑制、睡眠障碍，甚至自杀。⑤第五阶段是接受阶段。最后患者会逐渐接受肿瘤终将使自己死亡的现实，抑郁症状逐渐消失，心情反而变得很平静，向家庭和亲友交代医嘱，尔后平静地等待死亡。

恶性肿瘤患者从确诊到死亡这一阶段中，或多或少地会出现不同程度的适应反应；首先是震惊，然后是焦虑不安，担心丧失功能，毁坏容貌，经济耗竭，害怕死亡，抗议、愤怒等，或麻木、空虚、孤独，甚至陷入无反应状态。此时患者躯体症状增加，饮食、睡眠差，日常生活规律颠倒，症状通常变化不定，持续时间短暂，一般数小时到数日便可回到现实生活中去，当急性应激反应的症状至少持续 1 周以上，且内容固定，并显著妨碍患者日后的社会功能，此时应考虑适应障碍的诊断。

（二）抑郁

随着医疗水平的提高，肿瘤的存活率上升，复发率下降，生存期延长，有几种恶性肿瘤已经有了相当长的存活期，肿瘤已经不再是一种绝症。但是，肿瘤在大多数社会成员中的印象仍是绝症，是死亡的影子。因此，大多数肿瘤患者具有抑郁情绪。有学者报道，70% ～ 80% 的恶性肿瘤患者有抑郁症状，其中 6.2% 有自杀行为。通常对身体健康者的抑郁主要依据食欲缺乏、失眠、疲劳、乏力、体重减轻、精神运动迟缓及性欲减退等症状进行诊断，但这些症状对于肿瘤患者来说是很常见的症状。因此，恶性肿瘤患者所致抑郁症最好的评估是抑郁心境的严重程度、绝望感、罪恶感、无价值感和自杀观念。

自杀是恶性肿瘤患者抑郁情绪的一个重要表现，恶性肿瘤患者自杀常常是为了尽早摆脱无法忍受的痛苦所采取的一种行动。恶性肿瘤患者自杀的高危因素有以下几点：①抑郁和失望感；②难以控制的头痛；③轻度谵妄；④失控感；⑤筋疲力尽感；⑥焦虑；⑦以前存在其他精神病情况，如物质滥用、病态人格、重性精神疾病；⑧急性家庭问题；⑨病前有企图自杀的病史；⑩阳性自杀家族史；⑪ 精神病患者中其他多见的自杀危险因素。用以上这些高危因素来评估恶性肿瘤患者，可尽早发现问题，及时采取相应的措施来防止患者自杀。

（三）焦虑

恶性肿瘤患者普遍存在焦虑症状，焦虑症状的产生可以由以下几种原因产生。①对恶性肿瘤患者的正常应激反应。②对恶性肿瘤的适应性障碍症状。③谵妄症状。④抑郁综合征症状。⑤由于原有疾病的复发或病情加重而出现。⑥服用药物所致：如服用支气管扩张药、类固醇制剂、干扰素、抗精神病药物，用于镇吐。

焦虑可以表现为急性焦虑障碍，也可以是广泛性焦虑。表现为：突发的惊恐体验，仿佛死亡将至，濒临末日感，同时伴有心搏加快、胸痛、呼吸困难、头晕、眩晕等躯体和自主神经功能紊乱的症状。

（四）谵妄

谵妄是患者在意识清晰程度受损的基础上表现出的不同程度的定向、记忆、判断、感知、思维等精神活动的异常。恶性肿瘤患者，常常由于以下原因导致谵妄。①恶性肿瘤本身及其恶性肿瘤治疗过程中所致。如抗癌药物导致的中枢神经系统中毒而出现的谵妄症状。②与恶性治疗相关的躯体障碍所致。如：代谢性脑病；重要脏器的衰竭；电解质紊乱（如高钙血症）；缺氧，尤其是肺衰竭及贫血；营养缺乏，如维生素 B_1、叶酸、维生素 B_{12} 缺乏；感染，尤其是患有免疫抑制的恶性肿瘤患者；血管性障碍（特别是有血液凝固性病变的患者）；内分泌及激素异常。

（五）痴呆及其他器质性综合征

在原发性颅内肿瘤或躯体恶性肿瘤颅内转移时，患者常可出现计算、记忆、理解等智力障碍。临床上主要表现为进行性记忆减退或智能减退，呈欣快状态，少数患者伴有痉挛、瘫痪、失语、不自主运动，病程无缓解倾向。另外，器质性遗忘综合征、器质性幻觉、妄想综合征症状在恶性肿瘤的患者中时有发生，并很少以某个独立综合征出现，常常是多种症状混合出现。

（六）与恶性肿瘤并存的精神疾病

有精神疾病病史的恶性肿瘤患者，在治疗恶性肿瘤期间可能会复发。这类疾病有精神分裂症、躁狂抑郁症等。

二、恶性肿瘤治疗期间所出现的精神症状

（一）患者对医疗措施的适应问题

在一些平素适应能力很差的患者，对医院环境及必须严格配合的治疗不能形成新的良好的适应性行为，常出现对治疗、医务人员的对立情绪及过分依赖，完全为被动行为，他们常常要求医护人员对自己过度关注。

（二）治疗过程中所出现的精神症状

（1）放疗常常可以导致恶性肿瘤患者强烈的精神苦恼。

（2）放疗引起的恶心、呕吐、疲劳、精神不振，常使患者感到焦虑、担心、害怕，甚至出现反应性抑郁，偶尔还可出现重性抑郁发作。

（3）放射性脑病：常引起神经、精神并发症。主要有 3 种表现形式：一是伴有颅内压增高的急性综合征（治疗后几分钟至数小时内出现）；二是早期延迟性综合征，在治疗 6 ～ 16 周发生，表现为头痛、嗜睡，部分有局灶性体征；三是不可逆的晚期延迟性综合征，一般在治疗后数月至数年发生，表现为头痛、人格改变。前两个综合征是自限性的，可以恢复。

（4）放疗所致认知功能障碍，主要见于治疗性或预防性全大脑放疗的患者及年幼的患者。主要引起记忆障碍、学习困难及智能障碍。

（三）化疗过程中所出现的精神症状

主要是因为化疗药物可以引起代谢异常或重要脏器衰竭，进而间接引起精神神经症状。也可以直接导致中枢神经系统中毒而出现精神神经障碍。

1. 精神及神经并发症

抗癌药物引起的精神神经并发症主要有脑病、急性脑病综合征、肌病、神经系统病变。而抗癌药物引起的精神症状常以情绪变化、轻微的认知功能障碍及人格改变为主要表现。这些精神症状是可逆的，持续数天至数周，停药后可自行缓解。

2. 引起精神神经并发症的抗癌药物

（1）引起脑病的抗癌药物，如甲氨蝶呤、六次甲基胺、5- 氟尿嘧啶、甲基苄肼、顺氯氨铂、卡氮芥、环磷酰胺、左旋门冬酰胺、阿糖胞苷等药物。

（2）引起急性脑病综合征的抗癌药物，如5-氟尿嘧啶、阿糖胞苷、甲基苄肼、六次甲基胺等药物。

（3）引起肌病的抗癌药物，如甲氨蝶呤（鞘内注射）、阿糖胞苷（鞘内注射）、塞替哌（鞘内注射）。

（4）引起神经病的药物，如甲基苄肼、长春新碱+泼尼松，长春新碱+6-巯基嘌呤、丙脒腙-GAG、阿糖胞苷等药物。

（5）引起耳毒性反应的药物，如顺氯氨铂。

3. 引起情绪和其他精神症状的化疗药物

（1）氯烯咪胺可引起患者抑郁、自杀，尤其是与六次甲基胺合用时易发生。

（2）长春新碱易引起抑郁，还可使5%的患者出现幻觉，该药有积累性毒性，使神经细胞退化。

（3）长春花碱经常引起可逆性抑郁。

（4）L-门冬酰胺引起可逆性抑郁，并可引起致死性脑病。

（5）羟基脲可引起幻觉。

（6）干扰素在4000万U剂量时常产生焦虑和伴有自杀观念的抑郁症状。

（7）类固醇药频繁引起精神症状，主要表现为情绪改变，如躁狂或自杀性抑郁以及明显的精神病状态。

三、西医治疗

（一）抗抑郁治疗

对抑郁症状持久而严重的患者，就必须在进行心理干预的同时给予药物治疗。抗抑郁药一方面可以减少癌症患者精神上的痛苦，增加治疗的依从性，恢复战胜疾病的信心；另一方面，抗抑郁药也往往具有一定的镇痛作用，能改善癌症患者常见的躯体症状，提高患者的免疫功能。在临床上观察，抗抑郁药可以有效地缓解80%患者的抑郁症状。在癌症患者中抗抑郁药的剂量宜小，以最小的剂量开始，逐渐加到适宜的剂量。疗程包括急性期、持续期、维持期3个阶段，急性期治疗3～6周，而后进入持续期治疗3～6个月，如果在此期停用药物，复发率为50%，故应继续维持半年左右以预防抑郁复发。但应用抗抑郁药治疗一定要在医师指导下进行。目前，用于癌症患者的抗抑郁药有以下几类。

1. 三环类抗抑郁药

如阿米替林、丙米嗪，不仅具有抗抑郁作用，还有一定的抗焦虑作用，有时还可用于缓解癌性疼痛。但三环类抗抑郁药不良反应很多，如抗胆碱能作用所致视物模糊、心律失常、传导阻滞、便秘、尿潴留、记忆功能损害，抗组胺作用所致嗜睡、肥胖，抗肾上腺素能作用导致直立性低血压，所以这些药物在癌症患者中应用受限。

2. 选择性5-羟色胺再摄取抑制药

如氟西汀在癌症患者中应用，可以广泛地改善患者的精神症状，如焦虑、敌意、抑郁。对同时伴有焦虑的患者则这些药物效果更好，如帕罗西汀、左洛复、氟西汀等药物不仅具有抗抑郁作用，同时也具有抗焦虑作用。癌症患者的焦虑应尽量应用上述抗焦虑药物，因为苯二氮䓬类药物如地西泮、三唑仑等均可加重患者的抑郁症状。

3. 5-羟色胺与去甲肾上腺素再摄取抑制药

尤其是文拉法辛，不仅对重症抑郁效果好，而且起效快，可以使癌症患者恢复生存的希望，改善其治疗依从性，对癌症患者的预后起较好的促进作用。有时这类药物可以出现一些不良反应，如焦虑、失眠、胃肠道反应，一般情况下，这些不良反应较轻，数天后即可缓解。尚未见该药由于单独超量致死的报道，故安全系数较大。

4. 其他类抗抑郁药

如米氮平、米安色林或曲唑酮对患者抑郁、焦虑症状治疗好，且由于其具有较强的镇静作用，对患者伴发的睡眠障碍具有较好的疗效。

（二）抗焦虑治疗

对症状严重的焦虑患者，应给予适当的抗焦虑药物，常用的药物为苯二氮草类，疗程不宜过长，一般用药2～4周。不能长期使用，长期使用易造成药物依赖，一旦停用，则可出现戒断综合征。此外，某些苯二氮草类药物还可以导致抑郁，苯二氮草类应在精神科医师的指导下使用。由于焦虑障碍的患者90%伴有抑郁症状，二者之间可相互加重，因此可选用具有抗焦虑和抗抑郁作用的药物以及应用方便、不良反应较小的药物，如帕罗西汀、氟西汀、左洛复及文拉法辛等。有时疼痛可加重癌症患者的焦虑情绪，因此要想缓解患者的焦虑症状，应首先缓解患者的疼痛，这样可以使患者配合医师进行各种检查、治疗。

（三）抗精神病症状治疗

抗精神病药物应选择非典型的抗精神病药物，并且要注意小剂量，如卓乐定、阿立哌唑等。

（四）谵妄状态的治疗

（1）应针对病因进行处理。找到患者出现谵妄状态的原因，是营养不良、合并感染、药物影响，还是水、电解质和酸碱功能失调所引起的，根据病因进行针对性的处理。

（2）应保证癌症患者营养的供应。以防止水分、维生素及电解质平衡紊乱，改善大脑循环，促进脑功能的恢复。

（3）患者家属对有意识障碍的患者应注意安全，以防止自杀、自伤、冲动、摔倒等。

（4）配合精神科医师，给予对症治疗以控制行为和精神症状，根据患者的病情可适当给予患者抗焦虑药、非典型抗抑郁药和非典型抗精神病药物，但剂量要小，应为常规剂量的1/3左右，待症状控制后减药或停药。较为安全的抗精神病药物为非典型抗精神病药物，如卓乐定可口服或肌内注射，这种药物对老年人相对安全，对患者的心率、血压及呼吸影响较小，但是对Q-T间期影响较大，如果患者有Q-T间期延长则慎重使用。口服后6～8小时血药浓度达到高峰，肌内注射作用出现得更快，30～60分钟即可出现镇静作用。另外，非典型抗精神病药物如卓乐定不良反应轻、安全系数高，只需口服一次就可以迅速克服癌症患者所致的精神病性症状，改善患者的认知症状，但因其对粒细胞有影响，故应注意监测血常规。患者在服用药物后，应注意药物反应，如肌张力过高、头晕，及时给予护理，以防发生跌伤。此外，所有的非典型抗精神病药物均可以选用。

四、中医中药治疗

（一）治疗原则

1. 理气解郁

气是推动人体生命活动的原动力，是人体生命活动最基本的精微物质，是人身之根本。若情志失调，气机不畅，则可导致多种精神疾病发生。如《素问·举痛论》曰："百病生于气也。"《素问·通评虚实论》曰："……癫疾厥狂，久逆之所生也。五脏不平，六阴闭塞之所生也。"而《素问·举痛论》中的"怒则气上，喜则气缓，悲则气消，恐则气下，惊则气乱，思则气结"，则是对气机紊乱导致精神疾病的高度概括。

根据《素问·至真要大论》"逸者行之，结者散之，高者抑之"的理论，以及沈金鳌之"气升则降，气逆则调"的治疗原则，临床采用理气解郁之法以疏畅气机，调整脏腑功能，达到调治精神之目的，常用药物有柴胡、香附、延胡索、青皮、枳壳、金铃子、薄荷、佛手等，代表方剂有逍遥散、四逆散、柴胡疏肝散等。

2. 清热泻火

由火邪引发的精神疾病，《黄帝内经》早有描述。如《素问·至真要大论》曰："诸躁狂越，皆属于火。"认为躁狂乃由火热炽盛所致，并提出以"生铁落饮"治疗狂病之"热盛""阳盛"。后世根据这一病因病机，制订出许多清热泻火的方剂。此外，"诸躁狂越"除狂病可以出现外，因情志失调导致气机不畅之精神疾病也可出现火热之证。如《素问玄机原病式·六气为病·热类》曰："若志过度则劳，劳则伤本脏，凡五志所伤皆热也……情志所伤，皆属火热。"五脏之内藏有五志，脏蕴于内而志形于外，五志之用不可不及，也不可太过，太过则脏气内郁而化火生热。五志之中，喜为心志，若心神不宁，火邪上扰，脑神被击，其人多大笑狂笑，乃情动与内，火从心发，上扰脑神或因心火济之肾水，火亢于上，水竭于下，神躁失养，而发精神疾病。刘完素在《素问玄机原病式·六气为病·火类》中说："多喜为癫，多怒为狂，然喜为心志，故心热甚则多喜而为癫；怒为肝志，火实制金不能平木，故肝实则多怒而为狂，况五志所发，皆为热……"《素问玄机原病式·六气为病·热类》也说："火为阳，故外清明而浊昧。其主动乱，故心火甚则肾水衰，而志不精一。虚妄见闻，而自为回答，则神志失常，如见鬼神也。"

而对癫狂以外的其他精神疾病，火热之邪也十分多见。因此，精神科临床中，火热证是不容忽视的一种类型。临床上治疗火热证主要有寒凉泻火法和清热养阴法两种。对兴奋躁动、狂乱不安、行为冲动等明显阳明火盛的狂证患者，多采用寒凉泻火法，常用药物有龙胆草、黄芩、黄连、黄柏、栀子、大黄、生石膏、木通等，代表方剂如龙胆泻肝汤、大承气汤、泻心汤、泻肝汤、当归龙荟丸等。

而对久热伤阴，"阳盛阴虚则水弱火强"（《格致余论》）的患者，应在清热泻火的同时，给予大剂量的养阴药物，以达壮水熄火的目的。常用药物有知母、生地黄、玄参、麦冬、天冬、沙参、黄柏、熟地黄、龟板等，代表方剂有加减玉女煎、清营汤、二阴煎、大补阴丸、知柏地黄丸等。

3. 涤痰开窍

中医认为，痰与精神疾病的关系密切。早在《黄帝内经》就有治疗狂证宜"下其痰"的记载。张子和、朱丹溪首创痰迷心窍学说。如朱丹溪《丹溪心法·癫狂》曰："癫属阴……大多因痰结于胸间。治当镇心神，开痰结……癫者，神不守舍，狂言如有所见，终年不愈，心经有损，是为真病。如心经蓄热，当清心除热，如痰迷心窍，当下痰宁志。”《景岳全书》中有“癫痫多由痰起，凡有所逆，痰有所滞，皆能壅闭经络，格塞心窍……”指出了治疗癫痫应注意豁痰开窍的治则。后世医家也多以痰立论，逐渐形成了对癫狂病因、病机以痰论治的主要学派。以痰论治精神病，其治则治法在临床分为两大类：一类以“涌吐顽痰”为主，用峻药猛攻以求迅速控制病情，常用药物有瓜蒂、巴豆、砒霜、大黄、甘遂等，代表方剂如三圣散、瓜蒂散、控涎丹、将军汤等。另一类以“清下痰火”为主，用大量较缓和的祛痰药物以消化体内的痰浊，常用药物有胆南星、浙贝母、瓜蒌、郁金、半夏、竹茹、陈皮、青皮、石菖蒲、白芥子、天竺黄等，代表方剂如温胆汤、宁志化痰汤、解郁化痰汤、涤痰开窍汤等，因这类治疗方法作用较缓和，不会产生严重吐泻，故临床上运用较多。

4. 活血化瘀

“瘀血”与精神疾病的关系由来已久，早在《黄帝内经》就已提出“血”与“神”的关系，认为“神为血气之性”(《灵枢・小针解》)，“血有余则怒，不足则恐”(《素问・调经论》)。汉代张仲景提出“热入血室”“蓄血”“热结膀胱”等证。并创桃核承气汤、抵挡汤等活血破瘀的治法；李梴提出“血迷心包”“败血上冲”等精神疾病病理机制，并采用泽兰汤加失笑散，或逍遥散加远志、桃仁、红花、苏木以调气破瘀。同时，还提出男子夹瘀血者，用陶氏当归活血汤；对妇女产后精神病用开迷散、夺命散、调经散等活血化瘀方剂。此外，也有因情志变化而致瘀者，如《医述》引罗赤诚论：“……因怒伤血逆，上不得越，下不归经，而留积于胸肋之间者，此皆瘀血之因也……”又如《三因极一病证方论・卷之九・折伤瘀血证治》说：“因大怒汗血之并湿，停蓄不散，……皆由瘀血在内。”清代医家王清任认为“癫狂一症，乃气血凝滞，脑气与脏腑气不接，如同作梦一样”。从气血立论，说明因气血凝滞，累及脑神后可出现精神症状。治以癫狂梦醒汤调气破血。

因此，血瘀作为病理机制之一，自古有之，仍为精神疾病不可忽视的病因之一。治则治法当不离活血化瘀，常用药物有丹参、当归、丹皮、赤芍、川芎、郁金、生地黄、三七、益母草、泽兰、牛膝、延胡索、乳香、没药、红花、桃仁、虻虫、水蛭、三棱、莪术、大黄、地龙干、血竭等，代表方剂如癫狂梦醒汤、血府逐瘀汤、桃核承气汤、开迷散、镇脑汤等。

5. 养血安神

精神活动是脑主神明的功能体现。而脑神的功能，离不开心主血脉的濡养，故有“神为血气之性”之说。所以，血气充盈才能神志清晰、精力充沛。若血气不足，脑神失于濡养，脑神失调则可出现各种精神症状。轻者不寐、多梦、易哭、易怒、害怕；重者出现紧张、疑虑重重、恐人捕之，不避亲疏或六亲不认等精神症状。

中医学治疗癫狂也有用补法者，如安神定志、补虚养血、调中扶正、补益心脾法……。虞抟《医学正传》有“癫为心血不足”之说。李梴认为：“此血虚神耗也”，故因血虚而致精神失常者，可用补法治疗。常用药物有当归、白芍、川芎、熟地黄、人参、黄芪、茯神、柏子仁、酸枣仁、山茱萸等，代表方剂如加味归脾汤、大补元煎、养心汤、养血安神汤等。

6. 温阳补肾

中医学的文献记载中，以温药治疗癫狂症较少。但张景岳认为，治癫狂痴呆有“若无火邪，不得妄用凉药……且复有阴盛阳衰，乃气血暴脱，而绝无痰火气逆等症，则凡四君、四物、八珍、十全大补等或干姜桂附之类皆所必用”。《石室秘录》有逐呆仙丹治呆病，痰热最盛，呆气最深者，而用附子等。

近代在运用温阳补肾法治疗精神疾病方面也有一定的发展，如有学者采用大剂量壮阳振奋药物治疗情绪淡漠、呆滞退缩、孤独等阴性症状为主的精神分裂症，取得了较好疗效。常用药物有附子、肉桂、巴戟天、肉苁蓉、淫羊藿、细辛、干姜、仙茅等，代表方剂如地黄饮子、逐呆仙丹、温阳振奋汤等。

7. 补虚扶正

此法适用于癫狂、舌脉俱虚的各种精神疾病。辨证要点：素体脾虚，又劳伤心神，气血之源不充，形体困倦，面色不华，舌质淡，苔白薄，脉细无力。适用于食欲缺乏，心悸气短，神思恍惚，语言低微而无伦次，夜不能寐，善悲欲哭，两目少神者。代表方：人参归脾丸、十全养荣丸。烦躁不安者可服甘麦大枣汤以养心安神。有学者用壮阳汤治疗情感淡漠、行为退缩、懒散、呆滞、倦卧、思维贫乏等，舌脉辨证阳气不足者疗效较好。

8. 养血补心

此法适用于精神萎靡、怔忡健忘、面色无华、脉细软无力、舌淡等气血两虚的患者。临床上多用于治疗神经症、老年性精神病、产后精神病及感染中毒性精神病。常用方剂有八珍汤、十全大补丸等。

9. 调气破瘀

此法适用于情绪不稳，行为紊乱，兴奋躁动，妄见妄闻者。辨证要点：舌质紫黯有瘀斑，脉沉实有力。主要用于病期较短的精神分裂症偏执型、青春型，还可以用于周期性精神病、躁狂症、反应性精神病、癔症性精神病、产后精神病。因此，对情绪不稳、行为紊乱、兴奋躁动、妄想、幻觉疗效较好。代表方：桃仁承气汤、抵当汤、新制柴胡汤、癫狂梦醒汤、血府逐瘀汤等。

注：凡有出血性疾病、体弱、气血虚损、有出血倾向者不宜采用此方法。

10. 滋阴降火

此法适用于狂症日久，耗津液而致阴伤转癫。辨证要点：少苔或无苔、舌红、脉细数。代表方：二阴煎加减。

（二）治疗方法

1. 正治法

正治法是一般的治疗方法，即采用与疾病性质相反的药物来治疗，而精神科也是如此。如寒证用热药，热证用寒药，实证用泻法，虚证用补法。《黄帝内经》所谓“寒则热之，实则泻之，虚则补之”是最常用的方法。如狂证邪入阳经就要清热泻火，如癫证心脾两虚就要补脾益气等都属此类。

2. 反治法

反治法又称从治法，即采用顺从疾病所表现的现象来治疗的方法。如外观寒象而用寒药治疗，这是与寒证用热药正属相反，所以称为反治法。常用反治法有以下几种。

（1）寒因寒用：寒因寒用即因有寒象而用寒药，但是这种寒象是由热产生的假象，所以实质上仍是针对疾病本质是热盛而寒药，这样内热一除，寒的假象便可消失，也就是一般所说的“里热生外寒等”。

（2）热因热用：热因热用即因有热象而用热药，但是这种热也是假象，就是真寒而出现的假热而用热药，以去真寒。

（3）通因通用：通因通用即对一般通利症状，应当用固塞的方法来治疗，如腹泻应当止泻，这是正治法。但如腹泻是由于实热停滞所致，这时不仅不能止泻，反而应该用泻下法，以祛实热，实热一去，腹泻则止。这就是所谓的“通因通用”。

（4）塞因塞用：塞是闭塞不通的意思。一般对塞的症状，应当用通的疗法，如腹胀应当消胀，这是正治法。但是腹胀是由于脾虚所致，则治疗上主要应当补虚，脾虚消除，腹胀自愈。这是所谓的“塞因塞用”。

（三）常用方药

（1）失眠之症，重视清热养阴。方有：半夏秫米汤（《灵枢·邪客论》），方药组成为半夏、秫米，用以治疗邪客五脏所致的失眠证。栀子豉汤（《伤寒论》），方药组成为栀子、香豉，奏消热除烦安神之功。黄连阿胶汤（《伤寒论》），方药组成为黄连、阿胶、黄芩、白芍、鸡子黄，清心火、滋肾水、交通心肾、安神促眠。猪苓汤（《伤寒论》），方药组成为猪苓、茯苓、泽泻、阿胶、滑石，用于水热互结、阴虚有热而心烦不眠者。酸枣仁汤（《金匮要略》），方药组成为酸枣仁、茯苓、川芎、知母、甘草，治肝阴不足、心血亏虚所致的虚烦失眠。温胆汤（《备急千金要方·胆虚实第二》），方药组成为半夏、竹茹、枳实、陈皮、甘草、生姜，治疗胆胃不和、痰热内扰所致失眠。归脾汤（《济生方》），方药组成为白术、茯神、黄芪、龙眼肉、酸枣仁、人参、木香、甘草，治疗思虑过度、心悸怔仲、健忘不寐等。

（2）焦虑抑郁，重在疏肝理气。方有：小柴胡汤（《伤寒论》），方药组成为柴胡、黄芩、人参、半夏、甘草、生姜、大枣，治疗以焦虑、抑郁为特征的癔症、神经衰弱、更年期综合征、精神分裂症等。柴胡加龙骨牡蛎汤（《伤寒论》），方药组成为柴胡、龙骨、牡蛎、黄芩、铅丹、人参、桂枝、茯苓、大黄、半夏、大枣，凡是肝胆气郁而致精神失常者即可使用。加味逍遥散（《内科摘要》），方药组成为柴胡、当归、白芍、白术、茯苓、丹皮、栀子、甘草，用于治疗肝脾血虚发热或怔忡不宁等。

（3）癫狂症，强调攻下瘀热。方有：生铁落饮（《素问·病能论》），方药组成为生铁落、胆星、贝母、橘红、菖蒲、远志、茯苓、茯神、钩藤、丹参、辰砂、二冬、玄参、连翘，用于阳气郁结引起的癫狂证。大承气汤（《伤寒论》），方药组成为大黄、厚朴、枳实、芒硝，治疗里热实证之热厥、痉病或发狂。桃核承气汤（《伤寒论》），方药组成为桃仁、大黄、桂枝、甘草、芒硝，治瘀热蓄结于下焦之证。抵当汤（《伤寒论》），方药组成为水蛭、虻虫、桃仁、大黄，治下焦蓄血，其人如狂。定痫丸（《医学心悟》），方药组成为天麻、贝母、半夏、茯苓、茯神、胆南星、石菖蒲、全蝎、甘草、僵蚕、琥珀、陈皮、远志、丹参、麦冬、辰砂、竹沥、姜汁，治痰热内扰所致病证及癫狂。

（4）梅核气，不忘理气化痰。方有：半夏厚朴汤（《金匮要略·妇人杂病脉证并治》），方药组成为半夏、厚朴、茯苓、生姜、苏叶，治以行气开郁，降逆化痰。全方以畅达脾胃之气为主，达到痰化气开的作用。

（5）脏躁，长于养心安神。方有：甘麦大枣汤（《金匮要略·妇人杂病脉证并治》)，方药组成为甘草、小麦、大枣，是通过滋补脾气而达到神气得养、气机得疏的疗效。目前，临床许多更年期综合征、癫痫、神经衰弱等精神疾病都可参照脏躁证，用甘麦大枣汤为主方加减治疗。

（6）百合病，治疗上以百合为君药，若阴血虚明显者，加生地黄，即百合地黄汤；若偏于阴虚内热者，加知母，即百合知母汤。临床上神经衰弱、癫痫、焦虑症等以心肺阴虚为病机者，可参照百合病治疗。

（吕　琨）

参考文献

[1] 李园园，黄啸，马丽华，等.综合医院住院化疗恶性肿瘤患者的精神症状及其影响因素 [J]. 中华行为医学与脑科学杂志，2021，30（12）：1107–1111.

[2] 王娅囡，张谅，曹珺.恶性肿瘤患者精神症状调查及管理对策探讨 [J]. 中国肿瘤临床与康复，2020，27（8）：934–936.

[3] 史健，袁梦.肿瘤患者精神心理障碍及其评估 [J]. 中国临床保健杂志，2016，19（5）：451–455.

[4] 刘明辉，陈萌蕾，顾筱莉，等.晚期恶性肿瘤患者心理状况初步分析 [J]. 中国癌症杂志，2014，24（11）：852–856.

第九章　神经和精神疾病的临床检验

神经系统支配和协调着机体的运动、感觉、语言和思维等多种生命活动，其结构和功能的改变或者与其他系统相互关系的失调，往往会引起脑脊液和外周血液中蛋白质、酶、神经递质等的变化。从神经和精神疾病的发生机制，获得敏感、可靠的生化检测指标，对神经和精神临床诊疗具有重要的意义。

一、概述

神经系统数以亿计的神经元以神经化学物质传递的方式相互作用，维持中枢神经系统复杂的生理功能，这些功能与其特定的组织结构和生化代谢密不可分。神经元所处内外环境的恒定是保证神经功能的基础，而神经递质的正常代谢和细胞间信息的有效传递是维持神经功能的关键因素。

（一）血脑屏障与脑脊液

1. 血脑屏障

血脑屏障是由脑内毛细血管紧密连接的内皮细胞、基膜和神经胶质细胞突起形成的血管鞘共同构成，具有阻止某些物质（多为有害物质）由血液直接进入脑组织的作用。

（1）血脑屏障的结构特点：血脑屏障的物质基础是脑的毛细血管。与其他组织器官的毛细血管相比，血脑屏障结构上具有以下特点：①脑内毛细血管内皮细胞彼此重叠覆盖、紧密连接，缺少一般毛细血管壁之间有较大的空隙，能有效阻止大分子物质从内皮细胞连接处通过；②内皮细胞被一层连续的基膜覆盖；③ 85% 的毛细血管壁外表面积都被基膜外大量星形胶质细胞的血管周足（终足）所包绕。这些特点形成了脑毛细血管的多层膜形结构，构成了脑毛细血管壁的保护性屏障功能。

（2）物质通过血脑屏障的方式：血脑屏障的渗透性受流体静压、渗透性梯度、脂溶性、电离程度及胞膜孔径等的影响。血液中的溶质有以下 4 种方式通过血脑屏障。①被动扩散，血浆中的蛋白质及与蛋白质结合的物质不易通过血脑屏障，如血中与转运蛋白结合的甲状腺素、金属离子及药物等。而乙醇、麻醉剂普鲁卡因和利多卡因、烟碱、安替比林等脂溶性物质则可自由通过。②载体运输，是顺浓度梯度，不消耗能量，脑毛细血管内细胞膜上存在多种物质转运的载体，多种糖类尤其是葡萄糖、氨基酸、嘌呤、核苷、激素等物质可通过此途径通过血脑屏障。③主动转运，是逆浓度梯度，需消耗能量，K^+、Na^+、Ca^{2+}、Mg^{2+} 等离子物质通过主动转运途径从血液透过血脑屏障进入脑组织。④其他，脑毛细血管内皮细胞含有调节运输的特定酶（包括各种氧化酶和水解酶）形成的酶屏障，如多巴胺脱羧酶能降解并阻抑 L- 多巴胺进入脑组织，单胺氧化酶降解并阻止 5- 羟色胺进入脑组织。

严重脑损伤、出血、梗死、新生儿核黄疸、血管性脑水肿、缺氧、炎症、肿瘤等会导致脑毛细血管内皮细胞间紧密连接被破坏，屏障的通透性显著提高，以致血浆蛋白及大分子物质、细菌、病毒、离子等通过屏障进入脑组织。

2. 脑脊液

脑脊液是充满在各脑室、蛛网膜下隙和脊髓中央管内的无色透明的液体，相对密度为 1.004 ～ 1.007，呈弱碱性，不含红细胞，但有少数淋巴细胞。正常成人脑脊液总量 100 ～ 150mL，沿着一定的方向流动，形成脑脊液循环。

（1）脑脊液的形成：脑脊液主要由脑室脉络丛组织产生，其结构是一簇毛细血管网，其上覆盖有一层室管膜上皮，形似微绒毛，此微绒毛是单向开放的膜，只向脑室腔和蛛网膜下隙分泌脑脊液。少量脑脊液由软膜、蛛网膜的毛细血管和脑细胞外液经过脑室的室管膜上皮渗出。脑脊液在脑室内产生，在液体静压力的作用下从脑室流向蛛网膜下隙，再经蛛网膜粒返回流至静脉系统。

（2）脑脊液的功能：脑脊液对中枢神经系统起保护作用。主要表现在：①缓冲脑和脊髓的压力，对脑和脊髓具有保护和支持作用，有效保护脑组织和脊髓免受外力冲击；②供应脑细胞一定的营养并排除代谢产物，起到淋巴液的作用；③调节脑组织的渗透压和酸碱平衡；④通过转运生物胺、神经肽等物质，参与神经内分泌调节。机体通过脑脊液循环调节颅内压。

（二）神经组织的生化代谢

神经组织的生化代谢是研究神经、精神活动的物质基础，任何神经、精神活动及神经组织的发育与退化等都与神经系统的物质代谢有关。

1. 糖代谢

神经组织的糖原含量很低，每克脑组织含糖原约 0.9mg，每克脊髓的糖原含量为 2 ～ 3mg。葡萄糖可以通过血脑屏障，是神经组织中最重要和实际上也是唯一有效的能量来源。神经组织中糖代谢主要特点如下：①在氧供充足的情况下，正常神经组织主要通过糖的有氧氧化，产生较多的 ATP 而供能；②神经组织中磷酸戊糖途径非常活跃，产生大量的 $NADPH + H^+$，参与还原反应及脂类代谢；③葡萄糖还能通过三羧酸循环的中间产物，参与谷氨酸、天冬氨酸等非必需氨基酸和神经递质的生成，并能为脂肪酸等物质的合成提供碳骨架。

2. 蛋白质和氨基酸代谢

蛋白质是神经组织中最重要的物质之一，其代谢特点主要表现为：①含量多，几乎占人脑干质量的一半，其中灰质较白质富含蛋白质；②种类多，除清蛋白、球蛋白、核蛋白外，还有含 GSH、胱硫醚、磷酸乙醇胺等的多种神经系统特有的蛋白质；③更新快，神经组织中蛋白质含量较恒定，外周组织蛋白质约需 74 天更新 1 次，但脑组织蛋白质 85 小时就更新 1 次；④主要靠自身合成，血浆及脑脊液中的氨基酸进入脑组织受脑内氨基酸合成系统和血脑屏障的严密控制及精确调节。必需氨基酸需由食物供给，可以通过血脑屏障入脑，但浓度较低，而非必需氨基酸主要从葡萄糖代谢的中间产物转变生成，其浓度是必需氨基酸的数倍。

3. 脂质代谢

神经组织中脂质含量丰富，成人髓鞘、白质和灰质的脂质含量分别占其干重的 80%、60% 和 40%。这些脂质成分以类脂为主，TG 很少。鞘脂中主要是脑苷脂和神经节苷脂，它们是神经组织的特有脂类。正常情况下，脑内大多数脂类代谢缓慢，而磷脂酰胆碱和磷脂酰肌醇转换较快，以满足大脑内复杂的信息传递和信号转换之需。许多不饱和脂肪酸在脑内不能合成，需要依赖外源提供。脑脂肪酸大部分在脑内合成，少量来自膳食。神经系统脂质在神经髓鞘及膜相关物质的合成和能量供应中起重要作用。

4. 核酸代谢

脑组织中 RNA 含量丰富，DNA 主要存在于神经细胞核内，成熟神经元内 DNA 含量相当恒定。核酸代谢的速率与神经系统所处的功能状态相关。电刺激、光、低强度声波等因素，可加速脑组织核苷酸代谢率。部分生长因子如神经生长因子、生长激素等可促进脑内核酸的合成与更新。

5. 能量代谢

脑组织活动需要及时大量的能量供应，虽然脑组织内有完整的糖酵解酶系，即可最大限度地发挥糖酵解作用，但是其也不能满足脑组织能量的需要。脑组织的能量来源主要依靠糖的有氧氧化，低血糖的情况下可以利用酮体。脑的重量仅占人体重的 2%，脑组织耗氧量明显高于其他组织，占全身总耗氧量的 20%，所以脑组织对缺糖和缺氧均非常敏感，血糖下降 50%，即可引起昏迷，中断脑血流数分钟就可引起脑死亡。

（三）神经和精神疾病发生的生化机制

神经和精神疾病多与神经变性病有关。神经变性病又称为神经退行性疾病，是以神经元变性为主要病理改变的一类慢性疾病，病变可累及大脑、小脑、脑干和脊髓等不同部位，特点是中枢神经系统某个或某些特定部位神经元进行性变性以至于发生坏死，可伴有细胞质内结构紊乱，但无炎症或异常物质累积。随着神经生化和分子病理学研究的进展，人们对神经病变的生化缺陷和发病机制有了较多的认识。

1. 基因突变

研究发现，体细胞核染色体或线粒体 DNA 序列中的碱基缺少、插入、逆转、重复和三核苷酸或多核苷酸的重复扩增等可引起许多神经和精神疾病的发生。基因突变导致参与神经细胞代谢、信号传递及各种功能活动的蛋白质分子结构发生改变，不能正常发挥功能，从而导致神经元变性乃至死亡。利用克隆技术及快速 DNA 测序技术，已从 DNA 分子水平明确了一些神经和精神疾病遗传缺陷的关键。例如，精神分裂症的相关基因染色体定位于 5q22–23 和 6p24–21，精神病的致病基因定位于 11p 末端，阿尔茨海默病（AD）的病理基因定位于第 21 号、1 号、14 号染色体。

2. 神经递质异常

神经递质的代谢及其受体的异常在神经、精神疾病中起重要作用，如精神分裂症患者血浆中多巴胺的代谢产物升高，β－内啡肽含量明显升高，β－羟色胺含量降低；抑郁性精神病患者脑脊液中 β－羟色胺含量降低；癫痫发作时血液及脑脊液中乙酰胆碱含量显著增高，患者脑脊液中 β－羟色胺含量降低；精神发育迟缓患儿血、脑脊液和尿中 β－羟色胺含量降低；帕金森病患者脑脊液中多巴胺的代谢产物含量降低。此外，兴奋性氨基酸释放过度，可以通过对其相应受体的作用诱导离子通道的改变，从而在神经变性病病变过程中起重要作用，如脑损伤时谷氨酸和天冬氨酸从神经末梢释放增加而摄取减少，使其在突触间隙蓄积引发神经毒作用。

3. Ca^{2+} 通道异常开放

钙超载是导致细胞死亡的最后共同通路。生理状态下，细胞外 Ca^{2+} 浓度约为细胞内的 10 倍，维持内环境的稳定需不断调节 Ca^{2+} 浓度。当兴奋性氨基酸释放过度时，相应的受体门控通道开放，Ca^{2+} 内流增加，细胞内 Ca^{2+} 浓度异常增加，可达正常浓度的 200 倍，从而引起细胞内钙超载。受其调节的磷脂酶、蛋白酶、核酸内切酶等被激活，导致膜磷脂分解，细胞骨架破坏，细胞变性坏死。因此，Ca^{2+} 通道的异常开放是致脑缺血后神经元迟发性坏死的一个重要机制，与脑缺氧、中毒、水肿及惊厥的发病相关。

4. 能量代谢缺陷

在线粒体中进行的能量代谢过程有多达几十种蛋白质参与，包括参与线粒体 DNA 复制、转录、翻译过程的蛋白质，这些蛋白质由信号肽引导转运到线粒体特定区域发挥作用。任何环节存在缺陷都将导致线粒体功能障碍，从而损伤神经细胞。研究发现，帕金森病患者脑细胞线粒体 DNA 缺陷；亨廷顿病（HD）、神经肌病和脑肌病等都与线粒体内结构损害有关。

5. 自由基代谢异常

机体在正常生理代谢过程中存在自由基产生与清除的动态平衡。在某些神经、精神疾病中，这种动态平衡受到破坏，过多的自由基不仅可直接损伤细胞和间质成分，还可触发脂质过氧化反应，生成有毒性的脂质过氧化物，并诱发蛋白氧化、水解、ATP 消耗、DNA 破坏等一系列连锁反应导致细胞损伤。另外，自由基可促进兴奋性氨基酸释放，增强其对神经细胞的毒性作用。研究发现，亨廷顿病、阿尔茨海默病患者脑中自由基浓度增加；帕金森病患者脑黑质区的脂质过氧化物活性增高，谷胱甘肽过氧化物酶（GSHPX）活性下降，线粒体中 SOD 活性降低。

二、神经和精神疾病指标的测定方法与评价

由于神经和精神系统独特的结构和功能特征，血、尿或其他体液中的物质含量不能确切地反映脑组织内的物质代谢变化和功能状况。脑脊液在维持中枢神经系统内环境稳定中具有极为重要的作用，其化学成分的改变不仅能直接影响中枢神经系统的功能，也反映着其功能状态和病变情况。因此，一些生化检测指标对某些神经和精神疾病的诊断具有重要的参考价值。检测指标多为脑脊液蛋白质、脑脊液葡萄糖、脑脊液氯化物、脑脊液酶类和脑脊液中常见神经递质和神经肽等常规项目及特殊标志物。

（一）脑脊液蛋白质

正常脑脊液中蛋白质 80% 以上来源于血浆，即血浆蛋白可通过血脑屏障的超滤作用进入脑脊液。脑脊液蛋白总量随年龄增长而增加，新生儿较高，为 1g/L，早产儿可高达 2g/L。

1. 脑脊液总蛋白测定

（1）测定方法：考马斯亮蓝法，邻苯三酚红钼络合法等可用于脑脊液总蛋白测定。

（2）参考区间：不同部位的脑脊液总蛋白质含量不同。腰池液为 150（450）mg/L，脑池液为 100（250）mg/L，脑室为 50（150）mg/L。

2. 脑脊液蛋白指数

分别以比浊法定量测定脑脊液中的清蛋白、IgG 浓度，计算下列 3 个指数。

（1）清蛋白指数：清蛋白指数 = 脑脊液清蛋白（mg/L）/ 血清清蛋白（g/L）。若指数＜ 9，则表明血脑屏障无损害；若指数为 9 ～ 14，则表明有轻度损害；若指数为 15 ～ 30，则表明有中度损害；若指数为 31 ～ 100，则表明有严重损害；若指数＞ 100，则表

明屏障完全崩溃。

（2）IgG 和清蛋白比率：IgG 和清蛋白比率 = 脑脊液中 IgG（mg/L）/ 脑脊液中清蛋白（mg/L）。在脱髓鞘疾病时，鞘内免疫球蛋白合成增加，该比率升高。70% 多发性硬化病例该比率＞ 0.27。

（3）免疫球蛋白指数：免疫球蛋白指数 = [脑脊液中 IgG（mg/L）× 血清清蛋白（g/L）] / [脑脊液中清蛋白（mg/L）× 血清 IgG（g/L）]。该指数参考范围为 0.30 ～ 0.77，如指数＞ 0.77，表明鞘内 IgG 合成增加，见于 90% 以上的多发性硬化患者。

3. 脑脊液蛋白质电泳

采用电泳技术能更准确地分析脑脊液蛋白的组分变化，协助神经和精神疾病的诊断。在 γ 球蛋白区域有时会出现寡克隆区带（OB）。所谓 OB 指在 γ 球蛋白区带出现的一个不连续的、一般在外周血不能见到的区带，是神经系统内部能合成 IgG 的标志。OB 提示中枢神经系统内存在体液免疫反应，是检测中枢神经系统亚急性、慢性炎性病变鞘内免疫球蛋白的可靠指标。

4. S100 蛋白

S100 蛋白是一种酸性低分子量钙结合蛋白，由 α、β 两种亚基组成，形成 S100αα、S100αβ、S100ββ 3 个同源体，由 Moore 于 1965 年首先在牛脑组织中发现，因其在中性饱和硫酸铵中 100% 溶解而得名。作为脑损伤的一种标志物，S100 蛋白主要由神经胶质细胞合成和分泌，特别是星形胶质细胞和少突胶质细胞，是中枢神经系统损伤，尤其是胶质细胞破坏的可靠指标。

（1）检测方法：目前 S100 蛋白测定方法有 3 种：非竞争性结合反应的放射免疫分析法（IRMA 法）、竞争性结合反应的放射免疫分析法（RMA 法）和荧光免疫分析法。

（2）方法学评价：荧光免疫分析法灵敏度高，应用最广；IRMA 法比 RMA 法灵敏度高、特异度高，因都涉及放射性物质而使用受到限制。

（3）参考区间 0 ～ 0.105 μg/L。

5. tau 蛋白

tau 蛋白是一重要的微管相关神经蛋白，在微管的构成和稳定中起关键作用。当 tau 蛋白发生异常磷酸化、糖基化、泛素蛋白化时，就失去了对微管的稳定作用，造成神经纤维退化、功能丧失。脑脊液中 tau 蛋白主要来自坏死的神经细胞。

（1）检测方法：双抗体夹心 ELISA 法。

（2）方法学评价：样本中如有类风湿因子（RF）存在，可出现假阳性反应。

（3）参考区间：0.2 ～ 10.0ng/L。

6. β－淀粉样蛋白

β－淀粉样蛋白（β－AP）为阿尔茨海默病老年斑的主要成分，是引起痴呆和神经细胞凋亡的主要原因。阿尔茨海默病患者的变性、坏死脑细胞或颅脑外伤将释放大量 β－淀粉样蛋白至脑脊液，检测其水平有助于阿尔茨海默病及颅脑损伤的诊断。

（1）检测方法：双抗体夹心 ELISA 法和放射免疫分析法。

（2）参考区间：（40.5 ± 5.5）ng/L。

7. 脑脊液其他蛋白

（1）C 反应蛋白：脑脊液中 C 反应蛋白含量与血脑屏障的损伤有关，主要来自血浆。

化脓性或结核性脑膜炎时，血清、脑脊液中C反应蛋白的含量均明显升高；浆液性脑膜炎或脑炎时，脑脊液中C反应蛋白升高，而血清中C反应蛋白并不增高，可由此来鉴别不同类型的脑膜炎。

（2）神经胶质纤维酸性蛋白（GFAP）：存在于星形神经胶质细胞和施万细胞中，富含谷氨酸和天冬氨酸，是星形神经胶质细胞的骨架蛋白。脑脊液中的GFAP含量在阿尔茨海默病、海绵状脑病、神经胶质瘤及星形细胞病等疾病患者中会增加。

（3）髓鞘碱性蛋白（MBP）：是脊椎动物中枢神经系统少突细胞和周围神经系统施万细胞合成的一种强碱性膜蛋白。病变累及髓鞘会导致脑脊液和血液中MBP含量升高。MBP易降解，脑脊液和血液中MBP含量可作为急性脑损害和急性脱髓鞘特异性标志物。多发性硬化和髓鞘损伤性疾病患者脑脊液中MBP多升高。

（二）脑脊液葡萄糖

1. 检测方法

与血清葡萄糖测定方法相同。

2. 参考区间

脑脊液葡萄糖正常含量为血糖的60%～70%。成人腰椎穿刺脑脊液葡萄糖正常为2.5～4.5mmol/L；10岁以下儿童脑脊液葡萄糖含量为2.8～4.8mmol/L；新生儿脑脊液葡萄糖含量为2.8～5.0mmol/L。

（三）脑脊液氯化物

脑脊液氯化物浓度很高，为血浆中浓度的1.2～1.3倍，这样有利于维持脑脊液和血浆渗透压的平衡。

1. 检测方法

与血清氯化物测定方法相同。

2. 参考区间

正常成人脑脊液氯化物含量为120～130mmol/L；婴儿为110～130mmol/L。

（四）脑脊液酶类

正常人血脑屏障完整，脑脊液内酶浓度比血清内酶浓度低。脑脊液中酶类虽不是神经系统所特有，但这些酶在多种神经和精神疾病中有明显改变。颅脑损伤、颅内肿瘤、脑缺氧、血脑屏障破坏或细胞膜通透性改变会引起脑细胞的坏死和细胞膜的损害，使脑脊液内酶量增加，且不受蛋白总量、糖含量及细胞数的影响，其中有些酶在神经系统病变中具有特异性。

1. 神经元特异性烯醇化酶

脑脊液中神经元特异性烯醇化酶含量的改变是神经元损伤的特异性生化标志。神经元特异性烯醇化酶主要存在于大脑神经元和神经内分泌细胞的细胞质中，其他组织中含量甚微。检测方法有酶活性法和质量测定法两种。在脑梗死、癫痫、颅内高压等中枢神经损害时，脑脊液中神经元特异性烯醇化酶含量增加；脑脊液和血清神经元特异性烯醇化酶可以用来作为新生儿缺氧缺血性脑病早期判断脑损伤程度的生化指标。

2. CK-BB

主要分布在脑内神经元，是神经损伤的另一个特异性生化标志，检测方法有酶活性法和质量测定法两种。正常情况下，CK-BB在血和脑脊液中不能检出，也不能通过完整的血脑屏障。脑梗死、脑出血、外伤及颅内高压患者血和脑脊液中 CK–BB 可持续增高。

（五）脑脊液中常见神经递质和神经肽

临床上用于检测神经和精神疾病的神经递质和神经肽主要有 3 类，即生物胺、氨基酸和肽类。神经递质是神经元之间或神经元与靶细胞之间发挥信号传递作用的特定化学物质，绝大多数神经递质在化学突触中直接介导神经末梢和靶细胞膜受体的特性生物效应。生物胺类递质有 β – 羟色胺（5–HT）及其代谢产物 β – 羟吲哚乙酸（5–HIAA）、多巴胺及其代谢产物高香草酸；氨基酸类递质有 γ – 氨基丁酸（GABA）、甘氨酸（Gly）、天门冬氨酸（Asp）；肽类物质有 β – 内啡肽（β –EP）、P 物质及胆囊收缩素（C 肌酸激酶）等。当出现神经系统病变时，神经递质和神经肽的产生、释放和受体及其相互作用会发生改变，从而导致各种疾病，临床上检测神经递质及其代谢物对神经系统各种疾病的诊断具有一定的意义。

由于神经精神系统独特的结构和功能特征，血、尿或其他体液中的物质含量不能确切地反映脑组织内的物质代谢变化和功能状况，所以检测标本常采用脑脊液，检测的内容多为蛋白质、酶类、神经递质和其他代谢产物。近年来，随着神经分子生物学的发展，一些神经精神疾病发生的分子机制日益清晰，相关的诊断技术和方法也被临床正逐步应用。

三、神经和精神疾病检测指标的临床意义

（一）脑脊液常规生化检查

脑脊液常规生化检查内容和临床意义见表 9–1。

表 9–1　脑脊液常规生化检查内容和临床意义

检验项目	检测方法	参考值范围	临床意义
总蛋白	考马斯亮蓝法	成人 150 ～ 450mg/L	增高：脑炎、外伤、肿瘤等 降低：甲状腺功能亢进、颅内压升高
β_2 微球蛋白	放射免疫分析法	1.15 ～ 3.7mg/L	增高：中枢神经系统感染、肿瘤、自身免疫病
髓鞘碱性蛋白（MBP）	放射免疫分析法、ELISA 法	＜ 4μg/L	增高：多发性硬化症、神经性梅毒、脑血管意外、脑外伤
葡萄糖	葡萄糖氯化酶—过氧化物酶法	婴儿：3.9 ～ 5.0mmol/L 儿童：3.1 ～ 4.4mmol/L 成人：2.5 ～ 4.4mmol/L	升高：糖尿病、血性脑脊液、脑干急性外伤或中毒 降低：细菌感染、真菌感染、恶性肿瘤
氯化物	离子选择性电极法	婴儿：110 ～ 122mmol/L 儿童：111 ～ 123mmol/L 成人：118 ～ 130mmol/L	降低：细菌性感染、血氯降低 升高：慢性肾功能不全、肾炎、尿毒症
乳酸	分光光度法	1.0 ～ 2.8mmol/L	升高：化脓性或结核性脑膜炎、脑血流量明显减少

1. 总蛋白

成人总蛋白超过 450mg/L 即为病理性增高。化脓性脑膜炎、流行性脑膜炎蛋白质含量为 3 ～ 6.5g/L；结核性脑膜炎刺激症状期蛋白质含量为 0.3 ～ 2.0g/L，压迫症状期为 1.9 ～ 7g/L，麻痹期为 0.5 ～ 6.5g/L；脑炎蛋白质含量为 0.5 ～ 3.0g/L。脑脊液循环梗阻的疾病如脊髓蛛网膜炎与脊髓肿瘤等，其蛋白质含量可在 1.0g/L 以上。

2. 脑脊液蛋白质电泳

成人脑脊液蛋白质电泳组分及其变化的临床意义见表 9–2。

表 9–2　脑脊液蛋白质电泳组分及其变化的临床意义

蛋白质电泳组分	脑脊液（%）	临床意义
前清蛋白	2 ～ 6	增高：帕金森病、脑外伤、脑积水、脑萎缩等 降低：脑膜炎及其他脑内炎症
清蛋白	44 ～ 62	增高：脑肿瘤、椎管阻塞、脑出血、脑梗死 降低：脑外伤
α 1 球蛋白	4 ～ 8	增高：脑膜炎、脊髓灰质炎
α 2 球蛋白	5 ～ 11	增高：脑肿瘤 降低：脑外伤急性期
β 球蛋白	13 ～ 26	增高：肌萎缩和帕金森病等退行性病变
γ 球蛋白	6 ～ 13	增高：感染、多发性硬化、脱髓鞘疾病、癫痫

3. S100 蛋白

脑出血、脊髓压迫症、缺血性脑血管病、病毒性脑炎及多发性硬化症患者该蛋白增高。

4. tau 蛋白

老年性痴呆患者脑中 tau 蛋白总量多于正常人，脑脊液 tau 蛋白浓度升高主要提示阿尔茨海默病。

5. 脑脊液 β 淀粉样蛋白

升高有助于阿尔茨海默病的诊断，颅脑外伤也出现 β 淀粉样蛋白升高。

（二）脑脊液葡萄糖检查

病理状态下，脑脊液中葡萄糖的变化可用于细菌性脑膜炎和病毒性脑膜炎的鉴别及脑膜肿瘤的辅助诊断等。

1. 葡萄糖降低

（1）脑内细菌性和真菌性感染：如急性化脓性脑膜炎、结核性脑膜炎、隐球菌性脑膜炎等。

（2）低血糖。

（3）梅毒性脑膜炎和麻痹性痴呆。

（4）脑膜肿瘤：弥散性脑膜肿瘤浸润时降低甚至消失，淋巴瘤、神经胶质瘤、白血病、黑色素瘤及一些肿瘤转移至脑膜时也可使脑脊液葡萄糖降低。

（5）脑寄生虫病：脑囊虫病、血吸虫病、肺吸虫病、弓形虫病等。

2. 葡萄糖增高

（1）脑出血或蛛网膜下隙出血。

（2）糖尿病或大量注射葡萄糖后、精神分裂症等。

（3）早产儿和新生儿。

（4）急性脑外伤和中毒等影响脑干。

（5）下丘脑损害，影响了糖类的代谢而使脑脊液葡萄糖增高。

（三）脑脊液氯化物检查

脑脊液中氯化物浓度主要用于脑膜炎的鉴别诊断及预后观察等。

1. 氯化物降低

细菌性和真菌性感染，如化脓性脑膜炎、结核性脑膜炎、隐球菌性脑膜炎等；呕吐、肾上腺皮质功能减退时，由于血氯降低，脑脊液氯化物也降低。

2. 氯化物增高

尿毒症、肾炎、心力衰竭、病毒性脑膜炎或脑炎等；肾炎、尿毒症时血氯升高，脑脊液氯化物也增高。

（四）脑脊液中的酶、神经递质及其代谢产物检查

1. 酶

相关指标检测的临床意义见表 9–3。

表 9–3　脑脊液中酶的临床意义

检测酶类	参考值区间	临床意义
谷草转氨酶	5 ～ 22U/L	增高：脑梗死、脑萎缩、急性颅脑损伤、中毒性脑病、脑转移瘤
肌酸激酶	0 ～ 8U/L	增高：脑膜炎、脑积水、癫痫
LDH	＜ 20U/L	增高：细菌性脑膜炎
LDH 同工酶	LDH1：（27.2 ± 1.1）% LDH2：（27.0 ± 0.9）% LDH3：（23.8 ± 0.8）% LDH4：（17.6 ± 1.5）% LDH5：（2.4 ± 0.8）%	LDH1、LDH2 升高为主：病毒性脑膜炎 LDH4、LDH5 升高为主：细菌性脑膜炎
神经元特异性烯醇化酶	酶含量＜ 10ng/mL	脑梗死、脑肿瘤、癫痫和外伤时脑脊液中神经元特异性烯醇化酶均升高

2. 神经递质及其代谢产物

主要指标检测的临床意义见表 9–4。

表 9–4　脑脊液中主要神经递质及其代谢产物的临床意义

检测物质	检测方法	参考范围	临床意义
多巴胺	高效液相层析法	（2.19 ± 0.60）μmol/L	增高：精神分裂症 降低：帕金森病、癫痫

续表

检测物质	检测方法	参考范围	临床意义
高香草酸	高效液相层析法	（1.73 ± 0.30）μmol/L	同上
5- 羟色胺	高效液相层析法	（0.88 ± 0.07）μmol/L	增高：颅脑外伤与脑血管病
5- 羟吲哚乙酸	高效液相层析法	（0.44 ± 0.13）μmol/L	降低：帕金森病、癫痫、精神分裂症
β - 内啡肽	放射免疫分析法、ELISA 法	（196 ± 18）mg/L	升高：躁狂症、精神分裂症 降低：阿尔茨海默病
P 物质	放射免疫分析法	（160 ± 14）mg/L	升高：抑郁症 降低：帕金森病患者，但病情严重时升高
生长抑素	放射免疫分析法	（29.49 ± 4.47）ng/L	降低：帕金森病

四、神经和精神疾病检验指标的临床应用

（一）帕金森病

帕金森病是常见的中老年慢性进展性椎体外系变性疾病，1917 年由英国医师 James Parkinson 首次报道和描述。该病危害严重，发病率高，占神经变性病的第二位，好发于 50 岁以上人群。帕金森病患者的主要临床特征是静止性震颤、肌强直、运动迟缓和姿势反射障碍；主要的病理和生化改变为黑质致密部广泛、进行性多巴胺能神经元变性及纹状体多巴胺的缺失等。

帕金森病的神经生化变化具有多样性和复杂性，目前尚无特异的帕金森病生化检测指标，临床上主要用神经递质作为帕金森病的辅助诊断。帕金森病患者血清中肾素活性降低，酪氨酸含量减少，黑质和纹状体内多巴胺、5- 羟色胺、去甲肾上腺素含量减少；脑脊液中 γ - 氨基丁酸、多巴胺、高香草酸及 5- 羟吲哚乙酸含量减少，与神经肽有关的物质 P 物质及生长抑素等的含量减少；尿液中多巴胺及其代谢产物、5- 羟色胺及其代谢产物减少，肾上腺素和去甲肾上腺素减少。

（二）阿尔茨海默病

阿尔茨海默病又称老年性痴呆，是最常见的中枢神经系统慢性退行性疾病，其主要临床表现为痴呆综合征，起病缓慢，病程呈进行性，多有家族史。本病的发病机制与遗传因素和中枢神经递质的广泛缺失有关，与淀粉样蛋白、神经节苷脂、神经生长因子等代谢异常有关。

阿尔茨海默病的生化检验变化指标有：①脑脊液中乙酰胆碱、乙酰基转移酶、乙酰胆碱酯酶活性降低；②阿尔茨海默病早期脑脊液中淀粉样蛋白含量明显增高，可作为预示轻度认知功能障碍患者中阿尔茨海默病发生的标志；③阿尔茨海默病患者脑中总 tau 蛋白、Alz68（与 tau 蛋白形成有密切联系的物质）和泛素水平增高，此反映出神经变性的程度。

（三）血管性痴呆

血管性痴呆（VaD）是由于脑血管病变引起的痴呆，是老年痴呆的第二位病因，仅次于 AD，占老年期痴呆的 20% ～ 30%。VaD 是一种综合征，不是一种单一的疾病，不同的血管病理变化均可产生 VaD 的症状，如大、小动脉病变、弥散性缺血性白质病变、

心脏脱落栓子的栓塞、血流动力学改变、出血、血液学因素和遗传性疾病等。VD 多见于 60 岁以上伴动脉硬化的老年人，男性多于女性。早防早治可有效延缓病情的进展。

1. 病理

（1）多梗死性痴呆（MID）：为最常见类型，主要由脑皮质和皮质—皮质下血管区多发梗死所致痴呆。

（2）关键部位梗死性痴呆：关键部位梗死性痴呆是由重要皮质、皮质下功能区域的几个小面积梗死灶，有时甚至是单个梗死病灶所引起的痴呆，如双侧丘脑梗死导致的具额叶特征的痴呆，其他如角回、海马、额叶底面、双侧大脑半球或主侧半球也可导致痴呆。

（3）皮质下血管性痴呆或小血管性痴呆：皮质下血管性痴呆与小血管疾病有关，引起的损害多发生于前额皮质下区域。如基底节和脑桥的多发腔隙性梗死可出现假性延髓麻痹，额叶皮质的多发性腔隙性梗死可产生伴额叶体征的痴呆综合征。Binswanger 病（BD）也称皮层下动脉硬化性病（SAE），是一种较为常见的小血管性痴呆，病理改变为脑室周围白质的广泛性脱髓鞘病变与多发腔隙灶共存，伴星形胶质细胞增生。严重病例中，整个白质几乎消失，仅存未受损的短弓状纤维。临床表现为进行性、隐匿性发展的痴呆，早期常表现为起步困难，行走缓慢拖曳，平卧或坐位时可用脚画圈或模仿行走、骑车或踢球等下肢动作，站立时却不能完成，可见锥体束征，包括肌痉挛、腱反射亢进和病理征等，晚期发生尿失禁，常伴明显的意志缺失、情感和行为改变(激越、易激惹、抑郁、欣快、情感失禁)、注意力不集中、精神运动迟缓。

（4）低血氧—低灌流性痴呆：痴呆可在缺血状态下的弥散性大脑损害或局限性大脑损害（因局部脑组织对缺血的选择性易感性所致）后出现。可能继发于心搏骤停或严重低血压的脑缺血性损害，血液灌流交界区的缺血损害（如脑室周围白质部位的缺血性损害）。

（5）出血性痴呆：痴呆可见于硬膜下出血、蛛网膜下隙出血、高血压性血管病变、血管瘤和血管炎引起的脑血管破裂出血后。

2. 检验项目

（1）血脂：VD 患者的血清 TC、TG 和 LDL-C 水平明显增高，其中 TG 的增高尤其显著，可能与脑血管病的重要病因——脑动脉粥样硬化有关。高脂血症是否是 VD 的危险因素还存在争议。

（2）免疫球蛋白：血管性痴呆组 IgA、IgG、IgM 浓度均高于对照组，仅 IgG 具有显著差异。

（3）血液流变学：不同程度 VD 与脑血管病对照组比较，全血黏度值在高切值（150s-1）明显高于脑血管组；血浆黏度值明显低于脑血管组；VD 患者红细胞最大变形指数显著低于脑血管组。血液流变性是老年 VD 诊治的有用参考指标。VD 患者的脑血流异常的发生主要以减慢为主，平均血流速度显著低于对照组。

（4）β 淀粉样蛋白（Aβ）：通过检测脑脊液中 Aβ 浓度来诊断 VD 具有充分的理论依据。VD 患者脑脊液中 Aβ 浓度低于 NC 组，具有显著性差异，VD 组脑脊液中 Aβ 浓度与 AD 组无显著差异。Aβ 检测诊断 VD 灵敏度为 48.83%，特异性为 95.45%。因此，检测脑脊液中 Aβ 浓度对于诊断 VD 具有很大的实用价值。

（5）tau蛋白：VD组脑脊液tau蛋白浓度明显高于对照组，而明显低于AD组，提示VD患者脑脊液中tau蛋白的变化特点。除VD外，艾滋病（AIDS）、帕金森病（PD）、运动神经元病（MND）、癫痫（EP）、脑炎、抑郁症、脑外伤等患者脑脊液tau蛋白浓度也有升高，但这些疾病可以通过临床资料与VD相鉴别。因此，脑脊液tau蛋白浓度升高可以作为诊断VD的一个很有价值的指标，灵敏度为46.51%，特异性为90.91%。脑脊液tau蛋白浓度升高且Aβ浓度降低者更倾向于VD的诊断，而tau蛋白浓度降低且Aβ浓度升高更倾向于排除VD的诊断，两者结合应用，可以明显提高VD诊断的特异性和灵敏度。

（6）内皮素（ET）。

1）检测方法：放射免疫分析法、ELISA法。

2）标本：血清。

3）临床诊断价值和评价：ET有三种异构肽，即ET-1、ET-2、ET-3。目前，已确定神经组织中有ET-1和ET-3，其中以ET-1活性最强。ET通常以极低的生理浓度存在于体内，通过对多器官的调节进而保持机体的正常功能。在一些病理条件下，导致脑组织缺血、缺氧、代谢率下降的酸中毒，可刺激血管内皮细胞合成释放大量的ET，从而导致机体病变。血浆ET的含量变化可动态反映VD患者的血管内皮功能状态。

（7）载脂蛋白E基因。

1）检测方法：聚合酶链反应（PCR）法。

2）临床诊断价值和评价：VD是缺血性脑血管病发展到较严重程度的临床表现，血管病变是其共有的病理生理学异常。apoE对脑功能具有多方面影响。AD时，apoE ε_4等位基因使神经元突起的立体构象变化及Aβ片层毛细血管壁沉积。而ε_2没有这些作用。apoE对于梗死后脑组织内的脂质运输动态平衡具有重要作用。梗死中心吞噬细胞内有apoE表达，脑内的apoE可能对清除受损组织有重要作用。VD和AD患者的apoE的基因型和（或）等位基因及其表达异常的生化意义有待深入研究。

3. 应用建议

（1）VD检验项目建议：组合为血脂＋免疫球蛋白＋β淀粉样蛋白（Aβ）＋Tau蛋白。

（2）VD分子诊断项目：建议测定载脂蛋白E基因。

（3）VD诊断过程中最重要也最棘手的是与AD的鉴别诊断，也是近年来研究的热点。VD与AD有许多共同的特征，然而，无论临床表现、影像学检查或实验室检查鉴别两者的能力都是有限的。诊断VD的检验项目不多，主要有tau蛋白、β淀粉样蛋白以及载脂蛋白E基因。联合测定脑脊液tau蛋白和$A\beta_{1\text{-}42}$水平有助于AD的早期诊断，AD患者CSF tau蛋白增加而CSF Aβ水平下降，VD患者CSF Tau蛋白低于正常。apo E基因的ε_4等位基因首先报告为AD的危险因素，后来许多研究表明$apoE_4$可能也与VD发生相关，目前尚不能作为诊断的依据。

（四）癫痫

癫痫是由大脑神经元异常放电所引起的短暂中枢神经系统功能失常的慢性脑部疾病。基于异常放电神经元的部位和放电扩散的范围，功能异常可能表现为运动、感觉、意识、行为、自主神经等各种障碍。每次发作或每种发作的短暂过程称为痫性发作。患者可有一种或数种痫性发作作为其临床症状。发作具有发作性、短暂性、重复性及刻板性四个特点。癫痫包括一组疾病或综合征。人的一生单独一次发作不能就诊断为癫痫，必须多次发作才能拟诊为癫痫。

1. 常用项目

（1）脑脊液（CSF）常规。

1）压力：癫痫患者，CSF 压力通常无明显变化，有时可增高。

2）外观：清亮，无明显变化。

3）细胞计数及分类：CSF 内无红细胞，白细胞含量也少。

4）CSF 生化检查：癫痫患者蛋白质、氯化物、糖定量通常检查无明显变化。

5）CSF 蛋白质电泳：癫痫患者 CSF 蛋白质电泳可见 β 球蛋白增高。

（2）肌酸激酶（CK）。

1）测定方法：比色法、酶耦联法、荧光法和生物发光法。

2）标本：血清。

3）参考范围。① CK 连续监测法：男性 80 ～ 200U/L，女性 60 ～ 140U/L。② CK 肌酐显色终点法：男性（63.6 ± 24.4）U/L，女性（45.3 ± 15.8）U/L。

4）临床诊断价值和评价：癫痫患者 CK 测定无特异性，通常增高。

（3）乳酸（LA）定量。

1）检测方法：分光光度法、比色法、自动生化仪分析法。

2）标本。①分光光度法：全血、尿液、脑脊液。②比色法：肝素抗凝血浆、脑脊液、尿液、胃液。③自动生化仪分析法：全血、血浆、脑脊液。

3）参考范围。①分光光度法：全血：0.5 ～ 1.7mmol/L（5 ～ 15mg/dL）。脑脊液：1.0 ～ 2.9mmol/L。尿液：5.5 ～ 22mmol/24h。②比色法：血浆：＜ 2.4mmol/L（22.0mg/dL，呈正偏态分布，95% 百分位数上限）。③自动生化仪分析法：基础空腹：＜ 2mmol/L。

4）临床诊断价值和评价：CSF 乳酸浓度与全血接近，鉴别中枢神经系统感染时，常以 3.9mmol/L 为医学决定水平，低于此值常为病毒性感染，高于此值常为细菌性感染。

（4）结核菌素试验。

1）试验方法：取结核菌素（OT）5 个单位注射于前臂皮内，48 ～ 72 小时观察结果。无反应为阴性；如局部出现红肿硬结＞ 5mm 者为阳性反应。具体标准：5 ～ 10mm（+），11 ～ 20mm（++），＞ 20mm（+++），水疱或溃烂为（++++）或强阳性。

2）参考范围：正常人反应一般为（+）～（++）。

3）临床诊断价值和评价：OT 试验阳性反应表明受试者曾感染过结核分枝杆菌，但不一定患有结核病。强阳性者可能患有活动性结核病，应进一步检查。阴性说明未感染过结核分枝杆菌，本试验在成年人中意义不大，但可作为婴幼儿结核病诊断的参考。

2. 特殊项目

（1）抗磷脂抗体测定。

1）测定方法：ELISA 法。

2）标本：血清。

3）参考值：正常人阴性。

4）临床诊断价值和评价：癫痫患者抗磷脂抗体部分为阳性。

（2）SCMA 基因检测。

1）测定方法：变性高效液相色谱技术（DHPLC）法，多重连接依赖性探针扩增技术（MLPA）法等。

2）标本：10mL EDTA-K_2 抗凝静脉血。

3）临床诊断价值和评价：SCN1A 是目前临床上与癫痫最为相关的基因，是多种神经系统疾病的致病基因，该基因的精确表达对于维持神经系统正常功能非常重要。

（3）苯妥英钠。

1）检测方法：荧光偏振免疫测定技术（FPIA）、光谱法、高效液相色谱法。

2）标本：血清。

3）参考范围：苯妥英钠用于抗癫痫治疗的有效血药浓度范围为 10 ～ 20mg/L（39.6 ～ 79.2 μmol/L），超过 20mg/L 可出现中毒症状。

4）临床诊断价值和评价：苯妥英钠是治疗癫痫单纯部分发作和全身强直—阵挛性发作的首选药物之一，由于影响苯妥英钠血药浓度因素多，又需长达数年连续用药。因此，应该坚持定期监测血药浓度。

5）方法学评价和问题：分光光度法的灵敏度、重复性、线性范围均满足 TDM 要求，缺点是无法完全排除其代谢物干扰，且需要反复多次提取。HPLC 法检测灵敏度高，特异性强、重复性好，对合用的抗癫痫药物能同时检测。免疫化学法有放射免疫法、酶免疫法、荧光偏振免疫法、微粒子化学发光免疫法等。无论何种免疫法均与 HPLC 法有极好的相关性，结果可比性也高。荧光偏振免疫测定技术具有灵敏、特异、简便、重复性好等特点，试剂稳定、有效期长。为临床药物浓度检测的首选方法。

（4）苯巴比妥。

1）检测方法：荧光偏振免疫测定技术（FPIA）、光谱法、高效液相色谱法。

2）标本：血清。

3）参考范围：①治疗血清范围浓度，婴儿和儿童为 15 ～ 30 μg/mL（65 ～ 129 μmol/L），成人 20 ～ 40 μg/mL（86 ～ 172 μmol/L）；② 最小中毒浓度范围，＞ 40 μg/mL（172 μmol/L）或 35 ～ 80 μg/mL（151 ～ 344 μmol/L）。

4）临床诊断价值和评价：用于苯巴比妥或扑米酮治疗监测和中毒评价。

（5）扑米酮或称麦唑啉。

1）检测方法：荧光偏振免疫测定技术（FPIA）、光谱法、高效液相色谱法。

2）标本：血清。

3）参考范围。①治疗范围：＜ 5 岁为 7 ～ 10 μg/mL（32 ～ 46pmol/L），成人 5 ～ 12 μg/mL（23 ～ 55 μmol/L）。②预警范围：＞ 12 μg/mL（55 μmol/L），如＜ 10 μg/mL（46 μmol/L），很少发生毒性反应。

4）临床诊断价值和评价：用于治疗检测和毒性评价，应该坚持定期监测血药浓度，及时发现变化，作出调整。服用本品控制癫痫，须每年监测 1 ～ 2 次白细胞计数和分类计数。

（6）乙琥胺。

1）检测方法：荧光偏振免疫测定技术（FPIA）、光谱法、高效液相色谱法。

2）标本：血清。

3）参考范围。①治疗范围：40 ～ 100 μg/mL（280 ～ 710 μmol/L）。②预警范围：＞100 μg/mL（710 μmol/L）。

4）临床诊断价值和评价：用于失神癫痫小发作，疗效好、不良反应小。本品常诱发癫痫大发作，须和苯巴比妥或苯妥英钠合用。在服用本品开始治疗的前 2 个月，每月须检查一次白细胞计数和分类计数，以后每半年复查一次。

（7）丙戊酸钠。

1）检测方法：气相色谱法（GC）、放射免疫分析法（RIA）、荧光偏振免疫测定法（FPIA）。

2）标本：血清。

3）参考范围：丙戊酸有效血药浓度范围为 50 ～ 100mg/L（347 ～ 694 μmol/L）。

4）临床诊断价值和评价：丙戊酸在临床上常用于抗癫痫治疗。由于个体对药物剂量与血药浓度关系的差异很大，在长期用药或增减药物剂量时对体内血药浓度进行监测显得十分必要。由于丙戊酸在紫外区无特征性吸收，若用液相色谱紫外检测器检测需预先进行衍生化处理。

（8）卡马西平。

1）检测方法：紫外分光光度法、色谱法与免疫化学分析法。

2）标本：血清。

3）参考范围：卡马西平的血药浓度与抗癫痫作用之间存在着较大的个体差异，其血药浓度范围为 0.5 ～ 25mg/L（2.1 ～ 105 μmol/L）。一般常用的治疗浓度范围为 4 ～ 12mg/L（16.9 ～ 50.7 μmol/L）。

4）临床诊断价值和评价：卡马西平治疗癫痫复杂部分性发作比其他抗癫痫药物为佳，对全身性强直性发作效果也较好，也用于局限性发作及其他类型发作，一般不用于失神发作。血药浓度为 7.3 ～ 8mg/L（30.9 ～ 33.8 μmol/L）时即可出现不良反应。8.5 ～ 10mg/L（36.0 ～ 42 μmol/L）时，约 50% 的患者出现中毒症状，如复视、视物模糊、眼球震颤、恶心、呕吐、食欲缺乏等。

（9）氯硝西泮。

1）检测方法：荧光偏振免疫测定技术（FPIA）、GC、HPLC。

2）标本：血清。

3）参考范围：治疗范围：10 ～ 50ng/mL（32 ～ 158nmol/L）

中毒范围：＞ 100ng/mL（317nmol/L）

4）临床诊断价值和评价：本品又称氯硝西泮，为中枢神经系统镇静和抗惊厥剂，久用有依赖性。服用本品，须监测相关血液学指标，如白细胞计数和分类计数。

3. 应用建议

（1）辅助诊断性实验建议的组合为脑脊液（CSF）常规＋血常规＋抗磷脂抗体测定。

（2）治疗药物检测常用项目为卡马西平、丙戊酸钠、苯妥英钠。

（五）精神分裂症

精神分裂症是一种常见、慢性、病因和发展机制仍不十分明确的脑功能退化疾病，多发于青壮年，缓慢起病，病程迁徙，一般无智能及意识障碍，以思维、情感、行为之间的互不协调，以及精神活动脱离现实环境为主要特征的一类常见精神病。该病可分为阳性症状和阴性症状，阳性症状的特点是正常功能的过度发挥或扭曲，而阴性症状则表现为正常功能的缩减或丧失。

精神分裂症生化检测主要的相关神经递质：①患者脑脊液中多巴胺及代谢产物高香草酸含量显著升高，其含量高低与临床症状的严重程度相关；②以急性阳性症状为主的患者脑脊液中 5–HT 及其代谢产物 5–HIAA 浓度减低；③谷氨酸是兴奋性氨基酸，与精神分裂症的发生有关，研究表明，分裂症患者脑脊液中的谷氨酸浓度明显低下。

（六）肝豆状核变性

肝豆状核变性（HLD）又称威尔森病，是一种常染色体隐性遗传的铜代谢障碍疾病，表现为铜蓝蛋白合成不足及胆道铜排泄障碍。铜蓝蛋白基因定位于 13q14.3，全长约 80kb，编码的铜转运蛋白 ATP 酶功能部分或完全缺少，铜蓝蛋白合成障碍，大量铜沉积于肝、脑、肾和角膜等组织，过多的铜对多种酶产生抑制毒性作用，导致肝、神经系统的损伤及神经精神异常。典型的 HLD 患者表现为肝和（或）神经系统症状特征、实验室铜代谢生化检测异常和角膜色素环（K–F 环）。

肝豆状核变性相关的主要生化检验项目有：①血清铜蓝蛋白，HLD 患者铜蓝蛋白显著降低，是诊断 HLD 的重要依据之一；②血清铜，HLD 患者血清铜显著降低，仅少数病例血清铜不下降；③尿铜，尿铜增加是 HLD 的显著生化检验之一，对该病的诊断和疗效评价有重要价值；④肝铜，HLD 患者铜在肝细胞中沉淀，肝穿刺活检测定肝铜含量和进行肝铜染色对高度怀疑的不典型病例具有极高的诊断价值，肝铜含量≥ 250 μg/g 干重具有显著特异性，其是诊断 HLD 的“金标准”。

（七）亨廷顿病

亨廷顿病又称为大舞蹈病或亨廷顿舞蹈病，是一种以不由自主运动、精神异常和进行性痴呆为主要特点的常染色体显性遗传，病变累及纹状体和大脑皮质为主的中枢神经系统进行性退行性疾病。该病由美国医师乔治・亨廷顿于 1872 年发现而得名，主要病因是患者第 4 号染色体短臂（4p16.3）上的亨廷顿基因（*IT15* 基因）突变。亨廷顿病患者一般中年发病，表现为舞蹈样动作，渐发展为丧失说话、行动、思考和吞咽的能力，病情持续发展 10 ～ 20 年，最终导致死亡。

亨廷顿病相关的主要生化检验项目有：① γ – 氨基丁酸，脑脊液中氨基丁酸水平降低；② *IT15* 基因（GAG）$_n$ 多态性，*IT15* 基因 1 号外显子内含一段多态性的三核苷酸（CAG）重复序列，检测 *IT15* 基因（CAG）$_n$ 多态性可对亨廷顿病进行准确诊断，并用于早期和产前诊断，当（CAG）$_n$ 重复拷贝数 36 ～ 39 次时可引起本病，大于 40 者肯定为本病患者。

（八）多发性硬化

多发性硬化是以中枢神经系统白质脱髓鞘病变为特点，遗传易感个体与环境因素作用发生的自身免疫性疾病。发病与机体自身免疫反应、病毒感染、遗传因素和环境因素有关。

多发性硬化病相关的主要生化检验项目有：① S100B 蛋白，脑脊液中出现 S100B 蛋白是髓鞘损害的标志，S100B 蛋白可作为多发性硬化复发的一个标志物；② IgG 寡克隆区带，是 IgG 鞘内合成的重要定性指标，对判定 IgG 鞘内合成具有重要价值；③细胞因子，多发性硬化发病时 Th1 细胞功能增强，致炎细胞因子分泌增多，检测脑脊液及外周血中这些细胞因子的水平可反映多发性硬化的活动性和监测复发。

（赵　莹）

参考文献

[1] 李克 . 新入院精神分裂症患者心肌酶 CK、CKMB、LDH、AST 的临床检验效果探究 [J]. 中国社区医师，2022，38（3）：97–99.

[2] 王亚玲 . 精神疾病患者的检验项目危急值的制定及临床应用 [J]. 世界最新医学信息文摘，2018，18（64）：124.

[3] 刘天富，芮黎 . 检验危急值在住院精神病患者中的分布 [J]. 医疗装备，2017，30（11）：34–35.

[4] 程松，郭婧澜，丁银环，等 . 精神分裂症患者血清特征多肽及其鉴定的研究 [J]. 检验医学与临床，2014，11（1）：1–2.

第十章　精神心理疾病康复与护理

第一节　精神分裂症的康复与护理

一、概述

精神分裂症是一组病因未明的重性精神疾病，是以基本个性改变，思维、感知、情感和行为等多方面的障碍，精神活动与周围环境的不协调为主要特征的一类疾病，一般无意识及智能障碍。本病多起病于青壮年，常缓慢起病，病程多迁延。临床常见有偏执型、单纯型、青春型、紧张型等分。

二、护理评估

1. 健康史

（1）现病史：发病有无明显诱因，发病的时间、主诉、对学习工作的影响程度、就医经过。

（2）既往史：既往健康状况，既往躯体疾病，既往精神疾病。

（3）个人史：成长发育过程，智力情况，就业、婚姻情况，生活方式，过敏史等；女性患者需评估月经史和生育史。

（4）家族史：家族成员中是否有精神疾病患者。

2. 生理功能

生命体征是否正常；意识是否清楚；个人卫生、衣着是否整洁；有无躯体疾病或外伤；饮食、营养状况如何，有无营养失调；睡眠情况如何，有无入睡困难、早醒、多梦等情况，睡醒后患者的感受；排泄情况如何，有无便秘、尿潴留等；有无药物不良反应等。

3. 心理功能

（1）病前生活事件：近期个人、家庭及社会关系有无重大生活事件，如离异、丧偶、失业、经济拮据等。

（2）应对方式：评估患者入院前应对挫折和压力的方式方法。

（3）病前的个性特征：性格特点、兴趣爱好。

（4）治疗依从性：对住院治疗的合作态度，对疾病的认识。

4. 社会功能

（1）支持系统：患者的社会支持系统，家庭成员对患者的关心程度、照顾方式，婚姻状况有无改变，家属对患者治疗的态度，是积极寻求治疗还是顺其自然，是过度关注还是无人问津，患病后同事、同学、亲属与患者的关系有无改变等。

（2）人际关系：与同事、家人、亲戚、朋友的关系。

（3）社会交往能力：病前的社会交往能力，对社会活动的态度。

（4）生活自理能力：日常生活能否自理，是否有生活懒散、疲倦等情况。

（5）经济状况：收入情况及对住院费用的态度。

5. 专科评估

（1）感知觉障碍：重点评估有无幻觉，尤其是命令性幻听，评估幻听出现的时间、频率、幻听的内容及患者对幻听的感受和应对措施。

（2）思维：有无思维形式障碍如思维破裂、散漫、贫乏、语词新作、逻辑倒错性思维等；有无思维内容障碍，如妄想等。如果患者存在妄想，需评估妄想的种类、内容、性质、出现的时间、涉及范围是否固定。

（3）情感：有无情感淡漠、情感迟钝、情感反应与周围环境是否相符，是否存在抑郁情绪。

（4）意志行为：有无意志行为减退，有无攻击、自杀、伤人等行为。

（5）自知力：自知力完整程度及能否配合治疗。

6. 风险评估

有无自杀、冲动、外走、藏药的观念及行为；有无跌倒、压疮、噎食的风险及高危因素（需注意动态评估，危险因素发生变化时随时评估）。

三、护理诊断

1. 睡眠型态紊乱

与幻觉、妄想、兴奋、环境不适应、警惕性高及睡眠规律紊乱有关。

2. 营养失调，低于机体需要量

与幻觉、妄想、极度兴奋、躁动、消耗量明显增加，紧张性木僵而导致摄入不足及违拗不合作有关。

3. 便秘

与木僵、蜡样屈曲、意志行为衰退及服用抗精神病药物所致不良反应有关。

4. 排尿异常

尿潴留与药物不良反应、幻觉、妄想、木僵状态有关。

5. 沐浴／卫生自理缺陷

与丰富的精神症状、紧张性木僵状态、极度焦虑紧张状态、由于自伤或他伤导致行动不便及精神衰退有关。

6. 有对他人施行暴力的危险

与幻觉、妄想、精神运动性兴奋、意向倒错及自知力缺乏因素有关。

7. 有自杀的危险

与命令性幻听、自罪妄想、意向倒错及焦虑抑郁状态而产生的羞耻感有关。

8. 不依从行为

与幻觉妄想状态、自知力缺乏、木僵、违拗、担心药物耐受性及新环境的不适应有关。

9. 感知觉紊乱

与患者注意力不集中、感知觉改变有关。

10. 思维过程改变

与思维内容障碍、思维逻辑障碍、思维联想障碍等有关。

11. 应对无效

与无法应对妄想内容、对现实问题无奈、难以耐受药物不良反应有关。

12. 社会交往障碍

与妄想、情感障碍、思维过程改变有关。

13. 知识缺乏

与不了解疾病知识有关。

四、护理措施

1. 基础护理

（1）睡眠护理：为患者创造良好的睡眠环境，温湿度适宜，避免强光、噪声刺激。为防止睡眠规律倒置，鼓励患者白天多参加工娱活动，减少日间睡眠时间，养成正确的睡眠习惯，以保证夜间睡眠质量。指导患者应对失眠和早醒的方法，如睡前喝牛奶、洗热水澡等协助患者入睡，避免服用咖啡、茶等兴奋性饮料。夜间定时巡视病房，观察患者有无蒙头睡觉、辗转不眠、假寐及经常如厕，防止意外的发生。对严重睡眠障碍的患者，经诱导无效，遵医嘱应用镇静催眠药物辅助睡眠，注意用药后的反应及睡眠改善情况，做好记录和交接。

（2）饮食护理：根据患者的进食情况，分析原因，针对不同症状的患者制订饮食计划。对于有被害妄想而拒食的患者，可与其他病友共同进餐或自行取食。对于自罪自责的患者，可以把饭菜拌在一起，让其感觉是剩饭，以达到诱导进食的目的。对于行为退缩、不主动进食的患者，按时督促其参加集体进餐，并通过正向鼓励，培养患者自行进餐的基本生活技能。对于老年患者、药物不良反应引起吞咽困难的患者，进食速度要慢，以流质或半流质饮食为主，耐心等待，不可催促，防止噎食的发生。对于木僵患者，诱导进食无效时，遵医嘱给予静脉输液或鼻饲，以保证患者机体营养需要量。对于暴饮暴食的患者，应当限制进食量，控制进食速度，适当进行饮食卫生宣教。进食后观察患者有无腹胀，记录饮食量，每周测量体重一次。

（3）日常生活护理：精神分裂症的患者由于疾病原因，注意力集中在病态体验中，常常生活不能自理，严重影响其生活质量，护理人员应督促或协助其料理个人卫生，训练其生活自理能力，应循序渐进，不能操之过急，对其取得的进步提出表扬。对于木僵、不能自理的患者，应做口腔护理、皮肤护理，防止感染和压疮。女性患者应注意经期的护理和大、小便的护理。

2. 专科护理

（1）安全护理。

1）病房安全管理：严格执行安全检查制度，发现设施损坏应及时维修。医护人员从护理站、活动室等处离开时随手锁门。加强患者物品管理，严防危险物品带入病房。患者入院、外出活动返回、探视后进行检查，并向家属做好宣教工作。晨晚间护理时，再次检查床单位有无危险物品。认真做好药品管理和执行服药检查制度，保证药物治疗的顺利进行。

2）加强巡视，掌握病情：有自杀、冲动、外走、藏药风险者，进行重点观察，密切观察患者的言语、动作和行为表现及非语言的情感反应，做到重点患者心中有数，加强重点患者、关键环节、薄弱环节、特殊时段的护理。对极度兴奋冲动毁物的患者要隔离，必要时可采取保护性约束措施。对严重自杀的患者，遵医嘱给予特/一级护理，严密观察病情变化。对不合作患者要适当限制其活动范围，防止患者出现逃离医院的行为。

（2）症状护理。

1）幻觉状态的护理：首先，护士应与患者建立治疗性信任关系，了解患者的言语、情绪和行为表现，以掌握幻觉出现的次数、内容、时间、规律和类型，以及幻觉对患者行为的影响；不轻易批评患者的幻觉，鼓励其说出幻觉的内容，不强化但也不否认患者的幻觉。待患者病情稳定时，试着与患者讨论幻觉带来的感受，帮助患者辨别病态的体验，区分现实与虚幻，促使患者逐渐学会自我控制，对抗幻觉的产生。

2）妄想状态的护理：根据其妄想内容的不同，进行有针对性的护理，如有关系妄想者，护士应掌握引发妄想的原因。在接触时，语言宜谨慎，避免诱因，以免加重病情；有被害妄想者，让患者信任的护士耐心劝导，外出时需有人陪伴，对同病房有被害嫌疑时，及时将患者安置在不同病房。当患者自行谈及妄想内容时，要仔细倾听，不要急于纠正或与其争辩，防止患者加重妄想。随着治疗的进行，患者对妄想的病理信念逐渐淡漠，帮助其分析病情，批判症状，讨论妄想对生活的不良影响，使其恢复自知力。

3）兴奋状态的护理：全面了解患者冲动行为发生的原因、诱发因素、持续时间、出现攻击的前驱症状，提前做好防范及病房的安全管理，合理安置患者，确保患者周围环境安全。患者一旦出现冲动行为，应及时给予心理疏导或口头限制，一方面由患者信任的护理人员分散其注意力；另一方面从患者后面或侧面给予有效的控制，并配合药物控制。必要时遵医嘱给予保护性约束，同时要注意约束部位的血液循环，待患者情绪平稳后，加强对患者的心理护理，并指导患者学会正确表达自己情绪的方法。

4）木僵状态的护理：做好晨晚间护理，保持皮肤清洁干燥，防止压疮；每日进行口腔护理，及时吸出口腔内积存的唾液，防止吸入性肺炎；保证入量及营养供给，必要时遵医嘱给予静脉输液或鼻饲治疗。

5）不合作患者的护理：严格执行操作规程，发药到手，看服到口，咽下再走，服药后要检查口腔、水杯；选择适当的时机，帮助患者了解自己的疾病并向其说明不配合治疗所带来的严重后果。

（3）心理护理：对于精神分裂症患者应加强心理疏导，了解患者最关心的问题，给予帮助解决，分散患者注意力，同时对患者家属进行心理指导。使患者达到一种心理平衡、情绪稳定的状态，改善其不良认知，使其治疗依从性得到提高，使治疗护理工作得以顺利进行。

1）建立良好的护患关系：帮助患者树立战胜疾病的信心。长时间病情无法缓解，情绪不稳定，抵触情绪，长期与社会环境隔绝，与家人分离、使患者孤独无助，工作人员在接触患者时，要做到真诚、尊重患者，传达对患者的关怀，了解患者的心理状态，满足其心理需求，生活上给予照顾，提高患者对护士的信任度，改善不良心境，减少负性情绪发生。

2）改善患者认知：患者长期受疾病症状支配，使患者没有安全感，要了解患者恐惧的内容，接纳患者，及时给予其保护和支持。可以通过音乐治疗，分散患者注意力。

通过与患者不断沟通交流，引导患者转变不良的思想观念，提高认知能力，使安全感不断增强。

3）建立良好的社会支持系统：指导家属密切配合治疗与护理，向家属讲解患者的病情，亲人、家庭对患者的重要性，使家属在患者住院的过程中时刻起到积极的作用，经常关心、安慰、鼓励患者，让患者感受到亲人的关心、家庭的温暖，消除孤独感和被遗弃感，消除抵触情绪，以更好地配合治疗及护理。

4）采取松弛训练方法：当患者情绪高度紧张、焦虑、恐惧时，应让患者处于安静的环境，采取最舒适的坐姿，嘱患者深呼吸，指导患者做不同部位放松，引导患者想象一些美好的场景，使患者情绪逐渐平静。

5）对患者进行心理健康教育：利用医学、心理学方面的书籍、报刊、杂志、讲座、宣传栏、电视等方法向患者讲授精神疾病的病因、症状、治疗和护理方法、预防措施及心理学知识，使患者对自己所患疾病有所了解，提高认知能力，达到积极面对疾病、主动配合治疗目的，同时了解患者的内心体验，并加以指导。

五、健康教育

（1）做好常规入院宣教，如病区环境介绍、入院须知、主管医师、护士长、责任护士、安全告知、次日检查注意事项。

（2）讲解睡眠与疾病的关系及有助睡眠的方法：睡前忌兴奋性的食物或饮料，避免参加激情、兴奋的娱乐活动或谈心活动；鼓励患者白天多参加各类活动，以利于夜间正常睡眠。

（3）根据患者不同躯体疾病，进行饮食指导。

（4）药物的相关知识宣教：告知患者遵医嘱按时按量服药，宜饭后服用，禁饮酒、咖啡、浓茶、可乐等，多食富含粗纤维的蔬菜、水果，防止便秘；禁止驾车及高空作业；服药后勿剧烈活动，变换体位时动作要缓慢，遵循“三个三十秒”，防止直立性低血压，防止跌倒和坠床的发生。讲解所用药物的作用及常见不良反应，告知家属简单可行的应对措施。

（5）物理治疗指导。

1）MECT健康教育：MECT的概念、原理、适应证、禁忌证、疗程和疗效，MECT术前、术后注意事项。

2）rTMS健康教育：rTMS的概念、原理、适应证、禁忌证、疗程和疗效，rTMS注意事项。

（6）帮助患者制订每日活动计划表，鼓励患者对每天的活动作出评价，增加患者成功的自信心。白天多参加工娱活动，必要时可增加体力活动，如快步走、慢跑等。

（7）讲解精神分裂症的相关知识，使患者认识到坚持抗精神病药物治疗对预防病情复发的重要性。

（8）指导患者学会应对症状的技巧，如寻求护士帮助、肌肉放松训练、听音乐、发泄不良情绪、大声阅读、散步、做手工等。

（9）指导患者日常生活的技巧，训练其生活自理能力，如穿衣、叠被、刷牙、洗脸，养成合理而有规律的生活习惯。鼓励患者参加集体活动，淡化不良刺激因素对患者的影响。合理安排工娱活动，转移其注意力，缓解其不良情绪。

（10）指导患者掌握解决有关社会环境压力的方法，争取社会的支持，以减少或消除复发因素。鼓励患者参加综合康复活动，加强工娱治疗，巩固疗效，逐步与社会现实接近，力争达到回归社会的目的。

（11）帮助患者及其家属了解病情、复发的早期症状，以便及时就医。同时，让患者家属了解精神分裂症病程发展及预后情况，了解患者治疗后可能面临的问题和困难（如经济问题、个人问题、就业问题），为患者尽快回归社会做好准备。

（12）指导患者出院后按时门诊复查，遵医嘱，坚持服药，同时向患者及其家属告知可能出现的不良反应及应对措施，提高自我护理能力。

六、康复指导

精神分裂症的康复指导旨在为患者重返社会、适应社会生活做好准备，帮助患者实现社会功能和职业技能的康复，根据患者的具体病情对其进行技能训练。

1. 入院期

针对患者新入院的特点，为患者制订住院期间的康复计划，设置实际的生活技能训练内容，如更衣、洗脸、梳头、剃须等，督促、训练患者每日完成生活料理，还可以将患者组织起来，对恰当行为给予语言或物质强化，坚持每日数次手把手督促，经过一段时间治疗后，依据患者康复情况给予相应的表扬和鼓励。

2. 治疗期

根据患者病情变化，适宜地指导患者参加一些简单的工娱活动，如折纸、粘贴、编织、唱歌、跳舞、保健操、看书、读报、看电视等。转移患者的病态思维，以稳定其情绪，抵消患者的敌意和攻击性，唤起患者的愉悦感和满足感，体现患者生命的价值，增强患者治疗的信心，以达到辅助治疗的目的。

3. 康复期

根据患者兴趣爱好，在护士的带领下安排适当的康复活动如书法、绘画、表演、简单劳动作业、手工艺制作、炊事作业、购物等，训练患者的注意力和意志力，培养其劳动习惯和工作乐趣，增加其一定的工作和职业技能。

同时训练人际交往能力，首先让患者之间相互自我介绍，可采取目光对视法、姓名解释法、身体接触法等训练患者人际交往的技巧，拟订一个主题，推荐一个主持人，诱发患者进行讨论，鼓励患者在会上演讲，并由主持人对每位演讲患者作出评价，以鼓励为主，提高其演讲表达和组织能力。结束后布置下一次讨论的题目、时间和地点等。

七、护理评价

（1）患者是否学会促进睡眠的方法，做到有效保证充足的睡眠。

（2）患者的基本生活需求（饮食、睡眠、卫生）是否得到满足及生理功能的恢复情况。

（3）患者有无意外事件和并发症的发生。

（4）患者精神症状是否得到最大的缓解，自知力的恢复情况。

（5）患者能否较确切地反映心理问题与心理需要。

（6）患者是否学会控制情绪的方法。

（7）患者是否了解所患疾病及用药的相关知识，以配合治疗护理工作。

（8）患者社会功能的恢复情况。

（9）患者对待未来的心态，有无具体生活计划。

（10）患者家属是否掌握正确的应对方法及家庭护理要点。

（乔丹丹）

参考文献

［1］周小念，周节，韦新燕.精神分裂症患者延续护理的研究进展[J].心理月刊，2022，17（13）：238-240.

［2］钟伟英，黄美莲，刘海艳.医院—家庭—社会三段式延续护理对老年精神分裂症后抑郁患者生活质量的影响[J].基层医学论坛，2022，26（21）：41-43.

［3］许惠英，黄爱丽，邵金鑫.体医结合护理干预在稳定期住院精神分裂症患者中的应用[J].齐鲁护理杂志，2022，28（11）：16-19.

［4］李顺霞.心理护理干预对精神分裂症患者康复期的效果分析[J].中国社区医师，2022，38（15）：144-146.

第二节　双相情感障碍的康复与护理

双相情感障碍是指反复（至少2次）出现心境和活动水平紊乱，有时表现为情感高涨、活动增加等躁狂症状；有时表现为情感低落、活动减少等抑郁症状，发作间期基本缓解。病情严重者在发作高峰期还可出现幻觉、妄想或紧张性症状等精神病性症状。起病年龄较早，多在青年期，躁狂发作与抑郁发作常反复循环或交替出现，也可以混合方式存在，并对患者的日常生活及社会功能等产生不良影响。

一、双相情感障碍躁狂发作规范化护理

（一）概述

躁狂发作的典型临床表现是情感高涨，思维奔逸，活动增多“三高”症状，可伴有夸大观念或妄想、冲动行为等。发作至少持续1周，并有不同程度的社会功能损害，可给自己或他人造成危险或不良后果。

（二）护理评估

1. 健康史

（1）现病史：发病有无明显诱因，发病的时间、主诉、对学习工作的影响程度、就医经过。

（2）既往史：既往健康状况，既往躯体疾病，既往发作次数、心境和活动水平。

（3）个人史：成长发育过程，智力情况，受教育情况，就业、婚姻情况，生活方式，过敏史等；女性患者需评估月经史和生育史。

（4）家族史：家族成员中是否有精神疾病患者。

2. 生理功能

生命体征是否正常；意识是否清楚；患者个人卫生、衣着是否整洁；有无躯体疾病

或外伤；有无精力旺盛、交感神经兴奋表现等；有无食欲旺盛、性欲亢进；睡眠情况如何，有无入睡困难、早醒、睡眠时间减少、醒后难以入睡等；排泄情况如何，有无便秘、尿潴留、碳酸锂中毒等情况（应用锂盐治疗者，定期评估血锂浓度）。

3. 心理功能

（1）病前生活事件：近期个人、家庭及社会关系有无重大生活事件，如离异、丧偶、失业、经济拮据等。

（2）应对方式：评估患者入院前应对悲伤和压力的方法。

（3）病前的个性特征：性格特点、兴趣爱好。

（4）治疗依从性：对住院治疗的合作态度，对疾病的认识。

4. 社会功能

（1）社会支持系统：患者的社会支持系统，家庭成员对患者的关心程度、照顾方式，婚姻状况有无改变，家属对患者治疗的态度，是积极寻求治疗还是顺其自然，是过度关注还是无人问津，患病后同事、同学、亲属与患者的关系有无改变等。

（2）人际关系：与同事、家人、亲戚、朋友的关系。

（3）社会交往能力：病前的社会交往能力，对社会活动的态度。

（4）生活自理能力：日常生活能否自理，是否疏于照料自己，需要协助的程度。

（5）经济状况：收入情况及对住院费用的态度。

5. 专科评估

（1）情感：患者有无出现抑郁发作，或者混合性发作，发作间隔时间；有无易激惹、兴奋、情感高涨、夸大、自负等症状。

（2）思维：有无思维过程障碍如思维奔逸等症状；有无思维内容障碍如夸大妄想、关系妄想、被害妄想等症状。

（3）意志行为：有无意志行为增强、活动明显增多、行为异常，有无攻击、伤人、毁物等行为。

（4）自知力：自知力完整程度及能否配合治疗。

6. 风险评估

有无冲动、自杀、外走观念及行为；有无跌倒/坠床风险及高危因素（注意动态评估，风险因素发生变化时随时评估）。

（三）护理诊断

1. 睡眠型态紊乱

入睡困难、早醒与精神运动性兴奋、精力旺盛有关。

2. 营养失调，低于机体需要量

与兴奋消耗过多、进食无规律有关。

3. 便秘

与生活起居无规律、饮水量不足有关。

4. 卫生/穿着/进食自理缺陷

与躁狂兴奋、无暇料理自我有关。

5. 有对他人施行暴力行为的危险

与易激惹、好挑剔、过分要求受阻有关。

6. 有受外伤的危险

与易激惹、活动过多、好挑剔有关。

7. 思维过程改变

与重度躁狂兴奋及思维异常有关。

8. 自我认同紊乱

与思维障碍（夸大妄想）有关。

9. 社交障碍

与极度兴奋、情绪不稳定、易激惹及有暴力行为的危险有关。

（四）护理措施

1. 基础护理

（1）睡眠护理：提供良好的睡眠环境，光线柔和，空气新鲜。指导患者重建有规律、有质量的睡眠模式，督促患者每日养成定时休息的习惯，合理安排患者的活动，必要时可以限制其活动范围，保证患者足够的休息时间，以利于控制症状、稳定情绪。严重睡眠障碍者，可遵医嘱辅以镇静催眠药物，以协助改善睡眠。

（2）饮食护理：给予高营养、高热量、易消化、容易进食的食物，可采取少量多餐的方式，定时定量为患者提供食物和充足的水，以满足患者的生理需求。对疏于照顾自己的患者提供帮助，训练其自主进食能力，每周称体重一次。对不能安静进食的患者，最好在安静的环境中单独进餐，必要时为患者增添零食，并有护理人员在场督促。

（3）日常生活护理：患者因受症状影响，对自己的行为缺乏判断，可能会出现一些不恰当的言行，如喜欢接近异性、乱穿衣服等，护理人员应对其不恰当的言行给予适当的引导和限制。对表现出色的患者及时予以表扬、鼓励。

2. 专科护理

（1）安全护理。

1）病房安全管理：为患者提供安静、舒适、宽敞、空气清新、避免阳光刺激的病室。室内物品要求颜色淡雅、整洁，尽量简化，以避免患者兴奋毁物，严防将危险物品带入病房。应与其他冲动易激惹的患者分开管理，以减少患者之间情绪相互感染。严格执行安全检查制度，做好药品管理和执行服药检查制度，保证治疗的顺利进行。

2）加强巡视，掌握病情：严格按照分级护理制度，巡视病房，严密观察病情变化，对高风险患者做到心中有数。有冲动、外走风险者遵医嘱给予特 / 一级护理，掌握患者发生暴力的原因，尽早发现患者潜在危险行为的先兆表现，如情绪激动、挑剔、质问、违背正常秩序、出现辱骂性语言等，以便及时采取预防措施。将患者安置在工作人员的视线之内，力争将冲动行为控制在萌芽状态。密切观察病情变化，对情绪亢奋、行为不能自制者，须防止其外走及毁物伤人的行为发生。对情绪低落者，须防止其自杀。

（2）症状护理：与患者接触时，要尊重患者，正确运用沟通技巧，不与患者发生争执，避免与患者发生正面冲突，减少诱发因素，避免负性刺激，多用正性刺激法鼓励患者。对爱挑剔的患者，态度要友善，避免争论和批评。对于爱夸大的患者，不要讥笑和责备，应以缓和、肯定的语言陈述现实状况，增加患者的现实感。对于有攻击性言语的患者，避免激惹，耐心协助患者了解此行为产生的后果。应尽可能地满足其大部分要求，对于不合理、无法满足的要求也应尽量避免采用简单、直接的方法拒绝，以免激惹患者。若患者有明显的暴力行为，设法分散患者的注意力，疏散周围其他患者，立即寻求帮助，控制局面，迅速解除武装，必要时遵医嘱行保护性约束。

（3）心理护理：患者常常诉说的诸多感受往往并非是真正的内心感受和体验，而是用否认的意念来逃避真正的想法。因此，建立良好的护患关系，引导患者表达内心真实想法，帮助患者正确认识自我，正确评价自己，协助患者了解冲动行为带来的不良后果，使患者建立新型的人际关系，学会关心其他患者，助人为乐。

引导患者按可控制、可接受的方式表达与宣泄激动和愤怒，根据患者的兴趣、爱好组织适当的工娱活动，使其旺盛的精力得到应有的宣泄，转移分散其冲动意图。对不恰当行为采取婉转、暂缓、转移等方法稳定和减缓患者的激越情绪。深入了解患者的心理需求，耐心地做好解释工作，以争取患者的合作。

（五）健康教育

（1）做好常规入院宣教，包括病区环境介绍、入院须知、主管医师、护士长、责任护士、安全告知、用药指导、次日检查注意事项。

（2）讲解睡眠与疾病的关系及有助睡眠的方法：指导患者注意休息，保证其充足的睡眠，睡前忌食引起兴奋的食物或饮料，避免参加刺激、兴奋的娱乐活动或谈心活动，不饮茶水、咖啡。

（3）物理治疗指导。

1）MECT 健康教育：MECT 的概念、原理、适应证、禁忌证、疗程和疗效。MECT 术前、术后注意事项。

2）rTMS 健康教育：rTMS 的概念、原理、适应证、禁忌证、疗程和疗效。患者熟悉 rTMS 注意事项，缓解其紧张情绪，从而积极配合治疗。

（4）合理安排和指导患者的活动，使其得到充分的休息和睡眠。引导躁狂患者朝建设性方向消耗过剩的精力，如健身、运动、写字、画画等。

（5）为患者讲解双相情感障碍相关知识，从疾病的发生、发展、治疗、预后、预防复发等多层面进行宣教，使用通俗易懂的语言，使患者、家属对疾病知识有比较全面的了解和认识。

（6）药物的相关知识宣教：宜饭后服药，服药期间禁饮酒、咖啡、浓茶、可乐等，多食富含粗纤维的蔬菜、水果，防止便秘。禁止驾车及高空作业，服药后勿剧烈活动，变换体位时动作要缓慢，遵循“三个三十秒”，防止直立性低血压，预防跌倒和坠床的发生。如有不适及时与医护联系。告知家属药物维持的重要性及常见不良反应和简单可行的应对措施。

（7）教会患者控制情绪的方法，学习新的应对技巧。鼓励患者增强社会适应能力，增强社交技巧。情绪兴奋时尽量避免带其到人多的地方，帮助其正确地宣泄情绪，并帮助患者面对和恰当处理现实环境中的各种应激源。

（8）指导患者家属学习有关疾病知识和如何预防疾病复发的常识，学会识别和判断疾病复发的症状。例如，睡眠不佳、情绪不稳、烦躁等症状，很可能是疾病复发，及时就医。创造良好的家庭氛围，协助患者合理安排生活、学习和工作，培养良好的生活习惯，保持稳定的情绪。

（9）指导患者出院后遵医嘱按时服药，如有不适及时门诊复诊。强调遵医嘱坚持服药的重要性，不可擅自减药或停药；定期门诊复诊，告知复查的时间及主管医师出诊时间。强调患者家属做好药物保管工作。

（六）康复指导

1. 生活自理能力训练

每天按时督促起床、洗漱，督促料理个人生活。通过模拟训练和练习学习日常生活技巧，如个人仪表修饰、清洁等。

2. 文体娱乐活动训练

合理安排有意义的活动，引导患者把过剩的精力运用到正性的活动中，减少或避免其可能造成的破坏性行为。依据设施及场地等安排既需要体能又不需要竞技的活动项目，如健身运动。鼓励患者把自己的生活以写或画的形式表现出来，表达患者内心的感受。患者每完成一项活动，应及时表扬和赞同。

3. 社交行为技能训练

督促按时参加病房康复活动，通过座谈会、小组活动、自我介绍等形式，提高患者自我表达的愿望及社交能力。

4. 学习行为技能训练

由专人负责定期组织学习有趣味性的生活常识、用药知识等，培养学习新知识、新技能的习惯及自我管理、寻求帮助的技巧。

5. 职业技能训练

针对患者的个体情况，积极争取患者主动参与，鼓励和帮助患者与人合作和建立良好的人际关系，可适当地安排编织、制作手饰、剪纸等活动，训练患者的注意力和意志力，培养工作的乐趣，增加一定的工作和职业技能。

（七）护理评价

（1）患者营养状况如何，能否维持正常睡眠，生活自理能力恢复情况。

（2）患者是否在异常情绪状态下发生冲动、伤人、自伤、自杀等意外行为。

（3）患者异常情绪反应是否得到改善，有无超出限定的范围和现实的异常。

（4）患者精神症状是否缓解或消失，自知力恢复情况。

（5）患者是否能够正确地认识疾病，并掌握相关知识，配合治疗与护理。

（6）患者社交能力、社会适应能力恢复情况。

（7）患者能否正确认识和面对今后的工作、学习、生活。

（8）家属是否了解简单的疾病知识及应对措施，掌握一定的照顾患者的方法。

二、双相情感障碍抑郁发作规范化护理

（一）概述

双相情感障碍抑郁发作，概括为情绪低落，思维迟缓，意志活动减退“三低”症状，发作至少持续 2 周，并且不同程度地损害社会功能，或给本人造成痛苦或不良后果。

（二）护理评估

1. 健康史

（1）现病史：发病有无明显诱因，发病的时间、主诉、对学习工作的影响程度、就医经过。

（2）既往史：既往健康状况，既往用药史，有无药物过敏史，既往躯体疾病，既往

发作次数、心境和活动水平。

（3）个人史：成长发育过程，智力情况，就业、婚姻情况，生活方式等；女性患者需评估月经史和生育史。

（4）家族史：家族成员中是否有精神疾病患者。

2. 生理功能

生命体征是否正常；意识是否清楚；患者个人卫生、衣着是否整洁；有无躯体疾病或外伤；有无心悸、胸闷；有无胃肠不适，食欲、性欲减退，体重减轻；营养状况及睡眠情况如何，有无入睡困难、早醒、睡眠时间减少、醒后难以入睡等；排泄情况，有无便秘、尿潴留等。

3. 心理功能

（1）病前生活事件：近期个人、家庭及社会关系有无重大生活事件，如离异、丧偶、失业、经济拮据等。

（2）应对方式：患者对疾病的认识程度及应对方式。

（3）病前的个性特征：性格特点、兴趣爱好。

4. 社会功能

（1）支持系统：家庭成员对疾病的认识程度如何，能否督促患者规律服药，家属对患者治疗的态度，是积极寻求治疗还是顺其自然，是过度关注还是无人问津，患病后同事、同学、亲属与患者的关系有无改变等。

（2）人际关系：与同事、家人、亲戚、朋友能否正常相处。

（3）社会交往能力：患病前对于社会活动是否积极、退缩、回避等。

（4）经济状况：收入情况及对住院费用支出的态度。

5. 专科评估

（1）情感：有无出现躁狂发作，或者混合性发作，发作间隔时间；有无出现心境低落，自我评价降低，认为前途暗淡等症状。

（2）思维：有无思维过程障碍如思维迟缓；有无自罪意念、无价值感、自伤或自杀的意念等。

（3）意志行为：有无意志活动减少、易疲劳、兴趣爱好减退、食欲下降等。

6. 风险评估

有无自杀、冲动、外走观念及行为；有无跌倒、坠床的风险及高危因素（注意动态评估，风险因素发生变化时随时评估）。

（三）护理诊断

1. 睡眠型态紊乱

早醒、入睡困难与情绪低落、沮丧、绝望等因素有关。

2. 营养失调，低于机体需要量

与抑郁导致食欲下降及自罪妄想内容有关。

3. 便秘

与日常活动减少、胃肠蠕动减慢有关。

4. 有自杀（自伤）的危险

与抑郁、自我评价低、悲观绝望等情绪有关。

5. 自我认同紊乱

与抑郁情绪、自我评价过低、无价值感有关。

6. 焦虑

与无价值感、罪恶感、内疚、自责、疑病等因素有关。

7. 应对无效

与抑郁情绪、无助感、精力不足、疑病因素有关。

（四）护理措施

1. 基础护理

（1）睡眠护理：为患者创造舒适、安静的睡眠环境。入睡前可采用喝热牛奶、热水泡澡等方式帮助入睡，避免观看兴奋的电视节目、会客、谈论病情。鼓励患者白天多参加工娱活动，如下棋、唱歌等。夜间加强巡视，对入睡困难和早醒患者，予以安慰，必要时遵医嘱给予镇静催眠药物，帮助患者入睡，以减轻紧张焦虑。

（2）饮食护理：选择患者喜欢的食物，宜含有充足的热量、蛋白质、维生素及富含纤维，可采取少食多餐制。患者拒绝进食时，应先了解原因，针对原因进行处理。如鼓励患者进食或喂食，若患者坚持不肯进食，或体重持续下降，可遵医嘱采取鼻饲、静脉输液等，以保证患者的营养摄入。

（3）日常生活护理：协助患者制订和安排每日的生活卫生作息表，护理人员要有耐心，鼓励患者自行解决，给以积极性的语言鼓励；并对患者的进步及时给予表扬和肯定，增加患者对自己的重视与兴趣。

2. 专科护理

（1）安全护理。

1）病房安全管理：谨慎地安排患者的生活和居住环境，将患者安置在护理人员易观察到的房间，环境设施应安全、明亮、舒适整洁。严格安全管理制度，加强对病房设施的安全检查，严格做好药品管理工作，保证药物治疗顺利进行，服药后检查患者口腔，防止患者蓄药顿服发生意外，严防危险物品带入病房，杜绝安全隐患。

2）加强巡视，掌握病情：随时了解患者的病情变化，密切观察患者有无自杀的意念和先兆症状，尤其是在交接班时间、进餐时、清晨、夜间或工作人员较少的薄弱环节时，不让患者单独行动。

（2）症状护理：与患者建立良好的护患关系，鼓励抒发内心体验，理解患者的痛苦心境；改善患者的消极情绪，使患者多回忆自己的优点、长处，以增加其正性思维，减少患者的负性体验，改善消极情绪；在与患者交流的同时，重视非语言的沟通。对有自杀意念的患者要严密观察，专人陪护，尽早发现患者自杀的征兆，连续评估自杀的危险性，必要时遵医嘱给药。对患者做好心理疏导，了解患者心理变化，与患者一起讨论面对挫折和表达愤怒的方式，以纠正患者的不良行为。

（3）心理护理：通过倾听、解释、指导、鼓励和安慰等帮助患者正确认识和对待自身疾病，帮助患者识别和改变认知曲解，矫正患者适应不良性行为，改善患者人际交往能力和心理适应功能，提高患者家庭和婚姻生活的满意度，从而减轻或缓解患者的抑郁症状，调动患者积极性，增强其战胜疾病的信心；纠正其不良人格，提高患者解决问题的能力和应对处理应激的能力，促进其康复。

（五）健康教育

（1）做好常规入院宣教，如病区环境介绍、入院须知、主管医师、护士长、责任护士、安全告知、次日检查注意事项。

（2）讲解睡眠与疾病的关系，教会患者应对入睡困难和早醒的方法。注意睡前忌食引起兴奋的药物或饮料，避免参加激情、兴奋的娱乐活动或谈心活动，不饮茶水、咖啡。

（3）物理治疗指导。

1）MECT 健康教育：MECT 的概念、原理、适应证、禁忌证、疗程和疗效，MECT 术前、术后注意事项。

2）rTMS 健康教育：rTMS 的概念、原理、适应证、禁忌证、疗程和疗效。患者熟悉 rTMS 注意事项，缓解其紧张情绪，从而积极配合治疗。

（4）合理安排和指导患者的活动，帮助患者建立规律的作息时间，增加白天的活动，对患者完成的活动进行评价。

（5）为患者讲解双相情感障碍相关知识，使患者正确对待疾病，指导患者识别疾病复发的先兆及预防复发的方法。

（6）药物的相关知识宣教，告知患者遵医嘱按时按量服药，宜饭后服用，禁饮酒、咖啡、浓茶等，多食富含粗纤维的蔬菜、水果，防止便秘。禁止驾车及高空作业，服药后勿剧烈活动，变换体位时动作要缓慢，遵循“三个三十秒”，防止直立性低血压，防止跌倒和坠床。如有不适及时与医护联系。告知家属药物维持的重要性和常见不良反应及简单可行的应对措施。

（7）锻炼其自理能力和社会适应能力，增强社交技巧。积极参加社会娱乐活动，避免精神刺激，保持稳定的心情，锻炼培养健康的身心和乐观生活的积极态度，帮助患者面对和恰当处理现实环境中的各种应激源。

（8）指导患者家属学习有关疾病方面的知识和如何预防疾病复发的常识，观察患者出院后的情绪变化，出现失眠、早醒、对日常生活丧失兴趣、自杀意念、胡思乱想等症状应及时就医，严防自杀等意外发生；关心患者生活、学习、工作，帮助其面对现实；创造和谐的家庭环境。培养良好的生活习惯，保持稳定的情绪。

（9）指导患者出院后定期门诊复查，在医师的指导下服药，巩固疗效。告知遵医嘱坚持服药的重要性，不可擅自减药或停药；详细告诉患者门诊复查的时间、内容及主管医师出诊时间。强调患者家属应妥善保管好药物。

（六）康复指导

1. 职业技能训练

指导患者合理安排学习和工作，认识到自己的社会价值，消除和避免对病情康复的不利因素。帮助患者纠正不良人格，提高患者解决问题和应对应激的能力，缓解抑郁情绪。

2. 社交行为训练

为患者创造良好的人际交往机会，增强社交技巧，可采用情景剧或心理剧训练示范人际关系处理的技巧（如眼神接触、体态、面部表情等非语言方式）。

3. 文体娱乐训练

定期组织聆听音乐、卡拉 OK 演唱等文艺活动，使患者在欢快的氛围中展示自己的才能，发挥自己的优势，增加患者对自身的正向认识。

4. 学习行为训练

做好患者自我药物管理技能训练，为患者讲解药物相关知识，教会患者正确的服药方法，学会识别药物的不良反应。

（七）护理评价

（1）患者生理功能是否得到满足，如饮食、睡眠、卫生、排泄等方面。

（2）患者情绪是否稳定，有无超出限定的范围和时限的异常表现。

（3）患者有无冲动、伤人、自伤、自杀等意外行为发生。

（4）患者自知力恢复情况如何，是否能正确认识疾病，对疾病及用药知识的知晓程度如何。

（5）患者既有的人际交往、沟通交流能力是否得到良好的改善，对新的应对技巧接受能力如何。

（6）患者家属是否了解双相情感障碍的知识及应对方法。

（刘绍博）

参考文献

[1] 孙悦.系统护理对双相情感障碍躁狂症发作患者认知功能的影响[J].中国医药指南，2022，20（14）149-151.

[2] 李堃.双相情感障碍发作间歇期的护理配合措施及效果[J].中国医药指南，2022，20（11）：49-52.

[3] 杨惠.双相情感障碍缓解期患者应用情境式交往训练护理的效果探讨[J].中国医药指南，2022，20（9）：150-152.

[4] 黄菲.双相情感障碍患者临床治疗中的护理要点分析[J].中国医药指南，2022，20（1）：13-16.

第三节　抑郁症的康复与护理

一、概述

抑郁症是一种常见的心境障碍，可由多种病因引起，以显著而持久的心境低落为主要临床特征，伴有相应的思维和行为异常，部分病例有明显的焦虑和运动性激越，严重者可伴有精神病性症状、发作性病程，有复发倾向，部分可有残留症状或转为慢性。

二、护理评估

1. 健康史

（1）现病史：发病有无明显诱因，发病的时间、主诉、对学习工作的影响程度、就医经过。

（2）既往史：既往健康状况，既往躯体疾病，既往精神疾病。

（3）个人史：成长发育过程，智力情况，受教育情况，就业、婚姻情况，生活方式，有无药物过敏史等；女性患者需评估月经史和生育史。

（4）家族史：家族成员中是否有精神疾病患者。

2. 生理功能

生命体征是否正常；意识是否清楚；有无躯体疾病或外伤；有无疲乏无力、心悸、胸闷；营养状况如何，食欲、性欲减退，有无胃肠不适，体重明显减轻；有无入睡困难、早醒、睡眠时间减少，醒后难以入睡等；有无便秘、尿潴留等。

3. 心理功能

（1）病前生活事件：近期个人、家庭及社会关系有无重大生活事件，如离异、丧偶、失业、经济拮据等。

（2）应对方式：评估患者入院前应对悲伤和压力的方式方法。

（3）病前的个性特征：性格特点、兴趣爱好。

4. 社会功能

（1）支持系统：家庭成员对患者的关心程度、照顾方式，婚姻状况有无改变，家属对患者治疗的态度，是积极寻求治疗还是顺其自然，是过度关注还是无人问津，患病后同事、同学、亲属与患者的关系有无改变等。

（2）人际关系：与同事、家人、亲戚、朋友能否正常相处。

（3）社会交往能力：病前的社会交往能力，对于社会活动所持的态度。

（4）生活自理能力：有无懒于生活照料及不顾个人卫生。

（5）经济状况：收入情况及对住院费用的态度。

5. 专科评估

（1）情感：情绪是否存在低落、悲观厌世、兴趣减退、前途渺茫、自责、自罪等；是否存在晨重暮轻的症状；情绪低落持续的时间等。

（2）思维：是否存在思维迟缓，有无妄想，妄想出现的时间、持续的时间、频率、强度、性质、对社会功能影响的程度。

（3）意志行为：有无意志活动减少、生活懒散及个人卫生差、食欲下降等。

6. 风险评估

有无自杀、冲动观念及行为；有无跌倒、坠床风险及高危因素（注意动态评估，风险因素发生变化时注意随时评估）。

三、护理诊断

1. 有自杀（自伤）的危险

与严重抑郁悲观情绪或自责自罪观念有关。

2. 卫生／穿着／进食自理缺陷

与精神运动迟滞、兴趣减少、无力照顾自己有关。

3. 营养失调，低于机体需要量

与自责自罪观念、躯体症状或木僵状态有关。

4. 睡眠型态紊乱，早醒、入睡困难

与情绪低落、沮丧、绝望等因素有关。

5. 自我认同紊乱

与抑郁情绪、自我评价过低、无价值感有关。

6. 应对无效

与抑郁情绪、无助感、精力不足、疑病因素有关。

7. 焦虑

与无价值感、罪恶感、内疚、自责、疑病等因素有关。

8. 便秘

与日常活动减少、胃肠蠕动减慢有关。

9. 有受伤害的危险

与精神运动抑郁、行为反应迟钝有关。

四、护理措施

1. 基础护理

（1）睡眠护理：为患者创造良好的睡眠环境，安排合理的作息制度，养成正确的睡眠习惯。教会患者应对失眠和早醒的方法，如睡前采取喝牛奶、洗热水澡等方法协助患者入睡，清晨应加强护理巡视，对早醒者给予安抚。必要时遵医嘱用药帮助患者入睡。

（2）饮食护理：了解患者不愿进食或拒食的原因，根据患者不同情况制订相应的护理措施，维持营养，保持水、电解质平衡。对待自罪观念严重的患者，鼓励患者参加集体就餐，自选饭菜或把饭菜搅在一起谎称剩饭，劝患者吃下，如坚持不肯进食，遵医嘱鼻饲、静脉营养支持治疗等。对于活动少、饮水量少而便秘的患者，应设法鼓励患者多活动、多饮水、多吃含维生素的蔬菜和水果，必要时可给予便秘患者缓泻剂，以解除患者的排便困难。选择患者喜爱的食物，少量多餐，可以陪伴患者用餐，增加患者的安全感。让患者从事一些为别人服务的活动，以促进患者接受食物等。

（3）日常生活护理：帮助患者改善消极状态，拟订作息时间表。既不能完全包办替其打理一切，也不能置之不管，鼓励患者自行解决，若不能起效，由护士积极督促或协助做好日常生活护理工作。多以正性的语言给予患者支持和关心，逐步建立起生活的信心。

2. 专科护理

（1）安全护理。

1）病房安全管理：严格执行安全检查制度，发现设施损坏应及时维修。护理站、活动室等处随手锁门。加强患者物品管理，严防危险物品带入病房。患者入院、外出活动返回、探视后进行危险物品检查，并向家属做好宣教工作。晨晚间护理时，再次进行安全检查，妥善安置危险物品。

2）加强巡视，掌握病情：严格按照护理级别定时巡视病房，观察患者的言语、行为、去向等情况，做到心中有数，及时辨认和预测抑郁症患者的自杀危险性，识别自杀的预兆，注意节假日、夜间等薄弱环节发生意外，做好交接工作，加强风险防范措施。

（2）症状护理：与患者建立良好的护患关系，进行有效的治疗性沟通，鼓励患者抒发内心感受，理解患者痛苦的心境，鼓励引导患者回忆以往愉快的经历和体验，激励患者对美好生活的向往。对有自杀意念的患者要严密观察，尽早发现患者自杀的征兆，连续评估自杀的危险性，必要时遵医嘱给药或行保护性约束。对患者出现较明显的情绪转变、言语中表情欠自然、交代后事、书写遗书、反复叮嘱重要的问题等，均视为危险信号的先兆，应加倍防范。对症状“突然好转”的患者更要警惕，谨防患者伪装好转。一旦发生自杀自伤，应立即采取隔离，进行抢救。对自杀自伤后的患者做好心理疏导，了解患者的心理变化，与患者一起讨论如何面对挫折和表达愤怒的方式，以纠正患者的不良行为。

（3）心理护理：充分理解和同情患者，以非指责但坚定的态度激发患者的责任感和动力；可采用遵守时间、保守秘密、尊重患者等方式，提高其自尊。当患者以消极观念看问题时，帮助患者分析问题的来源及教会患者如何应对生活中各种诱发抑郁的事件，如学习压力大、失恋、家庭不和、事业失败等造成情绪低落、心情不愉快等现象。减少抑郁行为，修正过去对自己负性的评价和自我感受。

心理护理应贯穿整个治疗过程，使患者消除不必要的顾虑和悲观情绪，改变不良认知方式，缓解其情感症状，尤其是对轻、中度抑郁症效果较好。对于有明显消极自杀观念和行为的患者，及时给予危机心理干预措施。

五、健康教育

（1）做好常规入院宣教，包括病区环境介绍、入院须知、主管医师、护士长、责任护士、安全告知、次日检查注意事项。

（2）讲解睡眠与疾病的关系及有助睡眠的方法。告知患者睡前忌服引起兴奋的药物或饮料，避免参加激情、兴奋的娱乐活动或谈心活动，不饮茶水、咖啡。白天除午睡外，鼓励患者多参加各类活动，增加疲乏感，以利夜间正常睡眠。

（3）物理治疗指导。

1）MECT 健康教育：MECT 的概念、原理、适应证、禁忌证、疗程和疗效，MECT 术前、术后注意事项。

2）rTMS 健康教育：rTMS 的概念、原理、适应证、禁忌证、疗程和疗效，rTMS 注意事项。

（4）帮助患者建立规律的作息时间，增加白天的活动，减少卧床时间，对患者完成的活动进行评价。

（5）为患者讲解抑郁症的相关知识，从疾病的发生、发展、治疗、预后等多层面进行宣教，使用通俗易懂的语言，使患者、家属对疾病知识有比较全面的了解和认识。

（6）药物的相关知识宣教，告知患者遵医嘱按时按量用药，宜饭后服用，服药期间禁饮酒、咖啡、浓茶、可乐等，多食富含粗纤维的蔬菜、水果，防止便秘。禁止驾车及高空作业，服药后勿剧烈活动，变换体位时动作要缓慢，遵循“三个三十秒”，预防直立性低血压，防止跌倒和坠床。如有不适及时与医护联系。对于所用药物的作用及常见不良反应，告知患者家属简单可行的应对措施。

（7）鼓励患者增强社会适应能力，增强社交技巧。帮助患者面对和恰当处理现实环境中的各种应激源。避免精神刺激，保持稳定的情绪。

（8）传授患者家属与疾病防治及康复有关知识及应对技巧，包括改善家庭氛围，减少不良应激，减轻照顾者的心理负担，预防疾病复发，提高治疗依从性。

（9）指导患者出院后定期门诊复查，遵医嘱按时服药，巩固疗效。强调遵医嘱坚持服药的重要性，不可擅自减药或停药；告知门诊复查的时间、内容及主管医师出诊时间。疾病复发、可能出现的先兆表现，如睡眠不佳、情绪低落、疲乏无力等，尽早识别复发症状，及时就医。

（10）积极参加社会娱乐活动，锻炼培养健康的身心和乐观生活的积极态度。促进疾病早日康复。

六、康复指导

1. 职业技能训练指导

帮助患者合理安排学习和工作，认识到自己的社会价值，消除和避免对病情康复的不利因素。帮助患者纠正不良人格，提高患者解决问题和适应应激的能力，缓解抑郁情绪。

2. 社交行为技能

为患者创造良好的人际交往机会，增强社交技巧，可采用情景剧或心理剧训练示范人际关系处理的技巧（如眼神接触、体态、面部表情等非语言方式）。

3. 文体娱乐活动

定期组织聆听音乐、卡拉 OK 演唱等文艺活动，使患者在欢快的氛围中展示自己的才能，发挥自己的优势，增加患者对自身的正向认识。

4. 学习行为技能

做好患者自我药物管理技能训练，为患者讲解药物相关知识，教会患者正确的服药方法，学会识别药物的不良反应。

七、护理评价

（1）患者能否维持营养、排泄、休息和睡眠等方面的生理功能。

（2）患者有无自杀、自伤、冲动等事件的发生。

（3）患者抑郁情绪是否逐步得到改善，学会控制和宣泄抑郁的心境。

（4）患者是否能够认识和分析自己的病态行为，掌握相关疾病及用药知识，是否能够自我应对和自我管理。

（5）患者的人际交往、沟通能力是否得到恢复。

（张琳晗）

参考文献

[1] 刘建琼，张程赪. 集束化护理对难治性抑郁症患者睡眠质量及生活质量的影响 [J]. 中国医学创新，2022，19（17）：91–94.

[2] 邓友梅，莫妙霞，凌瀚，等. 心理护理干预对焦虑抑郁症共病患者的影响 [J]. 中国社区医师，2021，37（26）：168–169.

[3] 丁斌. 心理护理在产褥期抑郁症的应用效果 [J]. 心理月刊，2020，15（17）：170–171.

[4] 张娟. 复发性抑郁症患者复发诱因的临床分析及护理干预 [J]. 安徽卫生职业技术学院学报，2020，19（2）：78–80.

第四节　广泛性焦虑障碍的康复与护理

一、概述

广泛性焦虑障碍是一种以焦虑为主要临床表现的精神障碍，常伴有不明原因的提心吊胆、紧张不安，并有显著的自主神经功能紊乱症状、肌肉紧张及运动性不安。患者的紧张程度与现实处境不符，且其焦虑情绪并非来自实际的威胁或危险。女性多见，病程不定，但趋于波动并成为慢性。

二、护理评估

1. 健康史

（1）现病史：发病有无明显诱因，发病的时间、主诉、对学习工作的影响程度、就医经过。

（2）既往史：既往健康状况，既往精神疾病史，有无药物过敏史。

（3）个人史：成长发育过程，就业、婚姻情况，生活经历，兴趣爱好；女性患者需评估月经史和生育史。

（4）家族史：家族成员中是否有精神疾病患者。

2. 生理功能

生命体征是否正常；意识是否清楚；有无身体的威胁（如手术、疾病等）；睡眠情况如何，有无入睡困难、早醒、睡眠时间减少，醒后难以入睡等；排泄情况如何，有无便秘、腹泻等；全身营养与水、电解质平衡情况如何；躯体各器官功能如何，是否有感觉过敏、异常、缺失、皮肤不适等；躯体功能是否正常，有无实质性的躯体疾病；是否有自主神经功能紊乱的症状，如胃肠道不适，泌尿、生殖器症状等。

3. 心理功能

（1）病前生活事件：有无重大生活事件，如离异、丧偶、失业、经济拮据等，是否存在威胁性情境，不能适应或预感环境改变。

（2）应对方式：应对焦虑和压力的方式方法。

（3）病前的个性特征：对现实状况满意程度，有无总担心结局不好、对人生期望过高、胆小怕事、犹豫不决、适应性差等个性特征。

4. 社会功能

（1）支持系统：患者的社会支持系统，家庭成员对患者的关心程度、照顾方式，婚姻状况有无改变，家属对患者治疗的态度，是积极寻求治疗还是顺其自然，是过度关注还是无人问津，患病后同事、同学、亲属与患者的关系有无改变等。

（2）人际关系：与同事、家人、亲戚、朋友能否正常相处。

（3）社会交往能力：病前的社会交往能力，对于社会活动所持的态度。

（4）经济状况：收入情况及对住院费用的态度。

5. 专科评估

（1）精神焦虑：患者的面部表情、目光、语调等如何，患者的焦虑程度、持续时间等；有无强烈的提心吊胆、惶恐不安的内心体验；有无恐慌的预感，终日心烦意乱、坐卧不安；有无与现实不相称的担心、焦虑、烦恼，有无对外界过于敏感，难以集中注意力的表现等。

（2）躯体焦虑：是否有运动性不安与多种躯体不适，如搓手顿足、无目的的小动作增多、静坐不能等；是否有胸骨后的压缩感、胸闷、气短、肌肉紧张，严重时肌肉（常见有胸部、颈部、肩背部肌肉）酸痛；是否存在自主神经功能紊乱的表现，心搏过速、口干、皮肤潮红或苍白、出汗、尿意频繁等；是否存在内分泌失调的症状，如早泄、阳痿、月经紊乱等。

（3）有无警觉性增高，对外界刺激敏感、难以入睡等。

6. 风险评估

有无自杀、冲动观念及行为；有无跌倒、坠床风险及高危因素（风险因素发生变化时注意随时评估）。

三、护理诊断

1. 睡眠型态紊乱

与焦虑症状有关。

2. 营养失调，低于机体需要量

与焦虑症状导致的食欲差有关。

3. 进食自理缺陷

与紧张不安、担心出事的焦虑症状有关。

4. 焦虑

与焦虑症状有关。

5. 个人应对无效

与极度焦虑、无力应对压力情境有关。

6. 潜在的或现存的自杀、自伤行为

与焦虑症状影响下可能采取的过激行为有关。

四、护理措施

1. 基础护理

（1）睡眠护理：创造良好的睡眠环境，保持环境安静；帮助患者合理安排作息制度，协助患者改变不良的生活习惯，教会其促进睡眠的技巧，体谅患者的痛苦与烦恼，予以精神安慰，帮助稳定情绪，无效时按医嘱给药，指导患者放松或转移注意力，帮助入睡。夜间加强巡视，仔细观察患者的睡眠情况，严防意外。

（2）饮食护理：鼓励患者进食，帮助选择易消化、富营养和色香味俱全的食物。对便秘患者鼓励多进食蔬菜、水果，多喝水，养成每天排便的习惯，如便秘超过3天，应遵医嘱给予缓泻剂或灌肠等帮助排便。

（3）日常生活护理：改善环境对焦虑患者的不良影响，保持病室安静、整洁、舒适，避免光线、噪声等不良刺激。耐心引导、协助患者做好沐浴、更衣，头发、皮肤等的护理，增加患者对自己的重视程度。

2. 专科护理

（1）安全护理。

1）病房安全管理：做好安全检查，避免环境中的危险物品和其他不安全因素，以防止患者在焦虑症状下采取过激行为。严格执行给药制度，服药后检查患者口腔，严防患者蓄药顿服发生意外。注意观察用药效果及不良反应，如口干、便秘、心动过速、直立性低血压、心电图结果等，保证治疗的顺利进行。

2）加强巡视，掌握病情：严格按照护理级别，定时巡视病房，观察患者病情变化，掌握用药后病情变化，识别自杀、冲动的先兆，注意节假日、夜间等薄弱环节发生意外，做好交接，并给予风险防范措施。

（2）症状护理：建立良好的护患关系时，患者对医护人员产生信任，对治疗抱有信心，耐心倾听，对患者的症状不否认或不评判，避免导致患者情绪激惹的因素或话题，鼓励患者表达其不适感受，以同情、安慰和鼓励的态度理解患者不适的行为反应。向患者解释原因，说明这些症状往往会随着焦虑的控制而得到缓解。为减轻患者的焦虑、恐惧情绪，分散患者对躯体症状的过分关注，可配合生物反馈疗法和积极的暗示使患者放松，消除紧张，提高阈值，必要时遵医嘱可使用药物治疗或安慰剂。

（3）心理护理。

1）积极关心患者，主动寻找合适的话题与患者交流，使患者在交流中放松，同时还能建立和谐的护患关系。

2）护理人员要积极鼓励患者战胜疾病，告诉患者以往焦虑症患者成功治愈的案例，从而增强其信心。

3）协助患者完成情绪的自我调节，将适宜的轻音乐介绍给患者，让患者在倾听中获得身心的放松。也可采用指导想象法，让患者集中注意力想象自己身处一个意境或风景处，再配以优美音乐，可起到松弛和减轻疼痛的作用。做诱导性想象前，若让患者先行有节律地深呼吸，通过自我意识集中注意力，放松全身各部位肌肉，对缓解患者的焦虑症状具有良好效果。帮助患者重建正确的疾病概念和对待疾病的态度，顺其自然，接受症状；转移注意力，尽量忽视症状。

4）对患者有效的应对方式给予肯定，并鼓励患者学习新的应对方法，强化患者正性的控制紧张、焦虑等负性情绪的技巧；反复强调患者的能力和优势，表扬患者的进步，让患者明白自己的病情正在好转，以利于增强其自信心和减轻无助无望感。

五、健康教育

（1）做好常规入院宣教：包括病区环境介绍、入院须知、主管医师、护士长、责任护士、安全告知、次日检查注意事项、用药指导。

（2）讲解有助睡眠的方法：睡前禁服引起兴奋的药物或饮料，避免参加激情、兴奋的娱乐活动或谈心活动，服药期间禁饮茶水、咖啡。鼓励患者白天多参加各类活动，增加疲乏感，促进晚间睡眠。

（3）rTMS 健康教育：rTMS 的概念、原理、适应证、禁忌证、疗程疗效和 rTMS 注意事项。

（4）详细向患者讲述广泛性焦虑障碍的病因、发展及治疗方式，让患者了解到配合护理治疗对病情康复的重要性。

（5）药物的相关知识宣教：告知患者遵医嘱按时按量服药，宜饭后服用，服药期间禁饮酒、咖啡、浓茶、可乐等，多食富含粗纤维的蔬菜、水果，防止便秘。禁止驾车及高空作业，服药后勿剧烈活动，变换体位时动作要缓慢，遵循“三个三十秒”，防止直立性低血压，防止跌倒和坠床。如有不适及时与医护联系。向患者及家属讲解所用药物的作用及常见不良反应，告知家属简单可行的应对措施。

（6）协助患者了解身心健康与生活实践、个性特点、应对方式及家庭环境之间的关系，鼓励家属与患者共同参与制订自我康复计划，促使疾病早日康复。

（7）教会患者家属对患者的支持方法，主动督促患者参加各种社交活动，在焦虑发作时注意保护患者，并给予安慰。

（8）指导患者出院后定期门诊复查，遵医嘱按时服药，巩固疗效。告知其遵医嘱坚持服药的重要性，不可擅自减药或停药；告知门诊复查的时间、内容及主管医师出诊时间。疾病复发、可能出现的先兆表现，如睡眠不佳、情绪不稳、疲乏无力等，尽早识别复发症状，及时就医。锻炼培养健康的身心和乐观生活的积极态度。生活要有规律，积极参加社会娱乐活动，避免精神刺激，保持稳定的心境。

六、康复指导

1. 社交行为技能训练

帮助患者梳理现有的人际资源，确认正向的人际关系，鼓励发展新的支持系统，多参加社会活动，扩大社会交往的范围，如加入群众互助团体、成人教育班、社区活动或特殊的兴趣团体，可以转移患者的注意力，减少对焦虑发作的过分担忧和关注。

2. 学习行为技能训练

教会患者呼吸调节和全身肌肉放松训练的方法，每周 3 次，每次 30 分钟，帮助患者释放焦虑的情绪，达到全身放松的目的。

3. 文体娱乐活动训练

培养其参加群体活动，扩大社会交往，提高生活情绪，促进身心健康。例如，听音乐、看电视、唱歌、跳舞、书画等。

七、护理评价

（1）患者的安全和生理需求是否得到了满足。

（2）惊恐发作时，有无意外事件发生。

（3）患者情绪是否稳定，焦虑、恐惧、紧张等不良情绪是否得到缓解。

（4）患者能否正确认识应激事件，是否掌握新的应对方式，学会合理有效地解决问题。

（5）患者是否掌握有效缓解焦虑情绪的方法。

（6）患者是否能接受症状，学会顺其自然，带着症状去生活。

（7）患者的社会功能是否有所提高。

（8）患者的社会支持情况，能否采取正确的应对方式。

（张琳晗）

参考文献

[1] 黄白梅，孙丽丽，杜雁. 多元化心理护理对广泛性焦虑障碍患者睡眠质量及护理效果影响 [J]. 中国医学前沿杂志（电子版），2022，14（2）：52–57.

［2］李云，李菊芳，余思思，等．基于焦虑认同联合优势内容递增理论的护理干预在广泛性焦虑障碍患者中的应用[J]. 中华现代护理杂志，2022，28（4）：544–547.
［3］赵一爽．基于 IMB 模型健康教育对广泛性焦虑障碍患者用药依从性的影响 [J]. 基层医学论坛，2020，24（24）：3524–3525.
［4］张虹，王晓琴，任蓉．综合性护理干预应用于广泛性焦虑障碍患者的效果分析 [J]. 中西医结合心血管病电子杂志，2019，7（25）：94.

第五节　惊恐障碍的康复与护理

一、概述

惊恐障碍又称急性焦虑症，基本特征是严重焦虑（惊恐）的反复发作，焦虑不局限于任何特定的情境或某一类环境，因而具有不可预测性。患者突然感到一种突如其来的惊恐体验，伴濒死感或失控感及严重的自主神经功能紊乱症。惊恐发作通常起病急骤、终止迅速，发作期间始终意识清晰、高度警觉，发作后仍心有余悸，产生预期性焦虑，担心下次再发作。

二、护理评估

1. 健康史

（1）现病史：发病有无明显诱因，发病的时间、主诉、对学习工作的影响程度、就医经过。

（2）既往史：既往健康状况，既往躯体疾病，有无药物过敏史。

（3）个人史：成长发育过程，就业、婚姻情况，生活方式，有无物质滥用；女性患者需评估月经史和生育史。

（4）家族史：家族成员中是否有精神疾病患者。

2. 生理功能

生命体征是否正常；意识是否清楚；有无实质性的躯体疾病诱发惊恐发作，发作时的躯体表现；睡眠情况如何，有无入睡困难、早醒、睡眠时间减少，醒后难以入睡等；排泄情况如何，有无便秘、腹泻、尿潴留等。

3. 心理功能

（1）病前生活事件：有无重大生活事件，在何种情况下发作，有无诱发因素。

（2）应对方式：应对挫折和压力的方式方法。

（3）病前的个性特征：性格特点、兴趣爱好。

4. 社会功能

（1）支持系统：患者的社会支持系统，家庭成员对患者的关心程度、照顾方式，婚姻状况有无改变，家属对患者治疗的态度，是积极寻求治疗还是顺其自然，是过度关注还是无人问津，患病后同事、同学、亲属与患者的关系有无改变等。

（2）人际关系：与同事、家人、亲戚、朋友能否正常相处。

（3）社会交往能力：病前的社会交往能力，对于社会活动所持的态度，采取何种回避方式。

（4）经济状况：收入情况及对住院费用的态度。

5. 专科评估

发作前和发作时的想法、情绪和躯体表现，发作的持续时间。

（1）有无突如其来的惊恐体验，伴有濒死感或失控感。

（2）有无严重的自主神经功能紊乱症状，如胸痛、心动过速、心搏不规则等心脏症状；呼吸困难、窒息感等呼吸系统症状；头痛、头晕、眩晕、昏厥等神经系统症状；有无全身症状如出汗、全身发抖、全身瘫软等症状。

（3）患者采取的求助行为或回避行为，如不敢单独出门、不敢去人多的场所等。

6. 风险评估

有无自杀、冲动意念及行为；有无跌倒风险及高危因素（风险因素发生变化时注意随时评估）。

三、护理诊断

1. 睡眠型态紊乱

与惊恐发作引起的生理、心理症状有关。

2. 营养失调，低于机体需要量

与焦虑症状导致的食欲差有关。

3. 进食自理缺陷

与紧张不安、担心再次发作有关。

4. 焦虑

与焦虑症状、担心再次发作有关。

5. 恐惧

与不能预测的惊恐发作有关。

6. 潜在的或现存的自杀、自伤行为

与惊恐发作影响下可能采取的过激行为有关。

7. 有孤立的危险

与担心发作而采取回避的行为方式有关。

8. 社会交往障碍

与回避行为有关。

9. 家庭应对无效

与家庭不能有效地应对患者的病情有关。

四、护理措施

1. 基础护理

（1）睡眠护理：将患者安置在安静、舒适的病室。安排合理的作息时间，促进患者养成良好的睡眠习惯。夜间加强巡视，观察患者的睡眠情况，体谅患者的痛苦与烦恼，予以精神安慰，帮助稳定情绪，无效时按医嘱给药，指导患者放松或转移注意力，帮助入睡。

（2）饮食护理：鼓励患者进食，帮助选择易消化、营养丰富和色香味俱全的食物。对便秘患者鼓励多进食蔬菜、水果，多喝水，鼓励患者养成每天排便的习惯，如便秘超过 3 天，应遵医嘱给予缓泻剂或灌肠等帮助排便。

（3）日常生活护理：改善环境的不良影响，保持病室安静、整洁、舒适，避免光线、噪声等不良刺激。保证患者饮食、睡眠、排泄等生理需要的满足，帮助患者建立良好的生活方式，并评估其不良的生活方式，协助患者作出调整。

2. 专科护理

（1）安全护理。

1）病房安全管理：做好安全检查，避免环境中的危险物品和其他不安全因素，以防止患者在症状的支配下发生意外情况。

2）严格执行给药制度，服药后检查患者口腔，严防患者蓄药顿服发生意外，保证用药安全和治疗的顺利进行。

3）加强巡视，掌握病情：定时巡视病房，密切观察患者情绪变化，做到心中有数，识别自杀、冲动的先兆；注意节假日、夜间等薄弱环节发生意外，做好交接，给予风险防范措施。

（2）症状护理：惊恐急性发作期间，立即帮助患者脱离应激源或改变环境，明确向患者表示，发作不会危及生命，病情会得到控制。将患者和家属分开或隔离，以免互相影响和传播，加重病情；对患者的症状表示理解和同情，并给予适当的安抚。对患者当前的应对机制表示认可、理解和支持，鼓励患者用可控制和接受的方式表达情绪，允许患者自我发泄。当患者焦虑反应表现为挑衅和敌意时，应适当限制，并对可能出现的问题预先制订相应的处理措施。对坐立不安、不愿独处又不愿到人多处的患者，应给予尊重，尽量创造有利于治疗的环境，如允许保留自己隐私，必要时设专人陪护，遵医嘱给予相应的治疗药物，控制惊恐发作，取得患者合作。

间歇期间指导患者了解惊恐障碍的知识，能够帮助患者减轻症状、战胜惊恐。运用认知干预的方法，帮助患者辨别可能诱发惊恐发作的因素。教会患者通过控制过度换气或体力活动（如跑步、疾步上楼可引起心动过速），减轻恐惧感，最后，让患者体会和了解到这些感觉不一定进一步发展成为完全的惊恐发作。

（3）心理护理：可提供支持性心理护理减轻患者的精神负担，鼓励患者坚持治疗。也可采用认知行为治疗，让患者了解惊恐发作的过程，通过有计划地暴露方法使患者注意这些感受，从而耐受并控制，不致惊恐再发作，帮助患者矫正扭曲的认识，改变各种不正确的看法，改善和消除适应不良的情绪和行为。

五、健康教育

（1）做好常规入院宣教：包括病区环境介绍、入院须知、主管医师、护士长、责任护士、安全告知、次日检查注意事项。

（2）讲解睡眠与疾病的关系及有助睡眠的方法：睡前禁服引起兴奋的药物或饮料，避免参加激情、兴奋的娱乐活动或谈心活动，不饮茶水、咖啡。鼓励患者多参加各类活动，以利夜间正常睡眠。

（3）rTMS 健康教育：rTMS 的概念、原理、适应证、禁忌证、疗程和疗效。

（4）帮助患者了解疾病的性质、症状，明白惊恐发作的诱发因素，以寻求良好的调试方法。

（5）药物的相关知识指导：遵医嘱用药，宜饭后服药，服药期间禁饮酒、咖啡、浓茶、可乐等，多食富含粗纤维的蔬菜、水果，防止便秘。禁止驾车及高空作业，服药后勿剧烈活动，变换体位时动作要缓慢，遵循“三个三十秒”，防止直立性低血压，防跌倒和坠床的发生。如有不适及时与医护联系。向患者及其家属讲解所用药物的作用及常见不良反应，告知患者家属简单可行的应对措施。

（6）引导患者参加工娱活动、病区集体活动，以转移注意力。帮助患者学习会谈技巧，建立良好的人际关系，以获得更多的社会支持系统。

（7）使患者家属理解患者的痛苦和困境，既要关心和尊重患者，又不能过分迁就或强制。帮助患者合理安排生活、工作，恰当处理与患者之间的关系，减少不良因素的刺激，并做好患者出院后的心理护理，教会家属帮助患者恢复社会功能，防止复发。

（8）做好患者出院后指导：定期门诊复查，遵医嘱按时服药，巩固疗效。告知其遵医嘱坚持服药的重要性，不可擅自减药或停药；告知门诊复查的时间、内容及主管医师出诊时间。疾病复发、可能出现的先兆表现，如睡眠不佳、情绪不稳、疲乏无力等，尽早识别复发症状，及时就医。锻炼培养健康的身心和乐观生活的积极态度。生活要有规律，积极参加社会娱乐活动，避免精神刺激，保持稳定的心境。

六、康复指导

1. 社交行为技能训练

鼓励发展新的支持系统，多参加社会活动，扩大社会交往的范围，转移患者的注意力，减少对惊恐发作的过分担忧和关注。

2. 学习行为训练

教会患者呼吸调节和全身肌肉放松训练的方法，每周 3 次，每次 30 分钟，帮助患者释放焦虑的情绪，达到全身放松的目的。

3. 文体娱乐活动训练

培养其参加群体活动，扩大社会交往，提高生活情绪，促进身心健康。例如，听音乐、看电视、唱歌、跳舞、书画等。

七、护理评价

（1）患者焦虑、惊恐障碍的症状是否减轻。

（2）能否认识惊恐发作的表现，发作间歇期能否生活自理。

（3）睡眠时间是否充足，晨起是否精神饱满。

（4）惊恐发作时有无意外发生。

（5）患者的社会支持情况，能否采取正确的应对方式。

（6）是否消除了心理应激的影响及提高了社会适应能力。

（赵婧杉）

参考文献

[1] 黄霞，宋秀金，黄佳垚 . 临床护理路径对惊恐障碍患者焦虑、抑郁的影响 [J]. 中国当代医药，2019，26（7）：245-247.

[2] 张娜，徐美英，沈鑫华，等 . 惊恐障碍临床路径的应用效果分析 [J]. 护理与康复，2016，15（10）：983-988.

［3］穆莉莉．临床护理路径对惊恐障碍患者焦虑、抑郁的影响[J]. 首都医药，2014，21（22）：84-86.

［4］王锦蓉．惊恐障碍发作间歇期循证护理干预[J]. 国际护理学杂志，2012（12）：2337-2339.

第六节　噎食的康复与护理

一、概述

噎食是指进食时食物堵塞咽喉部或卡在食管的狭窄处，甚至误入气管，可以引起严重呛咳和呼吸困难，甚至窒息死亡。精神疾病患者发生噎食窒息者较多，表现为在进食中突然发生严重的呛咳、呼吸困难，出现面色苍白或青紫者即可能是噎食窒息。噎食窒息是一种十分紧急的情况，应立即处理。

二、护理评估

1. 噎食发生的原因及危险因素的评估

（1）与疾病相关因素。

1）抢食、暴食所致。

2）帕金森病或其他脑器质性疾病患者，吞咽反射迟钝而发生噎食。

3）癫痫患者进食时如抽搐发作也可能造成噎食。

4）脑神经损害患者也可能由于吞咽反射迟钝或消失而发生食物误入气管。

（2）与治疗相关因素。

1）精神疾病患者因服用抗精神病药物出现锥体外系不良反应，出现吞咽肌肉运动不协调，抑制吞咽反射所致。

2）电抽搐治疗后未完全清醒，在意识模糊状态下进食引起。

2. 噎食的临床表现

进食时突然发生，轻者呼吸困难，不能发音，呼吸急促，严重者喘鸣。HeimLich征象：手不由自主地以V字形紧贴颈部，面色青紫，双手乱抓。重者口唇、黏膜及皮肤发绀，意识丧失，抽搐，全身瘫痪，四肢发凉，大、小便失禁，呼吸停止，心率快弱。如抢救不及时或措施不当，病死率极高。

三、噎食的预防

（1）严密观察患者病情及抗精神药物的不良反应，如锥体外系不良反应（主要表现为痉挛性斜颈、动眼危象、运动不能、静止性颤抖、肌张力增高及静坐不能、烦躁不安、原地踏步等）。对有严重锥体外系不良反应的患者，按医嘱给予拮抗药物（口服苯海索或肌内注射东莨菪碱）。

（2）加强饮食护理，患者有药物不良反应，吞咽反射迟钝时，应给予流质或半流质饮食，必要时给予喂食或鼻饲。

（3）集体用餐，开饭时医护人员严密观察进食情况，对抢食及暴饮暴食者，应限量分次进食。

四、噎食发生后的护理

按窒息患者急救原则处理。就地抢救，分秒必争，畅通呼吸道，防止并发症，预防再次发生噎食窒息。

（1）立即清除口咽部食物，保持呼吸道通畅。

（2）迅速用手指取出口咽部食团。如果牙关禁闭，可用筷子等撬开口腔取出食物，解开患者领口，尽快使其呼吸道通畅，用海氏急救法或仰卧位腹部冲击法抢救。同时通知其他医师及护士配合抢救。

（3）若以上急救不能奏效，可采用环甲膜穿刺术，用环甲膜穿刺针在环甲软骨上沿正中部位插入气管，暂时恢复通气。

（4）进行紧急气管切开，插入气管套管。

（5）经上述处理后，呼吸困难可暂时缓解。对食物仍滞留在气管内者，需请五官科医师会诊处理。

（6）对心搏骤停者，立即进行胸外心脏按压，同时给予对症抢救处理。专人监护直到患者神志清醒。

（7）预防并发症发生，取出食物后应防止吸入性肺炎等。

（8）预防噎食窒息再次发生，根据病情调整抗精神病药物剂量，应用药物拮抗精神病药物不良反应等。

（赵婧杉）

参考文献

[1] 黄惠珍，周莉莉，吕琳霞.细节护理对康复期精神分裂症患者噎食跌倒事件发生的影响研究[J].山西医药杂志，2022，51（4）：474-476.

[2] 程苓苓.住院慢性精神疾病患者噎食风险评估及干预方法的研究[J].当代护士(中旬刊)，2020，27（9）：79-81.

[3] 穆桂如.老年痴呆患者噎食相关因素分析及护理干预措施分析[J].临床医药文献电子杂志，2020，7（29）：118.

[4] 李大连，姚彩英.探讨精神科患者发生噎食窒息的原因与护理[J].实用妇科内分泌电子杂志，2020，7（6）：179-180.

第七节　暴力行为的康复与护理

一、概述

精神科暴力行为是指精神症状的影响下突然发生的自杀、自伤、伤人、毁物等冲动行为，以攻击行为较为突出，具有极强的暴发性和破坏性，会对攻击对象造成不同程度的伤害，甚至危及生命。精神科的暴力行为多见于精神分裂症、情感障碍、精神活性物质依赖、脑器质性精神障碍、人格障碍等患者，是精神科最常见的危急事件。在精神科护理工作中除对已实施的暴力行为立即处理外，还应及时发现潜在的或可能的暴力行为先兆，立即采取适当措施，有效防范暴力行为发生。

二、护理评估

1. 暴力行为发生的原因及危险因素评估

（1）疾病因素：不同精神疾病患者暴力行为的发生率、严重性、针对性均不同。

1）精神分裂症：冲动与暴力行为最常见于精神分裂症患者，主要受幻觉妄想的支配。有被害妄想的患者有被监视、被陷害的恐惧感，无安全感，会先发制人保护自己；有命令性幻听的患者受幻听内容的支配而出现攻击伤害他人的行为；自知力缺乏的患者，因否认有病往往被强制住院，内心产生恐惧而出现攻击性举动；有违拗症状的患者容易对护理人员的管理及身边的生活琐事产生反抗和敌对，从而发生暴力行为。

2）情感性精神障碍：躁狂患者由于情感高涨、情绪不稳、易激惹的症状特点，多有敌视、暴躁冲动、无理取闹、寻衅滋事等暴力冲动行为。常因要求没有得到满足，意见被否定，活动受到限制，甚至进行治疗或护理过程中引起情绪激动，从而激发暴力行为。抑郁患者担心自己的罪恶连累亲人或者自己死后家属无人照顾，会出现扩大性自杀。

3）脑器质性精神障碍：由于患者的判断力下降、意识障碍或病理性的激情情绪导致冲动和暴力行为，常具有突发性、紊乱性、波动性和突然消失的特点。

4）精神活性物质所致精神障碍：酗酒者可引起暴力行为；酒依赖患者突然戒酒，也可使患者易激惹、激动或引起谵妄状态而发生暴力行为。

（2）心理因素。

1）心理发展：早期心理发育或生活经历与暴力行为密切相关，会影响个体选择应对方式的能力。如成长期经历过严重的情感剥夺，性格形成期暴露于暴力环境中，智力发育迟滞等，会限制个体利用支持系统的能力，以自我为中心，对伤害异常脆弱，容易产生愤怒情绪。

2）个性特征：心理学家研究发现，发生暴力行为的犯罪者具有下列性格特点：多疑、固执、缺少同情心与社会责任感；情绪不稳、易紧张、喜欢寻求刺激，易产生挫败感；缺乏自尊与自信，应对现实及人际交往能力差。

（3）社会学因素。

1）暴力行为的发生与受教育年限呈反比。

2）男性患者比女性患者更容易发生暴力行为。

3）婚姻稳定性差、缺少社会支持、单身者发生暴力行为的可能性较大。

4）低收入、社会底层、失业和职业不稳定者等社会地位较低的群体容易对周围人产生暴力行为。

5）身陷暴力宣传环境与氛围中，不当的社会舆论常常诱导患者发生暴力行为。

（4）诱发因素。

1）因暴力对象态度粗暴而激惹患者。

2）患者难以耐受药物不良反应。

3）未满足患者的需求。

4）既往有过攻击行为，很可能再次发生暴力行为。

2. 暴力行为的征兆评估

（1）当精神疾病患者出现下列情况时，应视为暴力行为的先兆，护理人员应高度警惕。评估时需注意不要单独检查患者、不要将患者带到封闭的空间如办公室、治疗室，不要用言语行为激惹患者。

1）行为评估：脸部及手臂的肌肉紧张度增加，动作增多，捶打物体；对周围人或特定人员持敌对态度，并以杀（伤）人相威胁；拒绝接受治疗，拒绝合作，拒绝执行院规。

2）情感评估：患者突然激动、情绪不安、高声大叫、言语具有威胁性、固执强求等；精神症状突然加重或波动。

3）意识状态评估：思维混乱、意识状态的改变，如患者出现谵妄、器质性精神障碍等。

（2）评估暴力行为可能导致的损害，旨在采取合理有效的措施减少人员伤亡和财产损失。

1）患者所处的位置。

2）患者是否手持武器或其他工具是决定导致危害的关键因素。一般而言，赤手空拳者，损害较小；持有刀、枪、斧、棍棒等，可能伤人或自杀自伤；持有炸药、可燃物，可能爆炸伤人毁物，纵火或自焚，危害较大。

3）采用攻击危险性量表评估，对预测暴力行为危险性有一定效果。

三、暴力行为预防的护理

1. 环境管理

去除环境中的安全隐患，应有专人负责病房安全工作，实行定期检查与安全抽查相结合，随时去除各种安全隐患，如刀、棍、锐器、绳索、玻璃、火柴、打火机、燃油等减少诱发因素，避免噪声、强光刺激，减少环境的刺激作用。

2. 观察病情

加强巡视工作，密切观察病情变化，掌握患者暴力行为发生的先兆，及时加以预防。有冲动倾向患者的动态表现应在护理人员的视野范围内，力争把冲动行为控制在萌芽状态。

3. 交流沟通

多方面了解患者的心理需求，及时满足患者的合理要求，如吸烟、打电话、写信等。与患者交流时，注意交流技巧，适当保持交往距离，避免刺激性言语，避免与患者发生正面冲突。

4. 提高患者的自控能力

鼓励患者用语言等适当方式表达和宣泄情绪，让患者相信自己有控制行为的能力。根据患者的兴趣、爱好组织一些适当地避免竞技的工娱活动，使其旺盛的精力得到应有的宣泄，转移分散其冲动意念。对有冲动倾向的患者应明确告知暴力行为的后果，以及在患者无法自控时如何求助等。

5. 加强对精神症状的控制

把患者暴力倾向及时告知医师，以便作出及时有效的医学处理。临床实践表明，长期有效的抗精神病药物治疗，可控制和减少由于精神障碍引起的暴力行为。

四、暴力行为发生的护理

1. 寻求帮助，控制局面

呼叫其他工作人员和保卫人员，集体行动。保持与患者安全距离 1 米左右，站在有利于治疗护理的位置，从背后或侧面阻止患者的冲动行为，以保护患者及自身安全。同时疏散围观人员，用简单、清楚、直接的语言提醒患者暴力行为的结果。

2. 解除武装

以坚定、冷静的语气告诉患者，放下危险物品，将其移开并暂时保管。如语言制止无效，一组人员转移患者注意力，另一组人员趁其不备，从背后或侧面快速夺下危险物品。

3. 心理疏导

向患者表达对其安全及行为的关心，缓解患者心理紧张，取得信任、配合。对于有诱发事件引起的暴力行为，及时处理原发事件，可答应患者提出的要求，帮助其减轻愤怒情绪，自行停止暴力行为。

4. 约束与隔离

其他措施不能控制患者的攻击行为时，可遵医嘱给予隔离与约束措施。隔离与约束是为了保护患者，使其不会伤害自己或他人，帮助患者重建对行为控制的能力，并减少对整个病房治疗体系的破坏。

（1）约束：包括使用机械或人工装置限制患者的身体行动。在接近患者前，保证有足够的工作人员，每人负责患者身体的一部分，要果断、迅速、协调，注意不要伤害反抗患者并关注患者的隐私。约束保护过程中应注意饮食护理，保证患者摄入足够的营养和水分，注意观察四肢血液循环情况，定时按摩、活动肢体，避免因约束对患者造成的伤害。

（2）隔离：将患者与他人分开，隔离在安全、安静的环境中，以防止其伤害自己和其他患者。

5. 药物治疗

有效的药物治疗也可用来代替约束或隔离患者，或与约束隔离同用。适用药物有氟脲啶醇、氯丙嗪、地西泮（安定）。一般采用肌内注射给药，以氟哌啶醇最为常用。用药后应注意观察患者生命体征、症状消长情况及用药反应等。

五、暴力行为发生后的护理

暴力行为控制后，为了稳定情绪，重建行为方式，可给予药物治疗、无抽搐电休克治疗、心理行为治疗。应用抗精神病药物治疗，可有效地控制病情，控制和减少由于精神障碍引起的暴力行为。电休克治疗应严格掌握适应证和禁忌证。心理行为治疗主要围绕重建患者的心理行为方式，建立新的行为反应方式，使患者学会如何控制自己的情绪及受到挫折时采用何种方式应对。

重建患者的心理行为方式，是对患者暴力行为的长期治疗性原则，目前采用较多的方法是行为重建。其理论依据是不管惩罚的程度如何，如果被惩罚者以后面临同样的激发情景时，知道采用哪些新的行为方式回报，那么原有的行为方式就可能改变。

（1）评估暴力行为与激发情景的关系，以及行为发生的时间、地点、原因及表现形式。

（2）寻找暴力行为与激发情景之间联系的突破点，使两者最终脱钩。

（3）建立新的行为反应方式，行为方式的重建包括各种行为治疗及生活技能训练。例如，如何建立人际交流关系，如何应对挫折，如何控制情绪，如何正确地评估自己行为等方法。

（4）评价效果，因人而异修正治疗方案。

（乔丹丹）

参考文献

［1］张丽，张娜，刘新爱，等．护理结局分类在精神分裂症病人暴力行为预防与控制中的应用[J]. 全科护理，2021，19（18）：2507–2510.

［2］刘倩倩，胡伟，张情，等．偏执型精神分裂症患者暴力行为的临床特点分析与护理对策[J]. 心理月刊，2021，16（13）：50–51.

［3］曾榕，磨丽莉．癫痫性精神障碍患者的暴力行为及护理[J]. 内科，2021，16（1）：66–69.

［4］李丽华．行为干预联合心理护理对精神分裂症暴力行为患者疗效研究[J]. 实用中西医结合临床，2020，20（3）：178–179.

第八节　自杀行为的康复与护理

一、概述

自杀是指有意识地伤害自己的身体，以达到结束生命的目的。自杀是精神科较为常见的危急事件之一，也是精神疾病患者死亡的最常见原因。按照程度的不同可分为：①自杀意念，指有自杀的想法或意向，但无具体自杀行动，意念较强时可导致自杀行为；②自杀威胁，指口头上表达自杀的愿望，但无具体自杀行动；③自杀姿态，指以不至于死亡的自杀行动来表达其真正的目的；④自杀未遂，指有自杀的念头或想法，并有相应的行为，但由于各种原因（如被救、手段不坚决、懊悔而终止自杀等），未造成死亡；⑤自杀死亡，又称完成自杀或成功自杀，指有自杀念头或想法，并付诸行动，最终造成死亡。

据 WHO 报道，在全世界人类死亡原因中自杀排在第 5 位，仅次于心脑血管疾病、恶性肿瘤、呼吸系统疾病和意外死亡。在精神疾病患者中，自杀率远高于普通人群数十倍。因此，防止自杀是精神科护理尤其是住院精神病患者护理的一个重要任务。

二、护理评估

1. 自杀的原因及危险因素评估

（1）疾病因素：自杀的原因是生物、心理、社会因素共同作用的结果，其中精神疾病与自杀密切相关，所有精神疾病都会增加自杀的危险性。自杀率较高的精神疾病包括：抑郁症、精神分裂症、乙醇和药物依赖及人格障碍。

1）抑郁症：抑郁情绪是自杀者最常见的内心体验，抑郁发作是自杀的一个常见原因。其自杀率是普通人群的 25 倍，且 15% 的患者最终自杀死亡。70% 自杀的精神障碍患者中有中度至重度抑郁。对于有抑郁发作的患者，要提高警惕，评估有无自杀意念及自杀企图。

2）精神分裂症：患者可在幻觉的支配下，出现自杀行为；有被害妄想的患者认为自己走投无路，疑病妄想的患者觉得自己身患不治之症、死路一条，罪恶妄想患者认为以死谢罪等均会产生自杀行为。此外，传统抗精神病药物如用量过大，不良反应严重，可使患者产生明显的焦虑抑郁情绪而导致自杀。

3）精神活性物质所致精神障碍：酒依赖和吸毒患者在 24 小时内暴饮暴食或吸食毒品，伴有严重的抑郁情绪和人格障碍，出现乙醇性幻觉或妄想，出现戒断综合征等均可引起自杀。

4）慢性消耗性躯体疾病：有 20% ～ 70% 的自杀患者患有躯体疾病，常见的有：恶性肿瘤、艾滋病等。

（2）心理学因素。

1）生活事件：不良的生活事件容易使人产生自杀行为，如与亲友间的矛盾、离婚、亲人去世、失业、经济状况恶化、被侮辱、受威胁或恐吓、犯罪等。其次是疾病缓解期患者对疾病感到悲观、工作或婚姻受挫、社会歧视等增加了患者的社会隔离和无助感。

2）个性特征：具有下列心理特征者在精神应激状态下自杀的可能性比较大：①对社会特别是对周围人群抱有深刻敌意，喜欢从阴暗面看问题；②缺乏判断力，表现为没有主见，遇事犹豫不决，不相信他人，总相信坏事会发生；③社会交往减少，自我价值降低；④认识范围狭窄，以偏概全，走极端，在挫折和困难面前不能对自己和周围环境作出客观的评价，只围绕着自杀，无法向其他方向转移；⑤行为具有冲动性，情绪不稳定，神经质。

3）遗传因素：自杀家族史是自杀的重要危险因素。可能与家庭成员自杀的认同和模仿、家庭压力大及遗传有关，如单卵双生子的自杀一致性比双卵双生子要高。

（3）社会学因素。

1）年龄：一般来说，自杀率是随年龄而增加的，进入老年后上升更加明显，14 岁以下儿童自杀死亡者少见，但近年来自杀有低龄化趋势。

2）性别：一般情况下，在自杀死亡者中，男女性别比约为 3 ∶ 1，且近 50 年来男性自杀率的上升快于女性，而在自杀未遂者中男女性别比约为 1 ∶ 3，我国男女两性的自杀率却是 1 ∶ 11。

3）婚姻家庭：独身、离婚、丧偶者中自杀率高于婚姻状况稳定者，混乱或冲突性的家庭关系自杀率高，关系和睦、气氛融洽的家庭自杀率低。在已婚者中，无子女者的自杀率高于有子女者。

4）职业与社会阶层：根据 WHO 的文献，失业者、贫困者、无固定职业者、非技术工人及高社会阶层的自杀率较高。医师、农牧业从业人员的自杀率较高，美国的资料显示蓝领工人的自杀率最低，从事专门职业的医师、律师、作家、音乐家、经理阶层及行政管理人员的自杀率较高。

5）地域与信仰：世界各国的自杀率具有一定的地域性，欧洲的斯堪的纳维亚半岛及苏联加盟共和国自杀率较高，而地中海地区较低。在城乡之间，一般情况下城市高于农村，但在我国的农村自杀率高于城市。宗教对死亡的认识态度及教徒与社会的整合程度会影响教徒对自杀的态度。

2. 自杀行为的征兆评估

（1）有企图自杀的历史。

（2）情绪低落，表现为紧张、无助、无望、经常哭泣。

（3）失眠，体重减轻，害怕夜晚来临。

（4）将自己与他人隔离，特别是将自己关在隐蔽的地方或反锁于室内。

（5）存在幻听，幻听的内容可能是命令患者自杀。

（6）对现实的或想象中的实物有负罪感，觉得自己不配生活在世上。

（7）存在被迫害、被折磨或被惩罚的想法或言论。

（8）在抑郁了较长一段时间后，突然显得很开心，且无任何理由。

（9）显得非常冲动、易激惹，行为比较突然，在预料之外。

（10）问一些可疑的问题。例如，值夜班的人员多长时间巡视一次，这种药要吃多少才会死，这窗户离地面有多高或流血死亡需要多长时间。

（11）谈论死亡与自杀，表示想死的意念，常常发呆。

（12）对于自己的事情处理得有条不紊，表现出异常的兴趣，并开始分发自己的财产。

（13）收集和储藏绳子、玻璃片、刀具或其他可用来自杀的物品。

3. 自杀危险性的评估

要评估患者自杀的危险性，必须通过严密观察和倾听来获取患者自杀的线索、自杀的机会和致死度，还可以从其他相关者那里得到一些有用的信息，动态评估自杀的意愿和程度。在临床实际工作中，可借助于一些量表（如贝克抑郁量表、自杀意向量表、绝望量表、抑郁自评量表等）来评估和预测患者的自杀风险。

（1）自杀意向：有自杀意念者尚不一定采取自杀行动，有自杀企图者很有可能采取自杀行动，有自杀计划者则可能一有机会就采取自杀行动。

（2）自杀动机：个人内心动机（如出现绝望，以自杀求解脱者）危险性大于人际动机者（如企图通过自杀去影响、报复他人）。

（3）进行中的自杀计划：如准备刀剪或绳索之类、悄然积存安眠药物、暗中选择自杀场所或选择自杀的时间，均是十分危险的征象。

（4）自杀方法：自缢、跳楼、撞车、枪击、割血管、触电、服毒等，其中自缢比服毒和撞车自杀更容易实施，更容易致命，更危险。

（5）遗嘱：事先对后事做好安排，留有遗嘱者很可能立即采取自杀行动。

（6）隐蔽场所或独处：隐蔽者危险性大，单独一人时更可能采取自杀行动。

（7）自杀的时间：如家人外出或上班时，选择夜深人静之时，选择医院工作人员交接班时、节假日等危险性较大。

（8）自杀意志坚决者危险性大：如自杀未遂者为未能死亡而感到遗憾，表明患者想死的意志坚决。

三、自杀行为预防的护理

1. 高度重视

对伴有自杀意向的精神疾病患者，医护人员应采取有效措施防止他们采取自杀行动。正确诊断、积极合理的治疗和科学合理的护理是最好的预防措施。在治疗未起作用之前，需要护理人员和亲属对患者进行严密监护。

2. 提供安全的环境

防止患者接触到可用于自杀的物品，如刀、剪、绳、玻璃、药物、有毒物品等，吊扇、电灯开关等生活设施应增加安全设施，以免成为自杀工具。

3. 密切观察

对有严重自杀企图的患者应急诊入院，但入院本身不能防止自杀。因此，应采取适当措施，加强监护，必须将患者置于医护人员的视线之内，每 10 ～ 15 分钟观察一次患者的活动并作记录，对高度自杀危险者应专人护理。患者在采取自杀行动之前，可能会出现情绪好转。在确定自杀危机过去之前，都应该保持警惕。

4. 心理护理

与患者建立良好的护患关系，及时提供支持性心理护理。鼓励患者表达其不良心境、自杀的冲动和想法，使内心活动外在化。训练患者学习新的应对方式，教会患者学会寻求帮助。同时，也要向患者表明，医护人员随时准备帮助他，早日治疗好他的疾病。

5. 安全契约

不伤害或不自杀契约对治疗自杀患者非常有帮助。在契约中，患者要同意在一定时间内不会采取自杀行为，如果有自杀冲动应及时与工作人员联系。大多数治疗者认为当患者乐意接受在规定时间内不伤害自己的条件时，危险会降低。当这个时间过去时，再重新商定一段时间。同时，患者家属也应参与制订契约。

6. 调动社会支持系统

充分发挥社会支持系统作用，帮助患者战胜病痛，增强其对抗自杀的内外在资源。对患者亲属进行与自杀干预有关知识的教育辅导，让家属参与干预治疗。

7. 参加有益活动

一些有意义的活动能帮助释放紧张和愤怒的情绪，如洗衣服、打扫卫生、修理家具等。树立积极生活的目标，增强成就感、归属感、自我价值感。

8. 确保治疗顺利进行

保证患者遵医嘱服药，应注意防止患者藏药，以防其悄然积存药物用于自杀。

四、自杀行为发生的护理

1. 服毒

以精神科药物最常见。

（1）评估患者的意识、瞳孔、肤色、分泌物、呕吐物等。

（2）了解所服药物的性质及种类。对意识清醒的患者，应尽量诱导患者说出所服毒物的种类、剂量。

（3）对意识清醒者，应通过刺激咽喉部促使其呕吐，然后洗胃。对刺激不敏感者，可先口服适量洗胃液，然后催吐。根据所了解的情况，正确选择洗胃液，对服用抗精神病药物和镇静安眠药物者，可首选 1 ：（15 000 ～ 20 000）高锰酸钾溶液，对毒物性质不明者，首选清水。无论服毒时间长短，均应彻底洗胃。对所服毒物种类不明者，应留取胃内容物标本送检。洗胃后，可用硫酸钠溶液导泻。

（4）对意识不清或休克患者，应配合医师进行急救。

2. 自缢

是精神疾病患者常用的一种自杀方法。

（1）立即解脱自缢的绳带套。如患者悬吊于高处，解套的同时要抱住患者，防止坠地跌伤。

（2）将患者就地平放，解开衣领和腰带。如患者心搏尚存，可将患者的下颌抬起，使呼吸道通畅，并给予氧气吸入。

（3）如心搏、呼吸已经停止，应立即进行胸外心脏按压术和人工呼吸。

（4）复苏后期要纠正酸中毒，防止因缺氧所致的脑水肿，并给予其他支持治疗。

3. 触电

是人体直接接触电源，使电流通过而造成的伤害。

（1）立即切断电源。不可直接用手接触触电患者，当找不到电源时，可穿上胶鞋，用绝缘物体套住患者，牵拉其脱离电源。

（2）意识清醒者就地平卧，解松衣服，抬起下颌，保持呼吸道通畅。

（3）心搏和呼吸停止者应行心肺复苏术。

（4）复苏后维持血压稳定，纠正酸碱平衡失调，防治因缺氧所致的脑水肿，彻底清创，肌内注射破伤风抗毒素并应用足够的广谱抗生素。

4. 坠楼

如果患者自高处坠落，先判断其意识是否丧失，有无头痛、呕吐，外耳道有无液体流出，再检查有无开发性伤口、肢体有无骨折。对开放性伤口，应立即用布带结扎肢体近心端止血。如有骨折，应减少搬动，使用硬板搬运，并观察有无内脏损伤。如出现休克，就地抢救，初步处理的同时，联系相关科室进行后续治疗。

5. 撞击

发现患者撞击时，应立即阻止，转移注意力。对于不听劝告、自己又无法控制的患者，遵医嘱将其约束。迅速检查患者的伤势，观察意识、瞳孔、呼吸、脉搏、血压及有无呕吐等。如有开放性伤口，立即清创、缝合，配合医师抢救处理。

6. 自伤

对于由锐利器具引起的切割伤，应迅速止血，可用布带结扎近心端。观察患者的面色、口唇、尿量、血压、脉搏、神志，并根据受伤部位、时间估计失血量，判断是否存在休克，决定是否需要就地抢救和外科治疗。

五、自杀行为发生后的护理

（1）指导患者采用正确的方法表达内心体验和感受。例如，参加喜爱的活动、音乐放松疗法、向医护人员倾诉、寻求心理支持等。

（2）引导患者正确认识自己的疾病，审视自我存在的价值，以欣赏的态度看待自己的优点和长处。

（3）鼓励患者家属多与患者沟通交流，减少患者与他人的隔离感，指导家属一起参与对患者的治疗和护理。

（4）待患者病情平稳后，根据患者的具体情况，可与患者共同讨论自杀的问题，并讨论如何面对挫折。

（5）向患者及其家属宣教早期自杀意图的征兆，积极寻求帮助。

（赵婧杉）

参考文献

［1］许彩霞.预见性护理对精神分裂症患者自杀行为的影响[J].中国当代医药，2021，28（10）：223–225.
［2］张精实.抑郁症伴自杀行为患者实施综合护理的效果研究[J].中国医药指南，2021，19（3）：200–201.
［3］周雪芬，李雯.综合护理干预在抑郁症伴自杀行为患者中的应用[J].心理月刊，2020，15（21）：175–176.
［4］陈红.综合护理干预在抑郁症伴自杀行为患者中的应用[J].护理实践与研究，2019，16（6）：142–143.

第九节　出走行为的康复与护理

一、概述

出走行为是指没有准备或没有告诉亲属突然离家外出。对精神疾病患者而言，出走行为是指患者在住院期间，未经医师批准，擅自离开医院的行为。出走会令家属、院方感到意外和惊慌不安，而且会立即到处寻找，甚至在报纸上登寻人启事。由于精神疾病患者自我防护能力较差，出走可能会对患者或他人造成严重后果。所以，护理人员应掌握患者出走行为的防范和护理，严防出走行为的发生。

二、护理评估

1. 出走的原因及危险因素的评估

（1）疾病因素。

1）精神分裂症：患者存在妄想和幻觉，认为住院是对其迫害或受听觉、幻觉的支配而逃离医院；自知力丧失，否认有精神病，逃避就医而出走。

2）抑郁症：患者因医院防范严密，无法自杀成功而悄然到院外选一处“净土”实施自杀行为。

3）意识障碍：有意识障碍的患者常因定向障碍出走后找不到回路，也可能受到错觉和幻觉的影响，为躲避恐怖或迫害而出走，大多数患者心不在焉，清醒后对出走的过程不能完成回忆。

4）智能障碍：如严重精神发育迟滞和严重痴呆患者，出走后往往找不到回家的路，而且越走越远，流离他乡。

（2）社会心理因素。

1）对住院和治疗手段存在恐惧心理。

2）强制住院的患者感到生活单调、受约束和限制，想尽办法脱离此环境。

3）一些病情好转的患者，想念家人也可导致其出走。

4）管理松懈或工作人员疏忽大意，患者趁外出做检查、洗澡、从事工娱疗法或趁病房门窗破损未及时修补时出走。

2. 出走的征兆评估

（1）既往有出走历史。

（2）患者有明显的幻觉、妄想。

（3）患者对疾病缺乏认识，不愿住院或强迫住院。

（4）患者对住院及治疗感到恐惧，不能适应住院环境。

（5）患者强烈思念亲人，急于回家。

（6）患者有寻找出走机会的表现。

3. 出走患者的表现

意识清楚的患者多采用隐蔽的方法寻找出走的机会“乘虚而出”，如常在门口附近活动、窥视情况，趁门前人员杂乱或工作人员不备时出走。意识不清楚的患者、不知避讳，会旁若无人地从工作人员身边走出，盲目游荡。一旦出走，寻找困难，且危险性较大。出走先兆表现，部分患者出走前表现为焦虑、频繁如厕、东张西望、失眠等。

由于精神疾病患者精神活动异常，住院期间身无分文，出走后可能给自己或他人造成严重后果，且找回不易。故护理人员应加强监护，一旦发现上述蛛丝马迹，及时采取相应护理措施，严防住院患者出走成功。

三、出走行为预防的护理

1. 加强护患沟通

取得患者信任、关心体贴患者、帮助患者适应医院环境、配合医护人员开展工作。做好入院指导，解释住院的必要性，介绍主要治疗方法及疗效，以缓解患者的紧张恐惧情绪。

2. 加强安全管理

损坏的设施要及时维修，严格保管各类危险物品，随时锁好各门窗。工作人员要保管好钥匙，不可随意乱放或借给患者，如果丢失应立即寻找。避免患者伺机出走。患者外出活动或做检查要专人陪护，禁止单独外出。

3. 动态观察病情

对有出走企图或不安心住院的患者，应做到心中有数，重点监护。并给予安慰与解释，力求消除患者出走的想法。对有出走企图的患者应适当限制活动范围，将患者安置在工作人员的视线范围内，10～15 分钟巡视 1 次患者的活动情况。

4. 控制精神症状

遵医嘱给予抗精神病药物治疗，适当安排心理治疗，尽快控制精神症状，防止意外出走。

5. 丰富住院生活

开展室内的工娱活动，充实患者的住院生活，鼓励患者参加集体活动，使其安心住院，且能够促进其精神活动及社会功能的恢复。

6. 争取社会支持

鼓励家属探视，减轻患者的孤独感。

四、出走行为发生后的护理

出走时，应镇定处置，立即通知其他人员并与患者家属联系，分析、判断患者出走的时间、方式、去向，并立即组织力量寻找患者，必要时请公安部门或其他人员予以协助。找到后要做好患者的医疗和护理，防止再次出走的发生。

（刘绍博）

参考文献

[1] 张菊芬 . 住院精神病患者发生出走行为原因分析及护理对策 [J]. 实用临床护理学电子杂志，2017，2（45）：124.

[2] 何双莲，陈媛，张礼会，等 . 出走风险评估及护理干预对精神分裂症住院患者出走行为的影响 [J]. 当代护士（中旬刊），2017（11）：94–96.

[3] 张雪芹 . 精神病患者出走行为 21 例分析与护理措施 [J]. 基层医学论坛，2012，16（21）：2775–2776.

[4] 陆红英 . 精神分裂症患者出走行为的临床分析及护理 [J]. 中国民康医学，2011，23（20）：2571–2572.

第十节　吞食异物的康复与护理

一、概述

吞食异物是指患者吞下了食物以外的其他物品。吞食异物的种类各异，小的如戒指、别针、刀片等，大的如体温计、筷子、剪刀等。除金属外，可以是塑料、布片、棉絮等。吞食异物导致的后果十分严重和紧急，需严加防范和正确处理。

二、护理评估

1. 吞食异物的原因及危险因素的评估

（1）疾病因素。

1）精神分裂症：吞食异物可能由思维障碍引起，也可能是一种冲动行为或者想以此作为自杀的方法。

2）抑郁症和人格障碍：也可采用吞食异物作为一种自杀手段。

3）痴呆及精神发育迟滞：由于缺乏对事物的分辨能力，不知道吞食异物的危害性而吞食。

（2）社会心理因素：为了达到不住院的目的，威胁家人或工作人员而吞食。

2. 吞食异物的表现

吞食异物的危险性视吞食异物的性质不同而定，锋利的金属或玻璃片可损伤重要器官或血管，引起胃肠穿孔或大出血；吞食塑料等可引起中毒；吞食较多的纤维织物可引起肠梗阻。

三、吞食异物的预防

1. 安全管理

严格执行安全制度，经常检查病房环境及危险物品，消除安全隐患。为患者做治疗时，要保管好安瓿、消毒剂、体温计等，防止吞食。患者如果使用剪刀、针线、指甲剪等物品，应该在护理人员的视线范围内。

2. 动态观察病情

掌握患者的病情、诊断和治疗，做到心中有数。对有吞食异物倾向的患者，向其耐心地说明吞食异物导致的不良后果，同时要了解原因，不要斥责患者，并帮助其改变不良的行为方式。

3. 心理护理

与患者建立良好的护患关系，关心和同情患者，鼓励患者抒发内心体验。通过治疗性人际关系引导患者以适当方式表达和宣泄，并增强控制行为的能力。

四、吞食异物后的护理

（1）根据患者吞食异物的种类、性质、大小采取不同措施，并处理相应并发症。

1）患者出现肠梗阻、急腹症或内出血（表现为休克），应考虑有无吞食异物的可能，并追问病史，同时进行 X 线片、B 超等辅助检查，积极予以处理。

2）如确定吞食异物，根据异物性质或大小采取不同的措施，并处理相应的并发症。

3）若异物较小，可由肠道自行排出。

4）若异物小且有锐利的刀尖，嘱患者卧床休息，进食含较多纤维的食物如韭菜，以及给予缓泻剂，利于异物的排出；同时密切观察，注意患者腹部情况和血压。当发现患者出现急腹症或内出血时，立即手术取出异物。

5）若异物为金属，应先进行 X 线检查，以确定异物所在位置、胃肠道黏膜是否受伤、异物能否自行排出。

6）若异物较大，不可能从肠道排出，应采用外科手术取出异物。

7）若患者吞服水银，应让患者立即吞食蛋清或牛奶。

8）吞食异物严重的并发症为异物误入气管，引起严重呛咳和呼吸困难，甚至窒息、死亡，按窒息患者急救原则处理。

（2）在不确定是否存在吞食异物时，宁可信其有，不可信其无。应及时检查确定，如 X 线检查确定阴性仍需密切观察患者的生命体征和病情变化，防患于未然。

（3）在等待异物自行排出的过程中，要指导患者继续日常饮食，观察大便以发现排出的异物。

（张琳晗）

参考文献

[1] 韩丽军. 住院精神病患者吞食异物 X 线诊断及分析 [J]. 临床医学，2012，32（4）：24-25.

[2] 陆叶. 精神病患者吞食异物的相关因素分析及护理对策 [J]. 中国民康医学，2012，24（3）：366-367.

［3］虞兴珍.精神病患者吞食异物后的处理与护理干预[J].临床合理用药杂志，2011，4（23）：161.

［4］胡玉梅，龚坚，刘诏薄.住院精神患者吞食异物的分析及对策[J].中外医学研究，2011，9（13）：88.

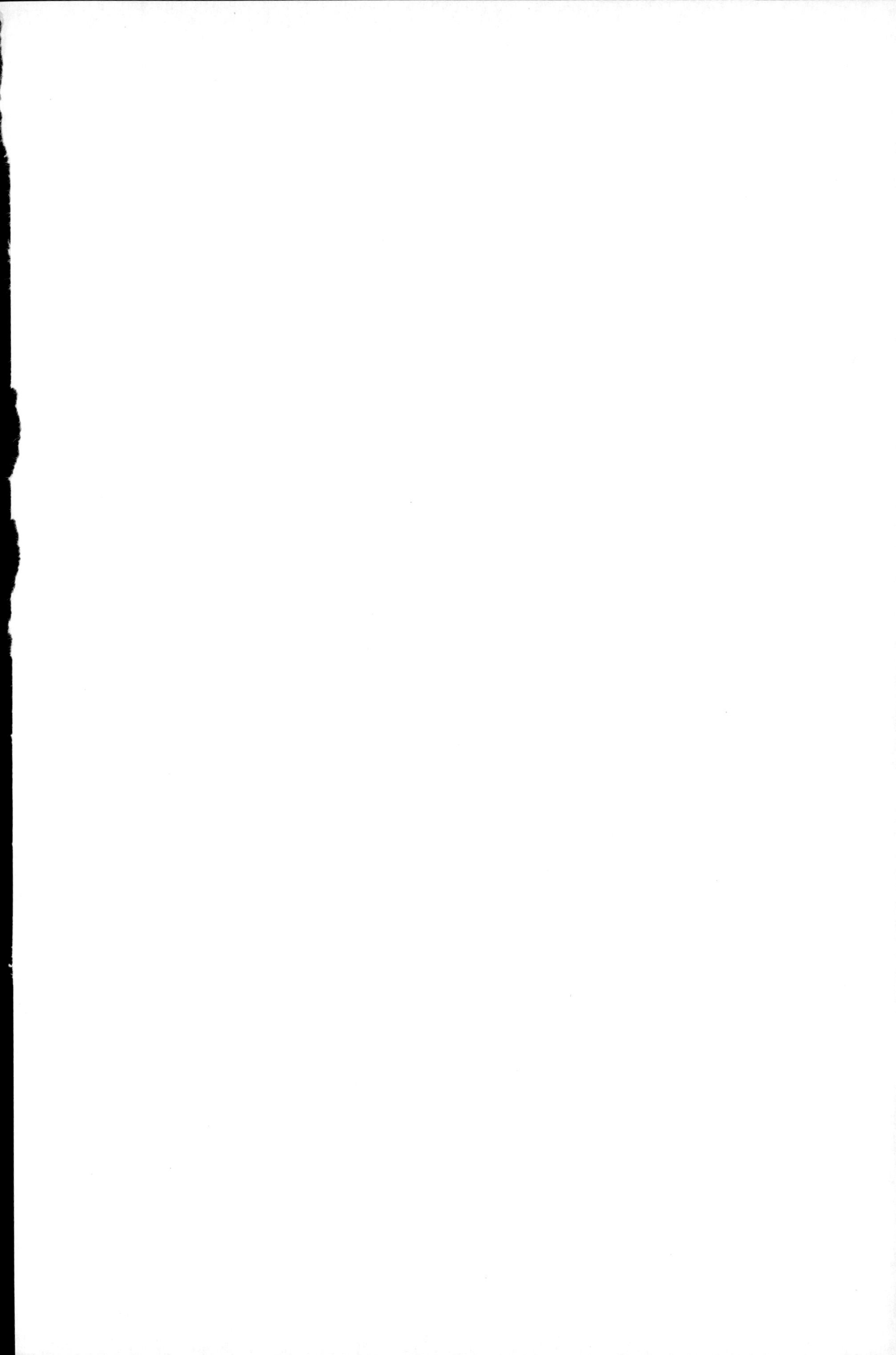